AF593026

SUPPLÉMENT

AU

NOUVEAU DICTIONNAIRE

DE MÉDECINE, ETC.

PARIS, IMPRIMERIE DE POUSSIELGUE,
rue de Sèvres, n. 2.

SUPPLÉMENT

AU

NOUVEAU DICTIONNAIRE DE MÉDECINE,

CHIRURGIE, PHARMACIE, PHYSIQUE, CHIMIE,

HISTOIRE NATURELLE, ETC.,

de MM. Béclard, Chomel, H. Cloquet,
J. Cloquet et Orfila;

CONTENANT, OUTRE TOUS LES TERMES NOUVELLEMENT ADOPTÉS EN MÉDECINE ET DANS LES AUTRES SCIENCES NATURELLES, UN GRAND NOMBRE D'AUTRES QUI ONT ÉTÉ OMIS DANS CE DICTIONNAIRE OU QUI ONT PARU COMPORTER PLUS DE DÉVELOPPEMENT; AVEC L'ÉTYMOLOGIE DE CHACUN D'EUX ET L'HISTOIRE CONCISE DES DIVERSES MATIÈRES QUI S'Y RAPPORTENT:

Par A. Tavernier,

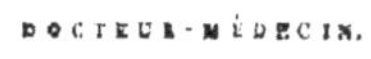
DOCTEUR-MÉDECIN.

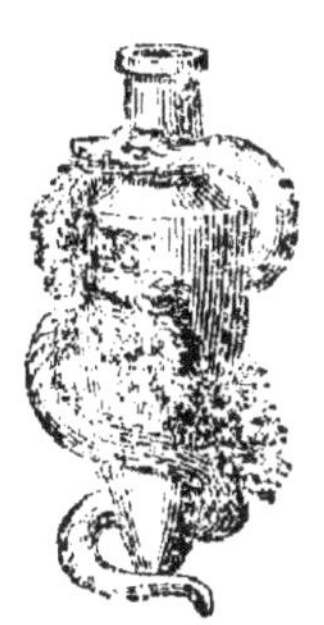

PARIS,

LELARGE, ÉDITEUR, RUE DE SORBONNE, N° 12.

1832.

ABRÉVIATIONS.

Cuv.	Cuvier.
Lamk.	Lamarck.
Latr.	Latreille.
Al.	Alibert.
Foss.	Fossiles.
Méd. lég.	Médecine légale.
N. D. M.	*Nouveau Dictionnaire de médecine, etc.*
Accouch.	Accouchemens.
Anat.	Anatomie.
Band.	Bandages.
Bot.	Botanique.
Chim.	Chimie.
Chir.	Chirurgie.
Conchyl.	Conchyliologie.
Entom.	Entomologie.
Hist. nat.	Histoire naturelle.
Hyg.	Hygiène.
Mat. méd.	Matière médicale.
Méd. lég., vét.	Médecine légale, vétérinaire.
Métal.	Métallurgie.
Min.	Minéralogie.
Nosol.	Nosologie.
Ornith.	Ornithologie.
Path. chir.	Pathologie chirurgicale.
Pharm.	Pharmacie.
Phys.	Physique.
Physiol.	Physiologie.
Pol. méd.	Police médicale.
V.	Voyez.
Zool.	Zoologie.

SECOND
SUPPLÉMENT
AU
NOUVEAU DICTIONNAIRE
DE MÉDECINE, CHIRURGIE,
PHARMACIE, PHYSIQUE, ETC.

ABSORPTIVITÉ (*Physiol.*), s. f., *ab*, de; *sorbere*, boire; propriété d'absorber inhérente aux tissus organiques.

ACCLIMATEMENT (*Hyg.*), s. m.; changement qu'éprouve l'homme dans son organisme par un séjour plus ou moins prolongé dans un lieu dont le climat diffère de celui où il est né ou qu'il habite ordinairement.

ACCOUPLEMENT (*Physiol.*), s. m.; jonction du mâle et de la femelle dans l'acte générateur. L'accouplement n'est pas toujours nécessaire pour la reproduction; ainsi chez les polypes, où il n'y a point de sens; chez certains mollusques acéphales; dans les plantes où les deux sexes sont réunis; chez certains poissons, les grenouilles, les mollusques céphalopodes, où le mâle féconde les œufs ou lance seulement la semence sur la femelle. Mais il est nécessaire chez tous les mammifères, les oiseaux, les reptiles chéloniens, sauriens et ophidiens; chez tous les poissons vivipares, les insectes et les arachnides. Les animaux à l'état sauvage s'accouplent une fois par an à époque fixe, et à l'état de domesticité dans toutes les saisons. L'homme et quelques autres espèces y sont aptes en tout temps. L'accouplement n'a lieu qu'entre individus de même espèce ou d'espèce voisine; dans ce dernier cas il en résulte des *métis* ou mulets. Transportés d'un climat chaud dans un climat froid, ou bien mis en captivité, les espèces cessent de s'accoupler ou s'accouplent sans résultat. Dans l'accouplement, chez presque tous les animaux qui en sont susceptibles, il y a introduction de l'organe du mâle, excepté pour les salamandres et les poissons vivipares, dont le mâle lance la liqueur fécondante dans l'organe de la femelle. L'accouplement chez l'homme a reçu le nom de *coït*.

ACÉPHALE (*Anat. path.*), adj. et s. m.; de α privatif et κεφαλή, tête, qui n'a pas de tête; se dit de l'embryon ou du fœtus mal conformé, chez lequel il manque la tête et quelquefois le cou, le thorax et même l'abdomen. M. Geoffroy Saint-Hilaire étend cette expression aux fœtus dont le crâne offre une conformation défectueuse. *V.* ENCÉPHALIE. Il fait une classe particulière de ces fœtus, qu'il appelle *acéphales incomplets*, et désigne sous le nom d'*acéphales complets* ceux qui manquent d'une plus ou moins grande partie du tronc. Suivant le même anatomiste les acéphales sont des fœtus dont le développement ne s'est point effectué ou s'est arrêté à une époque plus ou moins avancée. Les acéphales *incomplets*, c'est à dire ceux qui joignent à l'abdomen et au thorax une tête plus ou moins viciée, sont rangés sous treize chefs, avec les noms suivans, tirés de la forme de la tête et de la présence ou de l'absence du cerveau du lieu où il se trouve placé, etc.

COCCYCÉPHALE, tête sous la forme d'un coccyx.

CRYPTOCÉPHALE, tête invisible extérieurement.

ANENCÉPHALE, tête sans cerveau.

CYSTENCÉPHALE, tête avec un cerveau vésiculeux.

Dérencéphale, tête avec un cerveau dans le cou.

Podencéphale, tête avec un cerveau sur tige.

Notencéphale, tête avec un cerveau dans le dos.

Hémiencéphale, tête avec moitié de ses matériaux.

Rhinencéphale, tête à trompe ou à narines extraordinaires.

Stomencéphale, tête à bouche fermée.

Triencéphale, tête privée de trois organes des sens.

Sphénencéphale, tête remarquable par une partie de son sphénoïde.

Diodencéphale, tête avec une double rangée dentaire.

ACÉPHALIE (*Anat. path.*), s. f., de α privatif et de κεφαλή, tête; état des embryons ou des fœtus privés complètement de tête, et quelquefois aussi d'autres parties. *V.* Acéphale.

ACÉPHALIE FAUSSE, *acephalia spuria.* Synonyme d'*anencéphalie. V.* ce mot.

ACÉTIFICATION (*Chim.*), espèce de fermentation qui a lieu ordinairement dans les liqueurs ayant contenu primitivement une substance sucrée, et qui ont déjà éprouvé la fermentation alcoolique. L'expression de *fermentation acétique* est plus convenable.

ACÉTITES (*Chim.*), nom donné aux sels formés d'une base et du prétendu acide acéteux, qui n'est autre que l'acide acétique. Ce terme n'est presque plus usité.

ACÉTOLE, ACÉTOLAT (*Pharm.*), s. m., *acetum;* vinaigre médicinal préparé par distillation.

ACÉTOLATIF (*Pharm*), s. m., lotion acéteuse, liniment acétique.

ACÉTOLATURE (*Pharm.*), s. f., vinaigre médicinal préparé par macération; teinture acéteuse.

ACÉTOLÉ (*Pharm.*), s. m.; vinaigre médicinal préparé par solution.

ACÉTOMELLÉ (*Pharm.*), s. m., *acetum*, vinaigre, *mellis*, miel; oxymel.

ACHROMATOPSIE (*Path.*), s. m., de α privatif, χρόα, couleur, ὤψ; œil; difficulté de distinguer les couleurs.

ACHROME, adj., *achroma*, sans couleur, décoloré.

ACHROMHÈME, s. m., *achromhæma*, de α priv., χρόα, couleur; αἷμα, sang; sang achrome ou sans couleur; chyle et lymphe.

ACHYLOPLASTIE, ACHYLOPLASTIQUE (*Chir.*), s. f., de α privatif, χεῖλος, lèvres; πλάσσω, je forme; restauration de la lèvre inférieure.

ACIDE ANTIMONIEUX, synonyme de *deutoxide d'antimoine.*

ACIDE ANTIMONIQUE, synonyme de *tritoxide d'antimoine.*

ACIDE AZULMIQUE, acide contenu dans le corps charbonneux qui résulte de la décomposition spontanée de l'acide hydrocyanique pur.

ACIDE CAÏNCIQUE (*Chim.* et *mat. méd.*), principe immédiat extrait de la racine de caïnca par MM. Pelletier et Caventou. C'est une substance blanche, cristallisable en aiguilles, sans odeur, d'une saveur amère et un peu astringente qui se développe avec lenteur, peu soluble dans l'eau et l'éther, très soluble dans l'alcool, et rougissant le papier de tournesol. Pour l'obtenir on fait dissoudre dans l'eau l'extrait alcoolique de la racine; on filtre; puis on précipite par la chaux en excès jusqu'à ce que la liqueur soit dépourvue d'amertume; on recueille le précipité et on le décompose à l'aide de l'acide oxalique et de l'alcool bouillant. *V.* pour son emploi en médecine Caïnca (racine de).

ACIDE CHLOREUX, synonyme de *deutoxide de chlore.*

ACIDE HYPANTIMONIEUX, synonyme de *protoxide d'antimoine.*

ACIDE OSMIQUE, synonyme de *protoxide d'antimoine.*

ACIDE OXICHLORIQUE, synonyme *d'acide chlorique oxigéné.*

ACIDE SILICIQUE, synonyme de *silice;* oxide de silicium.

ACIDE TELLURIQUE, synon. *d'oxide de tellure.*

ACIDE ULMIQUE, acide extrait du produit de l'exsudation de l'orme, de la terre d'ombre et de la tourbe.

ACNÉ (*Path.*) s. f. de ἀκμή, ἀκμαί, *vigor*, parce qu'elle affecte souvent les jeunes gens et semble s'allier à une certaine vigueur. Ce mot adopté par les pathologistes anglais Willan et Bateman, et ensuite par M. Biet, est synonyme de *couperose* (*gutta rosea*). L'acné est une affection pustuleuse chronique, caractérisée par la présence de petites pustules isolées, dont la base, dure et d'un rouge très foncé, forme souvent après la disparition de la pustule une petite tumeur dure, rouge, circonscrite et long-temps persistante.

L'acné se montre ordinairement sur les joues, les tempes, le nez et le front, plus rarement au dos; on en distingue trois variétés:

1° *L'acne simplex*, éruption souvent discrète, sans chaleur locale, sans phénomènes généraux, assez commune chez les jeunes gens des deux sexes, et se montrant au front ou sur la région du masséter, apparaissant sous la forme de petites pustules dont la marche est lente et qui disparaissent peu à peu laissant à peine quelques traces de leur existence.

2° *L'acne indurata*, caractérisée par une inflammation locale plus vive, une marche très lente et la persistance d'indurations partielles plus ou moins étendues.

3° *L'acne rosacea* ou *couperose*, qui est propre à l'âge mûr et s'accompagne d'une rougeur érythémateuse plus ou moins vive de la peau du visage, est souvent héréditaire et se lie ordinairement à quelque dérangement dans les fonctions des organes digestifs.

L'acne simplex mérite à peine l'attention, et disparaît généralement sans traitement. Quand l'éruption est abondante l'emploi d'un régime doux, de boissons délayantes et des moyens propres à régulariser ou provoquer le flux menstruel, sont indiqués. *L'acne indurata* exige dans tous les cas la saignée et tous les moyens anti-phlogistiques, des lotions d'eau distillée de rose ou de lavande aiguisée d'une petite quantité d'alcool, ou bien une très faible dissolution de sublimé. L'iodure de soufre en pommade paraît avoir une action très favorable dans ce cas. Quant à *l'acne rosacea*, beaucoup plus rebelle que les précédentes, les sangsues aux oreilles, aux tempes, la saignée chez les femmes à l'époque critique, et surtout l'emploi des moyens hygiéniques indiqués dans toutes les affections inflammatoires, sont seuls permis, la plupart des topiques étant inefficaces ou dangereux.

ACOUSMATE (*Path.*), s. m., *acousmata*, de ἀκούω, j'entends; bruit imaginaire qu'on croit entendre.

ACRANIE (*Anat. path.*), s. f., *acrania;* synonyme d'*anencéphalie* ou d'*acéphalie*.

ACRINIE (*Path.*), s. f., de α priv., κρίνω, je sépare. Diminution de quantité ou absence de sécrétion.

ACROBUSTITE, s. m. de ἀκροβυστία, prépuce. C'est ainsi que M. Vatel propose de nommer l'inflammation du fourreau ou prépuce.

ACTINOMORPHES (*Zool.*), nom donné par M. Blainville à son deuxième sous-règne, contenant les animaux rayonnés.

ACTINOZOAIRE (*Zool.*), s. m.; animal radié, rayonné *V.* RADIAIRES N. D. M.

ACTION CHIMIQUE. On désigne ainsi l'action qui s'opère sur les molécules organiques, les disjoint ou les associe pour former de nouveaux composés. Cette action s'exerce au moyen d'un grand nombre de procédés opératoires dont les plus anciennement connus ont reçu un nom spécial. Ces opérations (ou plutôt ces effets de l'action chimique) sont: la *dissolution*, la *précipitation*, l'*effervescence*, la *carbonisation*, la *combustion* et l'*incinération*, la *calcination*, l'*ignition*, la *réduction*, la *fusion composée*, la *sublimation composée*, la *distillation composée*, la *gazification* et la *fermentation*.

ACUPUNCTURE (*Thérap.*), s. f., *acupunctura;* opération qui consiste à introduire méthodiquement une aiguille dans diverses parties du corps, dans l'intention de soulager ou de guérir. Connue dès la plus haute antiquité des Chinois et des Japonais, qui en font un des principaux agens de leur thérapeutique, importée en Europe vers la fin du dix-septième siècle, l'acupuncture, mieux jugée dans ces derniers temps, ne doit pas plus être considérée comme une opération dangereuse ou inutile que comme un moyen miraculeux justifiant l'abus qu'en font encore les peuples qui nous l'ont révélée. L'acupuncture a été et peut être souvent employée avec succès dans la plupart des maladies dont la douleur est le principal phénomène; telles sont les névralgies sus-orbitaires, temporales, faciales, sciatiques, les rhumatismes aigus ou chroniques, les gastralgies, les pleurodynies, l'odontalgie, les céphalalgies. On peut aussi l'opposer, mais moins heureusement, aux contractions des muscles, au tétanos, à quelques inflammations internes. On la pratique au moyen d'aiguilles d'acier recuit, d'or ou d'argent, très acérées et bien polies, dont la longueur varie depuis un pouce jusqu'à trois ou quatre, et qui sont garnies d'une tête du même métal ou en cire, qui doit les empêcher de disparaître dans l'épaisseur des parties. Le choix de la partie sur laquelle on veut opérer étant fait (ce doit toujours être le lieu le plus rapproché de celui où siége la douleur), et la peau étant tendue convenablement entre le pouce et l'index de la main gauche, on enfonce l'aiguille perpendiculairement et avec lenteur, en la faisant tourner entre les doigts, ou bien au moyen d'une pression douce et uniforme. Quand la peau est ainsi traversée, on dirige l'aiguille vers le point précis où l'on veut qu'elle pénètre, soit pour trouver le siége du mal, soit pour éviter les os: un léger picotement, quand l'instrument traverse la peau, un peu de gène quand il pénètre dans les muscles, puis la sensation d'une étincelle électrique qui traverse les parties piquées, ou de légers frémissemens ou quelques élancemens, ce sont là les seuls phénomènes qui suivent immédiatement l'opération. Quelques minutes ou une demi-heure après il se forme autour de la piqûre une auréole rouge plus ou moins étendue, qui disparaît au bout de quelques heures lors même qu'on laisse l'aiguille à demeure dans les parties.

Pour rendre l'acupuncture plus efficace M. Berlioz a eu l'idée de joindre à ses effets ceux de l'électricité ou du galvanisme en dirigeant une décharge électrique directement sur les parties malades, au moyen d'aiguilles portées plus ou moins profondément. Pratiquée dans ce but et avec les modifications apportées par M. Sarlandière, cette opération a reçu le nom d'*électro-puncture* ou de *galvano-puncture*. Cette modification de l'acupuncture n'a pas tous les avantages qu'on s'en était promis.

ADÉNO-MÉSENTÉRITE (*Path.*) s. f., *adenomesenteritis*, de αδήν, glande; μέσος, milieu; εντερον, intestin; inflammation des ganglions ou glandes lymphatiques du mésentère. Atrophie mésentérique, CARREAU. *V.* ce mot. N. D. M.

ADÉNOPHYLLE (*Bot.*), s. m., *adenophyllum*; genre de la famille des corymbifères, de la syngénésie polygamie superflue, L., établi par Persoon et comprenant une seule espèce, l'*adenophyllum coccyneum*, plante herbacée et vivace du Mexique.

ADÉNOSMA (*Bot.*), genre de plantes ainsi nommé par R. Brown, et placé dans la famille des scrophulariées, comprenant une espèce trouvée dans la Nouvelle-Hollande, l'*adenosma cærulea*.

ADRAGANTINE (*Chim.*), s. f.; principe extrait de la gomme adragant, et auquel celle-ci doit la propriété de former ces mucilages volumineux qui servent à la préparation des pastilles, des tablettes, etc. L'adragantine forme les 43/100 de la gomme adragant; elle se présente sous l'aspect d'une masse écailleuse, d'un blanc sale, facile à réduire en poudre très soluble dans l'eau bouillante et insoluble dans l'eau froide, qui la gonfle et lui donne l'apparence de la gélatine. On obtient l'adragantine en traitant un mélange de gomme adragant et d'eau froide par une nouvelle quantité d'eau froide et en laissant dessécher la substance gélatineuse qui s'est déposée.

AENCÉPHALIE (*Anat. path.*), s. f., *aencephalia*, synonyme d'*anencéphalie*.

AÉRIDES (*Chim.*), de ἀήρ, air; troisième genre de corps simples de l'ordre des *gazolytes* (méth. de M. Ampère), comprenant l'azote et l'oxigène.

ÆSTHÉSÉIOGRAPHIE, s. f.; description des organes des sens. Terme peu usité.

AGALORRHÉE (*Path.*), s. f. de α priv., γάλα, lait, et ῥέω, je coule; suppression de l'écoulement du lait, cessation de l'allaitement.

AGOSTRAIRES (*Zool.*), nom donné aux infusoires qui n'ont point de canal intestinal et qui absorbent et exhalent par la surface de leur corps. M. Blainville place les éponges dans cette classe.

AGOSTROAIRES (*Zool.*). *V.* HÉTÉROMORPHES.

AGRÉGÉ, s. m. et adj. Professeur suppléant dans les facultés de médecine de France.

AGRIUS (*Path.*), adj. de αγριαίνω, j'irrite; variété de lichen. *V.* ce mot.

AGROSTOGRAPHIE (*Bot.*), s. f; partie de la botanique fondamentale et descriptive qui a pour objet les plantes de la famille des graminées. — Ouvrage qui traite spécialement des plantes de cette famille.

AGROSTOGRAPHES, botanistes qui s'occupent spécialement des graminées.

AILLERS (*Bot.*), s. m.; nom collectif employé par quelques auteurs pour désigner des agarics remarquables par une odeur d'ail.

AIMAGOGON (*Bot.*), synonyme de *pivoine* (Dioscoride).

AIMOS (*Bot.*), synonyme de *ronce*. (Dioscoride).

AIONION (*Bot.*), synonyme de *sedum*. (Dioscoride.)

AIPHANES (*Bot.*), s. m.; genre de palmiers de l'Amérique méridionale ayant beaucoup de rapports avec le genre *Bactris* de Jacq.

AIPYSURE (*Erpet.*). *V.* HYDROPHIS.

AIRI ou AYRI (*Bot.*), espèce de palmier épineux du Brésil, dont les épines fortes et aiguës servent de clous aux naturels du pays qui en arment leurs flèches.

ALANTINE (*Chim.*), s. m.; synonyme d'*inuline*. *V.* ce mot.

ALASMIDONTE (*Conchyl.*), s. m. genre de coquilles de la sous-famille des alasmides de Raffinesque ou de la famille des Nayades (*V.* ce mot) pour quelques auteurs. Ce genre comprend trois espèces : ALASM. *marginée*, ALASM. *ondulée*, ALASM. *à côtes*.

ALAUNITES (*Minér.*), schistes qui contiennent de l'alun.

ALAVIRATI, nom arabe du *pityriosis*.

ALBARAS (*Path.*), s. m., nom arabe d'une espèce de lèpre.

ALBARELLE (*Bot.*), espèce de champignon qui croît sur les troncs du châtaignier et du peuplier en Italie et dont on fait usage comme aliment.

ALBEN (*Minér.*), nom d'un tuf calcaire incrustant et de forme récente, très commun en Bavière.

ALBERTINI (*Bot.*), genre de plantes proposé par Sprengel, comprenant un arbuste originaire du Brésil, *albertininia brasiliensis*. Ce genre fait partie de la famille des synanthérées, section des eupatoriées, et de la syngénésie polygamie égale.

ALBIN ou ALBINE (*Minér.*), substance minérale d'une belle couleur blanche, trouvée en Bohême et dont les cristaux doivent, suivant Haüy, être rapportés à l'espèce de l'apophyllite. *V.* ce mot.

ALBITE (*Minér.*), minéral de couleur blanche, quelquefois incarnat, à tissu tantôt lamelleux, tantôt fibreux, trouvé en Finlande. Il peut être comparé au feldspaht : il fond comme lui, mais renferme de la soude.

ALBIPERLE (*Chim.*), s. f., matière mêlée à l'adipocire dans un calcul trouvé par Moretti au milieu des parois abdominales.

ALCOOLATIF (*Pharm.*), s. m., liniment, lotion alcoolique, baume spiritueux.

ALCOOLATURE (*Pharm.*), s. f., teinture alcoolique, élixir médicinal spiritueux.

ALCOOLATS (*Pharm.*), ou *Teintures alcooliques;* médicamens résultant de la distillation de l'alcool sur une ou plusieurs substances. Les alcoolats sont *simples* ou *composés :* on distingue encore ceux qui contiennent un sel ammoniacal; parmi ces derniers nous citerons l'*esprit volatil huileux et aromatique de Sylvius*, employé comme sudorifique et contre la paralysie à la dose de six à trente gouttes, et l'*essence antihystérique* du Codex. L'*esprit d'anis*, celui de citron ou de cannelle, l'*elixir américain*, la *teinture de pyrèthre* sont des alcoolats simples. L'*eau de Cologne*, l'*esprit de cochléaria*, l'*eau vulnéraire*, l'*eau de mélisse*, le *baume de Fioraventi* sont des alcoolats composés.

ALCOOLÉS (*Pharm.*), médicamens qui résultent de l'action dissolvante de l'alcool sur diverses substances. On les prépare par solution, macération ou digestion. MM. Henry et Guibourt divisent les alcoolés en cinq sections, qui sont : 1° *alcoolés* proprement dits, qui ne contiennent que des substances végétales ou animales, quelques matières d'origine organique, et quelquefois une petite quantité de sucre ou de substance saline; 2° les *alcoolés sucrés*, dont le sucre forme une partie nécessaire et prédominante; 3° les *alcoolés acides;* 4° les alcoolés ammoniacaux; 5° les *alcoolés à sels métalliques*. Ces médicamens sont très nombreux : les plus usités sont la *teinture d'absynthe*, l'*élixir de longue vie*, l'*alcool camphré*, la *teinture de cantharide*, la *teinture de gentiane*, la *teinture thébaïque*, les différens *ratafias*, l'*eau de Rabel*, etc.

ALCYONÉES (*Zool.*), ordre de la division des polypiers sarcoïdes, comprenant plusieurs genres dont les polypes sont peu connus.

ALCYONIDIE (*Zool.*), genre de l'ordre des alcyonées dans la division des polypiers sarcoïdes. Il ne comprend qu'un petit nombre d'espèces dont les animaux découverts par Müller sont difficiles à apercevoir.

ALEPYRON (*Bot.*), genre de plantes de la famille des restiacées (R. Brown), comprenant trois espèces originaires de la Nouvelle-Hollande. Il a de l'analogie avec le genre De Vauxia.

ALEURISMA (*Bot.*). Link désigne ainsi un genre de petits champignons, renfermant sept espèces qui croissent sur les branches mortes, sur les autres champignons et les fruits qui commencent à se décomposer.

ALHASBA, nom arabe de la rougeole.

ALIMENTATION (*Physiol.*), s. f., assimilation des alimens. — Genre d'aliment dont on use.

ALIPATA (*Bot.*), nom d'un arbre des Philippines, réputé très dangereux et dont le suc laiteux ou la fumée du bois brûlé causent, dit-on, très promptement la cécité.

ALKALESCENCE (*Chim.*), passage d'une substance animale et végétale à l'état alkalin.

ALKIBIADION (*Bot.*), synonyme de *Buglosse* (Dioscoride).

ALKIBIAS (*Bot.*), synonyme de *stœchas* (Dioscoride).

ALKOUBA, nom arabe de la *dartre sèche* ou *humide*.

ALLAGOPTÈRE (*Bot.*), nom d'un nouveau genre de la famille des palmiers, proposé récemment et comprenant une seule espèce connue, l'*allagoptera pumila*.

ALLOCARPE (*Bot*), *allocarpus*, genre de composées n'ayant qu'une seule espèce connue.

ALOITIS (*Bot.*), synonyme de *gentiane* (Dioscoride).

ALLOPATHIE, s. f., *allopathia*, de ἄλλον, autre; πάθος, maladie; action d'un agent thérapeutique qui guérit une affection en en déterminant une autre d'une nature différente. C'est l'opposé de *Homœopathie*.

ALOMATIUM (*Bot.*), sous-genre créé par Decandolle, renfermant les espèces du genre *arabis* dont les semences ne sont pas entourées d'une petite aile marginale.

ALOÉTIQUE, adj., préparation médicamenteuse contenant de l'aloès.

ALONGE (*Art vétér.*), s. f.; nom vulgaire sous lequel on connaît les entorses coxo-fémorale et scapulo-humérale : la première est dite *alonge de derrière*, la seconde, *alonge de devant*.

ALRABA, nom arabe de la croûte laiteuse.

ALUNITE (*Minér.*), pierre de la Tolfa, placée par Haüy parmi les espèces minérales à la suite de l'alumine sulfatée alcaline.

ALYSSINÉES (*Bot.*), seconde tribu du premier sous-ordre des crucifères dans la méthode naturelle de Decandolle.

ALZIR (*Bot.*), nom collectif de toutes les espèces de plantes bulbeuses chez les Arabes.

AMARINITE (*Chim.*), s. f., nom d'un des genres de principes immédiats établis par Devaux et comprenant la *quassine* de Thomson (*amarine*), la *scillitine* et la *cytisine*, substances peu caractérisées et que tous les chimistes n'admettent pas au nombre des principes immédiats des végétaux.

AMARYLLIDÉES (*Bot.*), famille de plantes formée par R. Brown avec tous les genres de la famille des narcisses de Jussieu.

AMASTOZOAIRES (*Zool.*), animaux ovipares composant le second sous-type du premier sous-règne de Blainville, et divisé en quatre classes; savoir, les *Pennifères* (oiseaux), les *squammifères* (reptiles), les *nupidellifères* (amphibiens), les *branchifères* (poissons).

AMBLYGONITE (*Minér.*), minéral découvert en Saxe dans un granit de Penig, associé à la topaze verte et à la tourmaline.

AMBOLAZA (*Bot.*), arbre indéterminé de Madagascar, employé pour les maladies du cœur.

AMBRÉINE (*Chim.*), principe particulier trouvé dans l'ambre par Pelletier et Caventou; il se présente sous forme de cristaux blancs, odorans, insolubles dans l'eau, très solubles dans l'alcool et l'éther, volatils et décomposables à une valeur élevée au-dessus de 30 degrés centigr. L'acide nitrique les convertit en *acide ambréique*.

AMBRÉIQUE, adj., *ambreicus*; se dit de l'acide obtenu en traitant l'ambréine par l'acide nitrique à chaud. Inusité.

AMIBE (*Zool.*), nom donné par Bory-Saint-Vincent à un genre d'infusoires dont les caractères sont : un corps homogène, formé de molécules hyalines, aplati, transparent et ayant une forme excessivement variable au gré de l'animal. Ces infusoires sont tellement petits qu'une lentille d'une ligne et demie de foyer les rend à peine perceptibles. Le type du genre est le *Protée* de Miller. On compte sept espèces.

AMIDOL, s. m., de *amylum*, amidon; fécule.

AMIDOLIQUE, adj., pâte, colle, fécule, bouillie.

AMIDINE (*Chim.*), s. f., substance particulière qui se forme spontanément quand on abandonne à elle-même une solution d'amidon dans l'eau bouillante : elle jouit de propriétés intermédiaires entre celles de l'amidon pur et celles de la gomme.

AMPHIMÉRIME TUSSICULEUSE (*Path.*), synonyme de *coqueluche*.

AMPHIDE, adj., de ἀμφὶ, des deux côtés : sel composé d'une base combinée avec un acide, un sulfide, un sélénide ou un telluride.

AMYÉLIE, s. f., *amyelia*, de α privatif, et μυελος, moelle; absence partielle ou totale de la moelle épinière.

ANABATIQUE (*Path.*), adj., de ἀνάϐασις, action de monter; se dit des maladies qui arrivées au plus haut degré d'intensité cessent tout à coup.

ANALEMPSIE (*Path.*), s. f., de ἀναλαμϐάνω, arrêter un cheval tout court; épilepsie.

ANALOGUES (*Anat.*). On a donné ce nom en anatomie comparée aux organes ou parties d'organes entre lesquels il existe des rapports d'identité. Suivant la doctrine des analogues, créée par Geoffroy-Saint-Hilaire, et développée par lui dans sa *Philosophie anatomique*, sont analogues dans les diverses espèces d'animaux toutes les parties dont les rapports sont identiques : ainsi toutes pièces osseuses ou cartilagineuses, soutenues par l'os hyoïde et soutenant à leur tour la trachée-artère, seront réputées *larynx*, quelle que soit d'ailleurs leur dissemblance apparente, soit de forme, soit de fonction avec le type larynx adopté.

Au moyen d'une méthode très claire née de cette théorie, qui tend à prouver l'unité de composition dans les animaux, on a pu établir l'identité de position des différentes pièces osseuses des monstres avec celles des individus à l'état normal. On peut reconnaître chez les oiseaux et autres vertébrés dépourvus de dents en apparence un système dentaire complet analogue à celui des autres animaux, etc.

ANANTHERIA (*Bot.*), genre nouveau de la famille des apocinées, section des asclépiadées, auquel se rapporte *l'asclepias viridis* qui croît dans l'Amérique septentrionale.

ANAPHALANTOSIS, s. m. *anaphalantiasis*, de ανα, devant; φαλακρὸς, chauve; chute des sourcils.

ANCHONIUM (*Bot.*), nouveau genre de la famille des crucifères, proposé par Decandolle pour une seule espèce, *anchonium Billardierii*, recueillie sur le Liban par Labillardière.

ANCYLANTHE (*Bot.*), *ancylanthos*, genre de la famille des rubiacées, établi par Desfontaines, renfermant une seule espèce *ancylanthos rubiginosa*, arbrisseau rameux originaire d'Angola, côtes d'Afrique.

ANENCÉPHALE (*Anat. path.*), adj., *anencephalus*, de α privatif et de ἐγκεφαλον, tête, fœtus privé en partie de l'encéphale. (*V.* Acéphale.)

ANENCÉPHALIE (*Anat. path.*), s. f. *anencephalia*, de α privatif et εγκεφαλον, encéphale ; état de l'embryon ou du fœtus privé d'une portion plus ou moins étendue de l'encéphale ou du crâne.

ANGÉIAL, adj. *vascularis*, synonyme de *vasculaire*.

ANGIO-ASTHÉNIE (*Path.*) s. f., *angio-asthenia*, de αγγεῖον, vaisseau; α privatif; σθένος, force; faiblesse, atonie des vaisseaux.

ANGIODÉSIE (*Path.*), s. f., *angiodesis*, de αγγεῖον, vaisseau, et δεῖξις, démonstration; distension des vaisseaux. Turgescence. État voisin de l'inflammation selon Tommasini.

ANGIOLEUCITE (*Path.*), s. f., *angioleucitis*, de ἀγγεῖον, vaisseau, et λευκὸς, blanc ; inflammation des vaisseaux blancs.

ANGITE (*Path.*), s. f., *angitis*, de ἀγγεῖον, vaisseau; inflammation des vaisseaux.

ANCHISTE (*Anat.*), adj., de ἀ privatif, ἱστὸς, tissu; se dit des parties organiques, fluides ou solides dans lesquelles la texture n'existe point.

ANIMAUX FOSSILES (*Géol.*), animaux dont les parties solides sont enveloppées et conservées dans les sédimens pierreux qui forment les couches les plus modernes de la terre.

ANIMAUX PERDUS (*Géol*), animaux dont l'existence n'est révélée que par leurs débris fossiles.

ANISOMÈLES (*Bot.*), *anisomeles*; plantes de la famille des labiées, formant un genre voisin de l'*ajuga* et du *tenerium*. On en connaît trois espèces observées dans la Nouvelle-Hollande par Brown.

ANISOMÈRE (*Entom.*), *anisomera*; genre d'insectes de l'ordre des diptères, famille des némocères; *Tipulariæ* de Latreille. Une espèce, *anisomera obscura*.

ANISONYX (*Entom.*), genre d'insectes de l'ordre des coléoptères, section des pentamères (Latreille), habitant l'Afrique méridionale.

ANISOGON (*Ornithol.*), plumes dont les barbes sont de largeur inégale. (Illiger).

ANISOPOGON (*Bot.*), plante recueillie au port Jackson, de la famille des graminées, formant un seul genre, ainsi nommé de l'inégalité des arètes qui terminent sa glume.

ANNEAU (*Bot.*), *annulus*. Ce mot signifie, 1° *dans les champignons* un cercle membraneux qui entoure le pédicule de beaucoup d'agarics et de quelques bolets; 2° *dans les mousses* leur rebord saillant et quelquefois crénelé qui garnit l'orifice de l'urne; 3° *dans les fougères*, où il reçoit l'épithète d'élastique, un cercle qui entoure les capsules de certaines fougères, et qui est destiné par son élasticité à faciliter l'ouverture de ces capsules.

ANNÉLIDAIRES (*Zool.*), animaux intermédiaires entre les articulés et les rayonnans. (Blainville.)

ANNÉLIDES (*Zool*), *annulosæ*, classe d'animaux invertébrés, et articulés ayant pour caractères: point de colonne vertébrale, corps articulé, système nerveux formé de deux cordons longitudinaux inférieurs réunis et ganglionés par intervalle; des branchies; point de cœur, seulement deux artères longitudinales et des veines; pieds nuls ou imparfaits; tête ordinairement nulle; yeux à peine distincts, peu propres à la vision; organes sexuels réunis dans le même individu.

ANOMOLOECIE (*Bot.*), nom donné par Richard à la vingt-quatrième classe qui, dans son système sexuel, remplace la polygamie de Linnée.

ANOMODON (*Bot.*), nom donné par Hooker à un genre de mousses renfermant deux espèces, *Hookera curtipendula* et *viticulosa* de Hedwig.

ANOSTOZOAIRES (*Zool.*), nom donné par Blainville au deuxième type de son premier sous-règne, renfermant une partie des animaux invertébrés.

ANTENNAIRE (*Bot.*), genre de plantes de la famille des corymbifères, comprenant certaines espèces de gnaphalium (*gnaphalium dioïcum*, *alpinum*, *muricatum*), dont les fruits sont couronnés par des aigrettes composées de poils nus inférieurement et plumeux vers le sommet, ressemblant aux antennes de certains coléoptères.

ANTHACTINIA (*Bot.*), genre proposé par Bory de Saint-Vincent pour les espèces de la famille des passiflorées, duquel genre les *passiflora longipes* et quadrangulaires sont le type.

ANTHÉLIE (*Zool.*), *anthelia*, genre de polypes de l'ordre des alcyonées dans la division des polypiers sarcoïdes.

ANTHÉLITRAGIEN (*Anat.*), adj. et subs., *anthelitrageus*, petit muscle qui s'étend de l'anthélix au tragus.

ANTHOCÉPHALE (*Zool.*), genre de vers intestinaux, synonyme de *floriceps*, indiqué d'abord par Cuvier.

ANTHOCERCIS (*Bot.*), genre de plantes de la famille des solanées, dont deux espèces sont connues.

ANTHOLITE (*Bot. foss.*), synonyme de *fleur fossile*.

ANTISYMPATHIQUE, adj., qui prévient le développement des symptômes sympathiques d'une irritation locale.

ANTIMONIURE (*Chim.*), s. m., combinaison de l'antimoine avec un métal électro-négatif, suivant Berzélius.

ANTOPHYLLYTE (*Minér.*), nom d'un minéral de la classe des substances terreuses, d'une couleur brunâtre, ayant un demi-éclat métallique, rayant fortement la chaux fluatée et légèrement le verre.

ANTHOPHYSE (*Bot.? Zool.?*), genre de la série nombreuse d'êtres microscopiques, qui sont de véritables plantes et des animaux dans les différentes phases de leur existence. Les caractères de ce genre sont des filamens diversement disposés, terminés à une certaine époque par des rosettes composées de corpuscules hyalins sphériques ressemblant à de petites fleurs animées, dans lesquelles se développe bientôt un mouvement de rotation assez rapide.

ANTHRACIENS (*Entomol.*), famille d'insectes de l'ordre des diptères, établie par Latreille. Tous les individus qui la composent ont un vol rapide et se nourrissent des sucs qu'ils puisent avec leur trompe.

ANTHRACIDES (*Chim.*), de ἄνθραξ, charbon. Deuxième genre de corps simples, de l'ordre des *gazolytes* (méthode Amper), comprenant le carbone et l'hydrogène.

ANTHRACINE, s. f., *anthracina*, de ἄνθραξ, charbon. Variété du cancer, caractérisée par la coloration en noir du tissu dégénéré, due à la présence de la mélanose.

ANTHRINE (*Entomol.*), nom donné par Aristote à des insectes hyménoptères qu'on suppose être la guèpe et le frélon.

ANTROPOGÉNÈSE (*Physiol.*), s. f., *anthropogenesis*, de ἄνθρωπος, homme, et γινομαι, je nais; génération de l'homme.

ANTIFLORA (*Bot.*) synonyme d'*aconite* (Avicène).

ANTIMONIATES et **ANTIMONITES** (*Chim.*), combinaisons de l'oxide jaune d'antimoine et de fleurs d'antimoine avec les bases salifiables.

ANTROPOMORPHITES (*Bot.*), nom donné autrefois à quelques plantes ou parties de plantes dans lesquelles on croyait apercevoir certaine ressemblance avec le corps humain.

AORTITE (*Path.*), s. f., inflammation de l'aorte. Les causes de cette maladie sont les mêmes que celles de l'*artérite* en général. Quant aux phénomènes qui l'accompagnent, les plus importans sont : augmentation considérable des pulsations de l'aorte et quelquefois de toutes les grosses artères; possibilité d'apprécier celles de l'aorte thoracique vers l'échancrure du sternum. Dans quelques cas, sensation de chaleur et de douleur dans la région enflammée, avec anxiété ou défaillance. Lorsque l'aortite est chronique il existe assez souvent, avec un ralentissement de la circulation artérielle, des signes de dilatation ou d'hypertrophie du cœur. Ses caractères anatomiques sont : rougeur de la tunique externe variant de l'écarlate au violet foncé, en général circonscrite; injection de la membrane celluleuse avec épaississement plus ou moins marqué; assez souvent exsudation albumineuse à la surface interne du vaisseau, qui présente aussi des lames fibreuses, fibrocartilagineuses ou osseuses. On a constaté encore le décollement, l'éraillement de la membrane interne et même des ulcérations. Cette maladie exige l'emploi des moyens anti-phlogistiques les plus énergiques, auxquels on joint quelquefois la digitale, le camphre et le nitre à haute dose.

APANTROPON (*Bot.*), synonyme de *staphisaigre* (Dioscoride).

APÉTALES (*Bot.*), les fleurs apétales sont celles qui n'ont point de pétales ni par conséquent de corolle, comme les joncs, les lys, etc.

APHANISTIQUE (*Entom.*), genre d'insectes de l'ordre des coléoptères, établi par Latreille, aux dépens de celui de Bupreste, dont il se distingue par des antennes en massue. L'espèce qui sert de type est l'*aphanisticus emarginatus*.

APHLEGMASIE (*Path.*), s. f., *aphlegmasia*, de α privatif, et φλέγω, je brûle; état morbide opposé à l'inflammation.

APHRIT (*Minér.*), synonyme de *chaux carbonatée nacrée* (Karsten).

APHRITE (*Entom.*), genre d'insectes de l'ordre des diptères (Latreille), dont le type est l'*aphritis apiarius* de Frabricius, ou mouche-abeille de Degéer.

APHROCONIE (*Minér.*), même chose qu'*aphrit.* (Forster.)

APLIDE (*Zool.*), *aplidium*; genre de polypes, institué par Savigny dans la classe des tuniciers de Lamarck, et qui a reçu de ce dernier le nom de *pulmonelle.* Il renferme six espèces.

APOMÉCYNE (*Entom.*), genre d'insectes de l'ordre des coléoptères.

APOPHYLLITE (*Minér.*), minéral de la classe des substances terreuses, dont la grande tendance à l'exfoliation lui a fait donner ce nom.

APOSYRME (*Path.*), s. m., *aposyrma*, de ἀποσύρω, je racle; ulcération, dénudation d'un os.

APOTOME (*Entom.*), *apotomus;* genre d'insectes de l'ordre des coléoptères, section des pentamères, rangé par Latreille dans la famille des carabiques. Le type est le *Scarites rufus*.

APROSIA (*Bot.*), synonyme de *sauge*.

APRYNON (*Bot.*), synonyme de *grenadier.* (Dioscoride et Pline.)

APSE (*Entom.*), *apsis;* genre d'insectes de l'ordre des coléoptères, section des tétramères. Deux espèces.

ARACHNADERMAIRES (*Zool.*), synonyme de *méduses.*

ARGYRIDES (*Chim.*), de ἄργυρος, argent; septième genre de corps simples, de l'ordre des *leucolytes* (méthode Ampère), comprenant le mercure, l'argent et le plomb.

ARISTE (*Entom.*), genre d'insectes, de l'ordre des coléoptères, section des pentamères.

ARISTE (*Bot.*), genre de plantes de la famille des iridées, dont le type est l'*ixia Africana*, L.

ARITRILLIS (*Bot.*), synonyme de *mercuriale.* (Dioscoride.)

ARMENTINE (*Minér.*), synonyme de *pierre d'Arménie.* Variété de cuivre carbonaté bleu.

ARMILLARIA (*Bot.*), sous-genre de la famille des champignons, comprenant douze espèces, parmi lesquelles l'*agaricus melleus* de Fries.

ARNION (*Bot.*), synonyme de *plantain.* (Dioscoride.)

ARROW-ROOT (*Mat. méd.*), fécule amylacée, extraite de la racine du *marentha in-*

dica. On la donne avec succès comme aliment sous forme de potage aux enfans ou aux convalescens.

ARSÉNIDES (*Chim.*), cinquième genre de corps simples, de l'ordre des *gazolites* (méthode Ampère), comprenant le phosphore et l'arsenic.

ARSÉNIURE (*Chim.*), s. m. Combinaison de l'arsenic avec un métal électro-négatif, selon Berzelius.

ARSURE INTERDIGITÉE (*Art vétér.*), nom donné par M. Favre de Genève à l'Aggravée. *V.* ce mot.

ARTÉMIDION (*Bot.*), synonyme d'*origanum dictamus* ou origan. (Dioscoride.)

ARTÉMISE (*Zool.*), genre de crustacés de l'ordre des branchiopodes, dont le type est le *cancer salinus.* L.

ARTÉRIODOME (*Chir.*), de αρτηρία, artère, et Δομαί, lier; nouvel instrument proposé par M. Colombat pour lier les artères profondément situées, sans le secours d'un aide. Cet instrument ressemble à une pince à disséquer; elle en diffère en ce qu'elle est garnie de deux tiges latérales mobiles destinées à porter le lien au-devant des mors lorsqu'ils ont saisi le bout d'artère, et à étreindre celui-ci dans le nœud préalablement formé. Quoique pouvant être utile dans quelques cas, la pince porte-nœud de M. Colombat pourra être le plus souvent remplacée avec avantage par la simple pince portant la ligature autour de ses mors.

ARTÉRITE (*Path.*), s m., *arteritis*; de ἀρτηρία, artère; inflammation des artères. Le plus souvent bornée à la membrane interne, cette inflammation est ordinairement le résultat d'une irritation directe occasionnée, soit par la ligature, des plaies, des contusions, soit par le voisinage d'organes enflammés, et quelquefois par la présence d'un agent nuisible dans le torrent circulatoire. Ses phénomènes anatomiques sont : une rougeur plus ou moins vive, l'épaississement de la membrane interne, le développement des vaisseaux de la tunique moyenne et des épanchemens de matière albumineuse. *V.* pour les symptômes et le traitement l'article Aortite.

ARTICULÉS (*Zool.*). Lamarck a nommé ainsi ceux des animaux invertébrés dont le corps est généralement articulé ou annelé dans sa longueur, et dont les organes extérieurs, lorsqu'ils existent, sont distribués dans le même sens, paires par paires. Cette division répond à la seconde section des animaux à sang blanc, insectes et vers, de Cuvier. Latreille divise ainsi la série des articulés : 1° *crustacés arachnides et insectes*; 2° *annilides*; 3° *vers.*

ARTIOZOAIRE (*Zool.*), s. m., ἄρτι, perfection, ζῶον, animal; animal pair.

ARY-ARYTÉNOIDIEN (*Anat.*), adj. et subst., M. Aryténoïdien transversal.

ASÉPHANANTHES (*Bot.*), genre de plantes proposé par Bory Saint-Vincent pour quelques espèces de la famille des passiflorées, ayant un calice campanulé, obtusément quinquéfide et point de corolle ni de nectaire.

ASPERMASIE, s. f., de α priv. et σπέρμα, semence; défaut de semence.

ASPRÉE (*Zool.*), genre de zoophytes, nommé par quelques auteurs *asphœa.*

ASTACOLITHE (*Mat. méd.*), s. f., de ἀστακος, écrevisse, λίθος, pierre; pierre d'écrevisse; carbonate calcaire.

ASTÉROME (*Bot.*), *asteroma* (*Hypoxilons*); genre établi par Decandolle pour plusieurs plantes parasites qui se trouvent sur les feuilles de la raiponce, de la dentaire, du sceau de Salomon, de la violette à deux fleurs, du frêne, du cerisier à grappes et de la campanule à feuilles de pêcher.

ASTRAIRES ou ASTRÉES (*Zool.*), polypes de l'ordre des lamellifères, entièrement pierreux, dont les cellules, séparées par des lamelles rayonnantes, représentent de petites étoiles.

ASTRAPÉE (*Entom.*), genre d'insectes de l'ordre des coléoptères, de la section des pentamères, dont le type est l'astrapée de l'orme.

ASTRÉES (*Zool.*), synonyme d'*astraires.*

ASTRION (*Bot.*), synonyme de *plantain.* (Dioscoride.)

ASTRIOS (*Min.*), pierre précieuse qui paraît être une variété de corindon hyalin.

ASTRONIE (*Bot.*), *astronium*; arbre des environs de Carthagène, renfermant un suc glutineux semblable à la térébenthine, d'une odeur nauséabonde.

ATÉLO-ENCÉPHALITE (*Anat. path.*), s. f., *ateloencephalia*; de α priv. τέλος, perfection, εν, dans; κεφαλη, tête; développement incomplet de l'encéphale.

ATÉLOMYÉLIE (*Anat. path.*), s. f., *atelomyelia*, de α priv., τέλος, perfection; μυελὸς, moelle; développement imparfait de la moelle épinière.

ATHÉLIE (*Bot.*), genre de champignons de la tribu des byssoïdes, comprenant douze espèces, parmi lesquelles l'*athelia citrina*, l'*athelia pallida*, qui, ainsi que les autres, croissent sur les bois secs ou au pied des vieilles souches d'arbres.

ATHÉRICÈRE (*Entom.*), *athericera*; grande famille d'insectes de l'ordre des diptères (Latreille), comprenant un grand nombre de genres.

ATLANTE (*Zool.*), *atlanta*; genre de mollusques de la classe des ptéropodes et de la famille des limacines, habitant la pleine mer. Deux espèces connues.

ATLAS (*Entom.*), grande espèce exotique de bombyx.

ATONIFICATION (*Pathol.*), s. f.; médication dont l'effet est de faire tomber les organes dans l'atonie.

ATROPINE (*Chim.*), s. f., *atropium*; principe extrait de la belladone, *atropa belladona*, qui lui doit ses propriétés médicales et vénéneuses. Cette substance, de nature alcaline, est blanche, presque insoluble dans l'eau, soluble dans l'alcool, plus à chaud qu'à froid, insoluble dans l'éther et les huiles: elle forme avec les acides des sels neutres cristallisables. La préparation de l'atropine exige les plus grandes précautions pour éviter ses effets funestes sur l'économie.

ATTE (*Entom.*), *atta*; genre d'insecte de l'ordre des Hyménoptères, section des porte-aiguillons, rangé par Latreille dans la famille des formicaires. Ses caractères sont: pédicule de l'abdomen formé de deux nœuds; antennes découvertes à leur base; tous les palpes très courts; tête très grosse dans les neutres; ceux-ci, ainsi que les femelles, pourvus d'un aiguillon. L'espèce servant de type est la fourmi de visite (*atta cephalotes*). Ces insectes exotiques pratiquent dans la terre des excavations de plus de huit pieds de hauteur.

ATTE (*Bot.*), excellent fruit de l'anone, écailleux. *V.* Anone. N. D. M.

ATTRITION (*Path.*). « L'attrition, dit M. Deslandes (*Revue médicale*, juillet 1824), diffère essentiellement du *ramollissement*, avec lequel on pourrait la confondre. Dans le ramollissement il y a seulement diminution de cohésion, diminution de la résistance que les tissus opposent aux corps extérieurs; mais en cet état ils vivent encore et sont quelquefois susceptibles de retour à l'état sain. Dans l'attrition au contraire les parties sont non seulement réduites en pulpe, mais encore privées de vie; il y a mort locale. » Cet auteur distingue deux espèces d'attrition; l'*attrition purulente* et l'*attrition sanguine*: dans cette dernière les parties étaient au moment de leur destruction colorées par le sang; dans l'autre elles l'étaient par le pus. C'est par ces deux variétés de l'attrition que M. Deslandes explique la formation des ulcères, la pourriture d'hôpital, les perforations spontanées et certaines particularités de l'anthrax, de la phthisie ulcéreuse.

ATYPE (*Entom.*), *atypus*; genre d'insectes fort curieux de l'ordre des pulmonaires et de la grande famille des fileuses, section des territèles. (Cuv.) Ces animaux se trouvent sur les gazons entremêlés de mousses, où ils se construisent une habitation en forme de fourreau soyeux, ayant huit à dix pouces de longueur: une partie de ce fourreau est horizontal, l'autre s'enfonce dans la terre. C'est au fond de cette dernière partie que sont déposés les œufs, qu'il recouvre encore d'une toile blanche: ce genre ne se compose que d'une seule espèce connue sous les noms d'Atype de Sulzer, Oléotère difforme de Walkenaer, Araignée *subterranea* de Roemer, et pica de Sulzer.

AULAXIE (*Bot.*), *aulaxia*; genre de plantes de la famille des graminées, comprenant deux espèces, dont l'une est le *phalaris villosa*; il a beaucoup d'affinité avec les genres *milicum* et *panicum*.

AURICULE (*Zool.*, *conchyl.*), genre de mollusques gastéropodes de l'ordre des pulmonés géhydrophiles et de la famille des auricules (*V.* ce mot), dont les animaux sont inconnus, du moins quant aux grosses espèces. Les plus remarquables parmi celles-ci sont, 1° Auricule de Midas, coquille remarquable par sa beauté et sa taille, habitant l'une des Moluques; 2° auricule de singe; 3° auricule de Judas. La première décrite chez nous est l'*auricula myosotis*.

AURICULES (*Zool.*), nom d'une famille de mollusques, comprenant le second sous-ordre des gastéropodes pulmonés, et les géhydrophiles. Elle renferme six genres; *carychie*, *scarabe*, *auricule*, *pyramidelle*, *tornatelle* et *piétin*.

AURURE (*Chim.*), s. m., alliage d'or.

AVERANO (*Ornith.*), genre d'oiseaux de l'ordre des insectivores (Temmink), dont les quatre espèces connues habitent l'Amérique méridionale.

AZOLLE (*Bot.*), genre de plantes aquatiques, comprenant quatre espèces exoti-

B

BACULITE (*Zool. foss.*), mollusques fossiles du genre céphalapodes, de la famille des ammonées.

BAGASSA (*Bot.*), grand arbre laiteux de la Guyanne, qu'on croit de la famille des urticées.

BAGOUS (*Entom.*), genre d'insectes de l'ordre des coléoptères, établi aux dépens du genre charanson.

BALANINE (*Entom.*), *balannus;* genre d'insectes de l'ordre des coléoptères, section des tétramères, de la famille des rhinchopores.

BALANITE (*Path.*), s. f., de βαλανος, gland; inflammation de la membrane muqueuse qui revêt le gland et la face interne du prépuce. L'écoulement plus ou moins abondant du mucus puriforme qui l'accompagne lui a fait donner le nom de *blénorrhée du gland,* de *chaude-pisse bâtarde,* d'*écoulement.* Cette affection n'existe guère que chez les individus affectés de phimosis congénial, et qui se sont livrés au coït avec excès, ou ont eu commerce avec des femmes malpropres. Lorsqu'elle est légère la balanite cède promptement à de simples soins hygiéniques, si toutefois l'étroitesse du prépuce n'empêche pas de nettoyer la surface du gland : quand au contraire il existe une vive chaleur, un écoulement abondant de mucus purulent, de la tuméfaction et de la douleur, et que surtout cet état existe depuis un certain temps, il faut d'abord avoir recours aux lotions émollientes, aux bains locaux, aux injections de liquides mucilagineux entre le gland et le prépuce, aux boissons délayantes, aux bains généraux. Si l'affection est chronique les lotions froides et astringentes sont utiles, ainsi que l'interposition d'un plumasseau de charpie entre le gland et son enveloppe pour absorber le liquide et empêcher le contact des surfaces enflammées. Lorsque cela ne suffit pas, on est obligé d'en venir à une cautérisation superficielle avec le nitrate d'argent, en prenant toutes les précautions convenables pour limiter l'action de ce caustique. Mais tous ces moyens et beaucoup d'autres encore seraient vainement mis en usage si l'on ne détruisait la cause première de la maladie, c'est à dire la difficulté ou l'impossibilité de découvrir le gland : or, le seul et unique moyen favorable dans ce cas est l'opération du phimosis, qui n'a rien de pénible ni de dangéreux, surtout quand on emploie le procédé que nous avons déjà publié et que nous indiquons plus loin. *Voyez* Phimosis.

BALANNIER (*Entom.*), *halteres, libramenta :* on nomme ainsi deux appendices mobiles articulés au métathorax des insectes diptères, qui en sont seuls pourvus. Les fonctions en sont encore inconnues.

BALLARIA et **BALLARION** (*Bot.*), nom des *lichens* chez les anciens.

BANKSIE (*Bot.*), genre de plantes de la famille des protéacées. Les banksies, arbrisseaux qui croissent tous à la Nouvelle-Hollande, sont au nombre de trente espèces.

BARIS (*Entom.*), genre d'insectes de l'ordre des coléoptères, dont les caractères sont peu déterminés.

BAROMÉTRIE RHUMATIQUE, effet produit sur l'organisme par les transitions atmosphériques du sec à l'humide et de l'humidité à la sécheresse. (Professeur Récamier.)

BASIQUE (*Chim.*), adj., se dit des sels haloïdes qui contiennent l'oxide du métal combiné avec son chlorure.

BATARA (*Ornithol.*), genre d'oiseaux de l'ordre des insectivores, dont les espèces assez nombreuses habitent en grande partie l'Amérique septentrionale.

BATRACHIE (*Bot.*), *Batrachium.* Nom donné par Decandolle à une division du genre des renoncules, comprenant les espèces aquatiques nommées grenouillettes, qui avaient été confondues avec les variétés des *ranunculus aquatilis* et *hederaceus.*

BDELLOMÈTRE (*Thérap.*), *bdellometron*, de βδάλλω, j'attire, et μετρον, mesure. Instrument propre à pratiquer des saignées locales et à mesurer la quantité de sang qu'il extrait. Cet instrument, inventé par M. Sarlandière, consiste en un globe de verre de la forme d'une ventouse ordinaire, surmonté d'une tubulure, laissant passer à frottement une tige cylindrique, portant par celle de ses extrémités qui se trouve dans la ventouse une espèce de scarificateur. A côté de cette première tubulure s'en trouve une seconde sur laquelle s'adapte une pompe aspirante destinée à faire le vide dans l'intérieur de la ventouse; enfin celle-ci présente une troisième tubulure portant un robinet propre à donner issue au sang à mesure qu'il s'écoule sans être obligé d'enlever l'instrument. Pour faire agir le bdellomètre on applique exactement la ventouse sur la peau; on ferme le robinet inférieur tandis qu'on ouvre celui de la pompe; puis, fixant d'une main le corps de l'instrument, on saisit le bouton qui termine la tige du piston, et par le jeu de ce dernier on opère le vide sous la ventouse. Quand les tégumens sont convenablement tuméfiés on presse sur la tige qui porte les pointes de lancettes, et celles-ci pénètrent dans la peau; on retire aussitôt la tige et l'on recommence à faire de nouvelles aspirations avec le piston: le sang se répand de toutes parts sous la ventouse, et quand on juge convenable de lui donner issue on ouvre le robinet; puis on recommence à faire agir la pompe jusqu'à ce qu'on ait obtenu la quantité de sang nécessaire. Cet instrument, comme on le voit, beaucoup plus commode et plus efficace que les scarificateurs et les ventouses ordinaires, peut être extrêmement utile dans les lieux où les sangsues manquent.

BÉGAIEMENT (*Path.*), s. m., *balbuties*, *psellimus*. *V.* N. D. M. Ce vice de la parole, contre lequel on ne possédait aucune méthode de traitement, peut être guéri maintenant par un procédé fort simple, imaginé d'abord par une dame, et perfectionné par MM. Mallebouche, et autres. Un des phénomènes les plus constans chez tous les bègues est la tendance très marquée qu'a la langue à occuper la partie inférieure de la bouche quand ils parlent. La remarque en ayant été faite par Mme Leigh de New-York, celle-ci essaya de faire parler une jeune personne bègue en lui faisant soulever la pointe de la langue et la lui faisant tenir appliquée contre le palais: l'articulation fut confuse mais sans hésitation. De nouvelles expériences ayant amené les mêmes résultats, cette dame résolut d'appliquer ce procédé au traitement de son élève, et réussit complètement à la délivrer de son infirmité. Un assez grand nombre de guérisons ont été obtenues par ce mode de traitement pour qu'on ait la certitude de son efficacité. Il suffira donc à un bègue pour se guérir de le vouloir s'il a assez de constance et de fermeté pour ne jamais prononcer une seule syllabe sans avoir la pointe de la langue relevée vers le palais; la parole, d'abord inintelligible et désagréable à l'oreille, cessera peu à peu d'être *empâtée*, et acquerra au bout de quelque temps la netteté convenable; et toute hésitation aura disparu. Un moyen auxiliaire, mais important surtout dès le commencement, est de prononcer seul et lentement chaque syllabe en étudiant les différens mouvemens de la langue et des lèvres que nécessite l'articulation normale des sons, et en faisant toujours précéder l'émission de la première syllabe d'une profonde inspiration.

BÉLYTE (*Entom.*), *belyta*, genre d'insectes de l'ordre des hyménoptères, section des térébrans (Jurine), rangés par Latreille dans la grande famille des pupivores, tribu des oxyures. Deux espèces.

BÉRÉNICE (*Zool.*), genre de polypiers de l'ordre des flustrées.

BÉRIS (*Entom.*), genre d'insectes de l'ordre des dyptères, famille des notacanthes (Cuv.) ou des trationydes (Latreille). L'espèce qui peut servir de type est le béris à tarses noires; *B. nigritarsis* ou *clavipes* ou *musca clavipes* de Linné.

BÉROSE (*Entom.*), *berosus*, genre d'insectes de la famille des palpicornes.

BERTÉROA (*Bot.*), genre de plantes de la famille des crucifères, formé par Decandolle en l'honneur de Bertero, botaniste distingué. L'espèce qui croît en France est l'*alysium incanum*.

BERULA (*Bot.*), espèce de véronique.

BERUS (*Erpet.*), nom scientifique de la vipère commune.

BÉTHYLE (*Entom.*), genre d'insectes de l'ordre des hyménoptères, section des porte-tarrières, de la famille des proctotrupiens. Le Béthyle hémiptère, *B. hemypterus* de Fabricius, sert de type à ce genre.

BIBLIS (*Entom.*), genre d'insectes de l'ordre des lépidoptères, de la famille des Diurnes.

BICHIR (*Ichthyol.*), genre de poissons de l'ordre des malacoptérygiens abdominaux, famille des clupés. On n'en connait qu'une seule espèce qui habite le Nil.

BIFORE (*Bot.*), *bifora*, nom donné au *coriandrum testiculatum* de L. par Hoffmann, qui en a formé un genre nouveau.

BIGAYE ou BIZIGAYE (*Entom.*), insecte diptère, de la forme du cousin, mais plus gros, qui habite l'Ile-de-France et Madagascar. Sa piqûre cause une douleur très vive.

BIOLOGIE, s. f., *biologia*, de βιος, vie, λογος, discours; science de la vie.

BIOSIQUE, adj., de βιος, vie; sens biosique, sens vital commun qui détermine la chaleur et l'électricité organiques vitales, et jusqu'à la combustion spontanée. La *fièvre biosique* est la fièvre simple. (Prof. Récamier.)

BIROSTRITE (*Zool.*), *birostrites*, genre de mollusques fossiles dont on ne connaît qu'une espèce, le *B. inæquiloba* de Lamarck.

BITTAQUE (*Entom.*), *bittacus*, genre d'insectes de l'ordre des névroptères et de la famille des planipennes, dont le type est dans le *B. tipularius*, nommé par quelques auteurs *Panorpa tipularia*.

BLACK-DROPS ou GOUTTES NOIRES (*Thérap.*), préparation d'opium par l'acide acétique, très usitée en Angleterre comme jouissant de propriétés supérieures aux autres composés d'opium, parce qu'elle tend moins à occasionner la constipation et les phénomènes nerveux qui suivent souvent l'administration des opiacés. On en donne de deux à six gouttes dans une potion; six gouttes contiennent un grain d'opium. Les principes actifs de ce médicament paraissent être l'opium, l'acétate de morphine et une faible quantité de noix muscade.

BLATTE (*Entom.*), *blatta*, genre d'insectes de l'ordre des orthoptères, famille des coureurs, dont la blatte des cuisines, *B. orientalis*, L., est le type.

BLÉPHARITE (*Path.*), s. f., *blepharophthalmia*, *blepharitis*, de βλεφαρον, paupière; inflammation des paupières. Cette affection peut intéresser la totalité des paupières ou seulement leurs bords libres: dans le premier cas elle est toujours aiguë; dans le second elle existe le plus ordinairement à l'état chronique: dans l'un le traitement antiphlogistique suffit presque toujours; dans l'autre au contraire les stimulans locaux sont plus efficaces. Aussi désignerons-nous sous le nom de *blépharite aiguë générale* celle qui intéresse en totalité l'une ou l'autre paupière ou toutes deux à la fois, réservant le nom de *blépharite chronique partielle* à celle qui n'occupe que le bord libre de ces organes, ou les follicules muqueux ou pileux qui les garnissent.

La blépharite aiguë (générale) produite ordinairement par l'action d'agens extérieurs, par des coups, des piqûres d'insectes ou le voisinage d'un érysipèle de la face ou du cuir chevelu, a pour caractère une tuméfaction d'un rose plus ou moins pâle, des tégumens de la paupière, qui sont comme translucides. Si le gonflement est grand, les cils sont presque cachés; les paupières ne peuvent être écartées par la volonté du malade qui y éprouve un sentiment de tension et de chaleur plus ou moins marqué; il y a en même temps larmoiement et collement des paupières par le mucus palpébral sécrété plus abondamment qu'à l'ordinaire La suppuration et la gangrène peuvent être les terminaisons de la blépharite si l'on néglige les soins qu'elle réclame; mais ordinairement elle se termine par résolution avec desquammation comme l'érysipèle. Le traitement de cette affection consiste tout entier dans l'emploi des saignées générales ou locales proportionnées à son intensité, des applications et des boissons émollientes, des pédiluves excitans et de la diète. Les sangsues ne doivent être appliquées dans ce cas qu'aux tempes et au cou, jamais plus près des paupières. On n'a recours aux applications résolutives que quand après la chute de l'inflammation le tissu des paupières est encore gonflé et œdémateux. S'il s'est formé un abcès il est urgent de l'ouvrir en faisant avec une lancette une simple ponction dans le sens des plis de la paupière. L'apparition d'une escarre gangréneuse ne doit pas interdire l'emploi des anti-phlogistiques, à moins qu'aux phénomènes inflammatoires succèdent brusquement l'indolence, la mollesse, l'empâtement des tissus, et qu'une suppuration abondante ne se manifeste; alors on emploierait les applications stimulantes, comme des compresses trempées dans une décoction de quinquina.

La blépharite du bord libre des paupières (ou blépharite chronique), est caractérisée par la coloration rouge de ces parties, avec augmentation des sécrétions, des follicules sébacés et légers picotemens, augmentant par la fatigue, les excès ou l'action d'émanations irritantes. Elle présente les mêmes indications que la première lorsqu'il existe en même temps une inflammation de la conjonctive palpébrale. Dans le cas contraire, et lors même que cette extension de l'inflammation existe, mais sans gonflement bien sensible ni douleur vive, on doit, après avoir soustrait le malade à l'action des causes, lui conseiller des lotions avec un liquide mucilagineux, l'eau de guimauve ou de gomme, contenant quelques gouttes d'acétate de plomb, de sulfate de zinc, avec addition d'une petite quantité de laudanum quand les picottemens sont très forts. Si l'individu est robuste, jeune et sanguin on lui recommandera les pédiluves, les boissons émollientes, le repos et un régime adoucissant; s'il est lymphatique et faible les boissons amères, un exercice modéré lui seront prescrits. Si la maladie persiste on appliquera un vésicatoire à la nuque, et l'on introduira le soir et le matin entre les paupières gros comme un petit pois d'une pommade stimulante, celle de Desault par exemple, pure ou mitigée par l'addition d'une plus ou moins grande proportion d'axonge ou de pommade rosat, selon qu'elle sera bien ou mal supportée par le malade.

BLÉPHAROPLÉGIE (*Path.*), s. f., *blepharophlegia*, de βλέφαρον, paupière, πλήσσω, je frappe; paralysie des paupières.

BOLTÉNIE (*Zool.*), *boltenia;* genre de mollusques de la classe des tuniciers de Lamarck. Les deux espèces connues sont la Bolténie ovifère et B. fusiforme.

BOMBYCITE (*Entom.*), *bombycites;* insectes de l'ordre des lépidoptères, dont Latreille fait une tribu de la famille des nocturnes.

BONDEA (*Bot.*), plante vénéneuse d'Afrique, dont la racine est narcotique.

BONTIA (*Bot.*), genre de plantes formé par Jussieu et placé par lui à la suite des solanées pour une seule espèce *Daphnoïdes* ou Daphnot en français.

BORIDES (*Chim.*), premier genre de corps simples de l'ordre des *gazolytes* (méthode Ampère), comprenant le silicium et le bore.

BOTRYTELLE (*Bot.*), *botrytella;* genre de plantes cryptogames.

BOTYS (*Entom.*), genre d'insectes de l'ordre des lépidoptères, famille des nocturnes, tribu des deltoïdes, établi aux dépens des Phalènes de Linné. Les espèces les plus connues sont : le Botys de la graisse, *phalæna pinguinalis*, L.; le Botys de la farine, *phalæna farinalis*, L.; le Botysqueue jaune, *phalæna urticata*, L.

BOUGIE ARMÉE (*Chir.*), bougie emplastique, portant un morceau de nitrate d'argent soit à l'une de ses extrémités, soit dans une excavation latérale, et destinée à détruire les rétrécissemens de l'urètre. Cet instrument, dont l'emploi peut occasionner de graves accidens par l'impossibilité où se trouve l'opérateur de limiter l'action du caustique aux seules parties malades, est remplacé avec avantage par le porte-caustique de M. Lallemand.

BOURDONNEMENT AMPHORIQUE (*Path.*), de *amphora*, cruche; bruit semblable à celui qu'on produit en soufflant dans une cruche pleine d'eau, et déterminé par la toux, la respiration ou la voix.

BRACHIONIDES (*Zool.*), nouvelle famille d'animaux microscopiques, rangés d'abord dans la classe des polypes par Lamarck et Cuvier.

BRACHIOPODES (*Zool.*), nom donné à une classe de mollusques comprenant trois familles, les Lingulles, les Térébratulles et les Cranies.

BRACHYOPE (*Entom.*), genre d'insectes diptères.

BRACHYRIS (*Bot.*), nouveau genre de la famille des synanthérées, comprenant une seule espèce, *solidago sarothræ* ou *brachyris euthamiæ*, plante vivace des bords du Missouri, employée par les habitans comme médicament diurétique.

BRACHYURES (*Zool.*), *brachyura;* nom d'une famille d'insectes de l'ordre des décapodes, que Latreille divise en sept sections sous les noms de *nageurs*, *arqués*, *quadrilatères*, *orbiculaires*, *triangulaires*, *cryptopodes* et *notopodes*.

BRADYPE (*Zool.*), genre de mammifères de l'ordre des édentés, comprenant deux espèces, l'Aï et l'Unau.

BRANCHELLION (*Zool.*), genre d'annelides de l'ordre des Hirudinées et de la famille des sangsues. L'espèce servant de type est le Branchellion de la torpille, ou le Branchiobdellion de Rudolphi, vivant dans la mer sur la torpille.

BRANCHIOPODES (*Zool.*), nom d'un des ordres de la classe des crustacées (Cuvier) répondant au genre *branchippe* de Shœffer, et composé du genre *monoculus* de Linné et des deux dernières espèces des genres *cancer* et *lernæa* du même auteur.

BRÈVE (*Ornithol.*), genre d'oiseaux de l'ordre des insectivores. Les diverses espèces qui le composent habitent toutes l'Inde et sont peu connues.

BRISE-PIERRE (*Chir.*), s. m., *saxifragus*; instrument propre à écraser les calculs dans la vessie. Depuis la pince à deux mors de M. Amussat (le premier brise-pierre qui fut inventé) plusieurs autres instrumens du même genre ont été imaginés; nous citerons, 1° la *pince à écraser* de M. Leroy d'Étiolles, qui agit sur la pierre au moyen d'une vis de rappel; 2° le *foret* du même chirurgien, dont les ailes, se développant subitement par une percussion sur le bout extérieur, font éclater le calcul; 3° le *foret à chemise* de M. Rigal, qui agit sur la pierre de dedans en dehors à la manière d'un coin; 4° la *pince à écraser* de M. Pamars; 5° le *brise-coque* de M. Colombat, à volant et sans encliquetage; 6° le *brise-pierre* de Sir Henry, dont les trois mors sont fortement rapprochés au moyen d'un levier; 7° enfin le *percuteur courbe*, nouvellement proposé par M. Heurteloup, et qui, en raison de la différence de son mode d'action, mérite ici quelque détails. Cet instrument consiste en une pince courbe à deux branches, dont l'une peut glisser sur l'autre dans toutes sa longueur comme la partie mobile de cette espèce de compas ou pédomètre dont se servaient généralement les cordonniers pour prendre mesure. Lorsque l'opérateur a saisi la pierre il fixe l'instrument et frappe avec un marteau sur la branche mobile, celle-ci communiquant directement le choc au calcul qui se trouve appuyé sur la branche fixe, le brise en peu d'instans.

BROME (*Chim.*), corps simple découvert en 1826 par M. Balard de Montpellier. On l'a trouvé d'abord dans l'eau de la mer, puis dans celle des funtaines salées et dans le sel gemme; il paraît toujours accompagner cette dernière substance; on a aussi constaté sa présence dans l'eau de Bourbonne-les-Bains, qui lui doit la plus grande partie de ses propriétés. Il se trouve dans ces divers cas à l'état d'hydro-bromate de magnésie; pour l'obtenir on ramène les eaux mères des salines à un grand état de concentration; on les traite par le chlore, et celui-ci, s'emparant de l'hydrogène, de l'acide hydro-bromique, met le brôme à nu. Cette subatance se présente sous la forme d'un liquide rouge foncé très volatil, ayant une odeur presque semblable à celle du chlore; sa pesanteur spécifique est trois fois plus grande que celle de l'eau; il bout à + 49°, et se transforme en vapeurs rougeâtres semblables à celles de l'acide nitreux.

On a déjà essayé son action sur l'économie, et sous son influence on a vu des tumeurs scrofuleuses disparaître, et des goitres diminuer de volume: on l'a donné en dissolution dans l'eau, à l'état d'hydrobromate. L'hydrobromate de potasse paraît avoir la même action que l'hydriodate de potasse. Le bromure de fer, astringent énergique, a été employé dans les cas d'hypertrophie du cœur.

BROMENTÈRE (*Physiol.*), s. m., *bromenteron*, de βρῶμα, aliment, et ἔντερον, intestin; voies alimentaires.

BROMIDE (*Chim.*), s. m., combinaison de brôme avec des corps moins électro-négatifs que lui. (Berzélius.)

BRONCHOPHONIE (*Path.*), *bronchophonia*, de βρόγχος, bronche, et φωνή, voix; résonnance de la voix dans les bronches. Ce phénomène, très marqué chez les enfans, surtout quand ils sont maigres, également appréciable chez les hommes dont la voix est grave, l'est bien davantage chez les individus qui ont une toux habituelle et fréquente, et dont les bronches semblent par cette raison avoir un plus grand diamètre et des parois plus solides.

BRONCHORRHÉE (*Path.*), s. f., de βρόγχος, gosier, bronche, et ῥέω, je coule; dénomination nouvelle substituée par M. Roche à celle de *catarrhe pituiteux*, *pituite*, *flux muqueux*, pour désigner un écoulement morbide du mucus exhalé à la surface des bronches. Cette affection, qu'il faut distinguer de la bronchite chronique et de la phthisie pulmonaire, est caractérisée par l'expectoration d'une plus ou moins grande quantité de mucus incolore, filant, transparent, écumeux, avec dyspnée et toux assez considérables, coïncidant avec la sonoréité parfaite de la poitrine, et survenant par accès. Suivant M. Nauche le liquide exhalé dans ce cas est toujours acide et rougit le papier de tournesol, tandis que celui qui est fourni par une membrane muqueuse enflammée ramène au bleu le papier de tournesol rougi par les acides. Cette maladie peut être aiguë ou chronique dans le premier cas, elle cède assez facilement aux moyens conseillés dans le catarrhe aigu, mais surtout à la saignée et aux vomitifs. Quelquefois cependant on l'a vue, dans un de ses accès, faire périr le malade par épuisement. Dans le second cas elle est plus rebelle, et peut, si elle est ancienne et très intense, affaiblir également et emporter le malade; il est rare qu'arrivée à un certain degré on puisse la guérir; mais on doit chercher à en arrêter les progrès par l'emploi des vomitifs répétés, de la vapeur de goudron portée dans les bronches, des ventouses ou des vésicatoires sur la poitrine, de l'acétate de plomb, de la poudre de belladone et de l'opium à doses faibles, mais très rapprochées.

BRUCHÈLE (*Entom.*), genre d'insectes de l'ordre des coléoptères, section des tétramères, établi aux dépens des Bruches de Fabricius.

BRUCINE (*Chim.*), substance alcaline découverte par Pelletier et Caventou dans la fausse angusture, *brucea antidysenterica*. Ses caractères sont : substance blanche nacrée, cristallisée en prismes obliques; très amère, peu soluble dans l'eau, inaltérable à l'air, fusible à une légère chaleur, se décomposant à une chaleur élevée, et donnant une huile empyreumatique, de l'eau, des acides acétique et carbonique, et de l'hydrogène carboné. Unie aux acides elle forme des sels. Elle agit sur l'économie à peu près comme la strychnine, mais avec moins d'énergie. On l'a employée avec quelque succès dans le traitement de certaines paralysies. On la donne en poudre à la dose d'un quart de grain à six grains progressivement.

BRUIT MUSCULAIRE (*Path.*), bruit rotatoire que produisent les contractions musculaires.

BRUIT RESPIRATOIRE PULMONAIRE, murmure léger, mais distinct, qu'on perçoit au travers des parois thoraciques, et qui indique la pénétration de l'air dans le tissu pulmonaire. Ce bruit est d'autant plus sensible que le sujet respire plus fréquemment et plus profondément, qu'il est plus jeune, que la dilatation des poumons est plus complète, que les bronches ont un plus grand diamètre et que les parois de la poitrine ont moins d'épaisseur. Très développé chez les enfans (d'où l'épithète de *puérile* donnée à la respiration très sonore) ce bruit est surtout très sensible dans les parties supérieures et latérales de la poitrine, vers les régions inférieures et postérieures et particulièrement dans le creux de l'aisselle et l'espace compris entre le muscle trapèze et la clavicule.

BRUIT DE SOUFFLET (*Path.*), bruit analogue à celui d'un soufflet, remplaçant celui qu'on entend pendant la diastole du cœur et des artères; il est parfois *râpeux*, d'autres fois sibilant. Il ne paraît dépendre d'aucune altération de structure du cœur. On l'observe plus particulièrement chez les sujets nerveux et chez ceux qui sont sous l'influence d'une disposition hémorrhagique, sans qu'il existe pour cela le moindre signe d'affection du cœur; d'autres fois au contraire il coïncide avec diverses lésions de cet organe.

BRUTOLÉS (*Pharm.*), de βρῦτον, bière; médicamens obtenus par la macération de différentes substances dans la bière. Ils sont peu usités à cause de leur grande altérabilité. Ceux qu'on emploie le plus ordinairement sont : le brutolé de quinquina, ou *bière* de quinquina, et le brutolé de raifort composé ou *bière antiscorbutique*, ou *sapinette*.

BRYOPSIS (*Bot.*), genre de plantes cryptogames de l'ordre des ulvacées. Six espèces connues.

BRYTOL, s. f., de βρῦτον, bière; bière.

BRYTOLÉ (*Pharm.*), s. m., bière médicinale préparée par solution. *V.* BRUTOLÉS.

BRYTOLURE (*Pharm.*), s. m., bière médicinale préparée par macération.

BUCCINOÏDES (*Zool.*), deuxième famille des mollusques gastéropodes pectinibranches (Cuv.), comprenant un grand nombre d'espèces réunies dans les genres *cône*, *porcelaine*, *ovule*, *tarière*, *volute*, *buccin*, *cérite*, *rocher*, *strombe* et *sigaret*.

BULLES (*Path.*), s. f., *bullæ*; nom générique de plusieurs maladies de la peau, caractérisées par des soulèvemens de l'épiderme, formé par un fluide séreux ou séro-purulent épanché. Ces tumeurs, connues sous le nom de *bulles*, sont généralement circulaires, ont une base large et un volume qui varie depuis celui d'un pois jusqu'à celui d'un œuf d'oie. Les *vésicules* sont beaucoup moins volumineuses. Les inflammations bulleuses proprement dites sont au nombre de deux, le *pemphigus* et le *rupia*.

C

CACOMORPHIE, s. f. *cacomorphia*, de κακός, mauvais, μορφή, forme; altération de la forme normale des parties qui trouble l'exercice de leurs fonctions.

CACOPLASIE, s. f., *cacoplasia*, de κακός, mal, et πλάσσω, je forme; matière accidentelle non organisable, ou production sans analogues dans l'économie.

CÆLESTINE (*Bot.*), *cælestina;* genre formé dans la tribu des eupatoriées, famille des corymbifères pour une seule plante fort élégante (*eupatorium cœlestinum*) dont les fleurs sont remarquables par leur belle couleur bleue.

CÆSALPINIE, *cæsalpinia*, genre de la famille des légumineuses et de la décandrie monogynie, L; composé de végétaux arborescens qui habitent les tropiques. Les deux espèces les plus remarquables par l'emploi qu'on en fait dans la teinture; le *cæsalpinia echinata* qui fournit *le bois de Brésil* ou *bresilet de Fernambouc*, et le *cæsalpina sappan* dont le bois plus facile à travailler et plus riche en principe colorant que le précédent porte le nom dans le commerce de *Bois de sappan* ou *brésilet des Indes*.

CAFÉINE (*Chim.*), principe cristallisable, blanc, cristallin, volatil, légèrement alcalin, peu soluble, découvert dans le café par MM. Robiquet et Pelletier. On ne connaît point encore les propriétés médicales de cette substance. La *caféine* de Thomson, ou *principe amer du café* est une matière composée qui n'a point de rapport avec la précédente.

CAÏNCA ou KAHINCA (racine de), (*mat. méd.*); médicament diurétique et purgatif puissant, nouvellement introduit dans la matière médicale par MM. François, Caventou et Pelletier. Il est fourni par le *chiococca racemosa* ou *anguifurga*, *flore luteo*, plante qui croît au Brésil vers les forêts vierges. Les sauvages s'en servent pour guérir les fièvres intermittentes, l'aménorrhée et l'hydropisie. L'analyse chimique y a fait découvrir, 1° un principe amer cristallisé, c'est *l'acide caïncique* (Voyez ce mot); 2° une matière grasse, verte, d'odeur nauséabonde comme la racine; 3° une matière colorante jaune; 4° une substance colorée visqueuse. Donnée en poudre, la racine de kahinca n'a que des résultats très variables, même à la dose de dix à trente grains. L'extrait aqueux, au contraire, qui possède toutes les propriétés de la plante, est très actif quand on en donne de douze à vingt grains. La teinture, également très bonne, se donne à la dose d'un grain ou deux dans une potion. L'acide kahincique agit mieux à dose minime, cinq à dix grains en pilules. Les propriétés diurétiques et purgatives de la racine de kahinca ont été démontrées par des expériences récemment faites. C'est surtout en lavement qu'elle agit comme purgative. L'hydropisie ascite a été plusieurs fois combattue avec succès par ce médicament qui, s'il n'est pas réellement plus efficace dans ces cas que la scille, le nitre, le colchique et les drastiques connus, n'a pas au moins les mêmes inconvéniens. Son innocuité est telle, dit M. François, qu'un homme a pu en prendre à la fois cinquante-six grains qui devaient être pris en quatre jours.

CAISSOTI (*Ichthyol.*), espèce nouvelle de spare, de la mer de Nice, appartenant au sous-genre pagre.

CAJEPUT. *V.* Huile de Cajeput.

CALADENIE, *Caladenia;* genre de plantes de la famille des orchidées (Brown), comprenant plusieurs belles espèces herbacées recueillies dans la Nouvelle-Hollande.

CALAMÉES (*Bot.*), *calameæ;* nom donné à certaines plantes de la famille des palmiers.

CALAMITE (*Erpétol.*), espèce du genre crapaud.

CALAMITE (*Zool. foss.*), nom donné à des caryophyllées fossiles, semblables à des tuyaux réunis ensemble.

CALAMITE (*Bot. foss.*), *Calamites;* nom d'un groupe de végétaux fossiles renfermant des tiges simples, articulées et régulièrement striées longitudinalement.

CALATHE. (*Entom.*), genre d'insectes de l'ordre des coléoptères, famille des carnassiers.

CALCAR (*Zool. Conchyl.*), genre de mollusques dont le *Turbo calcar*, L., a servi de type

CALCIDES (*Chim.*), neuvième genre de corps simples (Voyez ce mot), de l'ordre des *Leucolytes* (méthode Ampère), comprenant le barium, le strontium, le calcium et le magnesium.

CALCIPHYRE (*Géol.*), roche porphyroïde dont les variétés sont distinguées d'après l'espèce de cristaux qu'elles renferment sous les noms de *C. feldspathique*, *C. pyropien*, *C. mélanique*, *C. pyroxénique.*

CALECTASIE (*Bot*), *calectasia;* (Brown.) genre de plantes originaires de la Nouvelle-Hollande, de la famille des joncées, se composant d'une espèce unique, *Calectasia cyanea.*

CALIGE (*Zool.*), genre de crustacés assez imparfaitement connus, rangés par Latreille dans l'ordre des branchiopodes, section des pœcilopes. Ces parasites marins vivent sur divers poissons cartilagineux, au nombre d'une vingtaine sur le même individu.

CALIGIDÉES (*Zool.*), *caligidæ;* genre de crustacés de l'ordre des branchiopodes, de la famille des prœcilopes. Toutes les espèces sont parasites et adhèrent à certaines parties du corps des poissons marins.

CALLIANASSE (*Zool.*), genre de crustacés de l'ordre des décapodes, section des homards.

CALLIANIRE (*Zool.*), *callianira;* genre de mollusques de l'ordre des acalèphes libres. Les callianires sont des animaux libres, gélatineux, mollasses, transparens dans toutes leurs parties, qui se trouvent dans les mers de la Nouvelle-Hollande.

CALLIDIES (*Entom.*), genre d'insectes de l'ordre des coléoptères, section des tétramères, rangés par Latreille dans la famille des Longicornes. Le *callidie porte-faix* sert de type à ce genre.

CALLIMORPHE (*Entom.*), genre d'insectes de l'ordre des lépidoptères, dont le callimorphe du séneçon, *call. Jacobææ*, est le type.

CALLISTE (*Entomol.*), *callistus*; genre d'insectes de l'ordre des coleoptères, rangé par Latreille dans la famille des carnassiers, tribu des carabiques, division des thoraciques.

CALLISTÈNE (*Entom.*), genre d'insectes de l'ordre des coléoptères.

CALMARET (*Zool.*), *loligopsis;* genre de mollusques de la famille des poulpes, de l'ordre des céphalopodes décapodes.

CALOPHÈNE (*Entom.*), *colophœna;* genre d'insectes de l'ordre des coléoptères.

CALOPHYLLE (*Bot.*), *callophyllum;* genre de plantes de la famille des guttifères et de la polyandrie monogynie, L. Une de ses espèces les plus intéressantes est le *calophyllum inophyllum* de Linné, grand arbre des Indes orientales, fournissant par l'incision de son écorce la gomme résine de *tacamaca.*

CALOPOGON (*Bot.*), *calopogon;* genre de plantes de la famille des orchidées, comprenant une seule espèce, *limodorum tuberosum.*

CALYCÉRÉES (*Bot.*), *calycereæ;* petite famille de plantes formée par Cassini du genre *calycera*, boopis et acicarpha.

CALYCINIAIRES (*Bot.*), adj., se dit des fleurs doubles ou pleines dont la multiplication des pétales est due à la transformation des sépales du calice.

CALYMPÈRES (*Bot.*), genre de mousse.

CALYPSO (*Bot.*), genre de plantes de la famille des orchidées, ne renfermant qu'une seule espèce, le *calypso borealis* de Salisbury, ou *cypripedium bulborum* de Linné.

CALYPTRACIENS (*Zool.*), famille de mollusques de l'ordre des gastéropodes de Lamarck.

CALYPTRE (*Zool.*), genre de mollusques de la classe *ansata* de Klein.

CALYPTRÉ ou CALYPTRÉE (*Zool.*), genre de mollusques dont la coquille seule est connue.

CALYPTRÉES (*Bot.*), nom donné par quelques botanistes aux mousses à cause de la calyptre ou coiffe qui surmonte leurs capsules.

CAMACÉES (*Zool.*), famille de mollusques lamellibranches, réunissant les trois genres *dicérote*, *came* et *éthérie.*

CAMBO ou SOUMLO (*Bot.*), variété du thé bout, qui sent dit-on la violette.

CAMELINÉES (*Bot.*), nom donné par Decandolle à certaines plantes crucifères comprises dans les genres *stenopetalum*, *camelina* et *eudema.*

CAMILLE (*conchyl.*), nom d'un genre de coquilles de l'Adriatique.

CAMPÉCOPÉE (*Zool.*), *campecopea;* genre de crustacés de l'ordre des cisopodes, réuni par Latreille au genre sphérome.

CAMPÉE (*Entom.*), *campœa;* genre d'insectes lépidoptères.

CANTHARIDIENS (*Entom.*), nom donné par Lamarck à certains insectes de la famille des trachélides, que Latreille comprend dans la famille des cantharidies.

CANTHARIDIES (*Entom.*), famille d'insectes de l'ordre des coléoptères, section des hétéromères, créée par Latreille, et correspondant au grand genre *Meloë* de Linné et à la cinquième section de la famille des Trachélides.

CANTHARIDINE (*Chim.*), s.f., principe vésicant des cantharides. Cette substance, découverte par Robiquet, a pour caractères principaux d'être lamelleuse, blanche, cristalline, insoluble dans l'eau, soluble dans l'alcool bouillant, dans l'éther ainsi que dans les huiles. Pour l'obtenir M. Robiquet fit d'abord bouillir plusieurs fois dans l'eau les cantharides en poudre, et traita par l'alcool cet extrait aqueux séparé préalablement de la poudre ainsi privée de toute propriété vésicante; il obtint alors une matière noire insoluble, et une jaune, visqueuse et très soluble, toutes deux vésicantes. La matière jaune traitée à son tour par l'acide sulfurique fournit une substance particulière, insoluble dans l'eau et dans l'alcool froid, soluble dans l'alcool bouillant, et s'en séparant par le refroidissement sous forme de paillettes cristallines qui étaient là cantharidine. Cette substance, qui rend très caustique l'huile dans laquelle on la dissout, n'a pas encore été employée en médecine.

CAPILLITIUM (*Bot.*), filamens qu'on trouve dans les plantes de la famille des lycoperdacées, entremêlés avec des sporules dans l'intérieur du péridium.

CAPROMYS (*Zool.*), genre de mammifères de l'ordre des rongeurs et de la section des claviculés, établi par Desmarest pour placer un petit animal de l'île de Cuba, nommé *utia* ou *hutia* d'Oviédo.

CAPSE (*Entom.*), *capsus*; genre d'insectes de l'ordre des hémiptères, section des hétéroptères, rangé par Latreille dans la grande famille des punaises terrestres. Le *Capsus spissicornis*, ou Méris spissicorne, en est une des espèces.

CAPSICARPELLE (*Bot.*), *capsicarpella;* genre de plantes formé aux dépens des nombreuses céramées des auteurs, et dont le type est la *Capsicarpella elongata* qui croît dans la mer.

CARABIENS (*Entom.*), famille d'insectes de l'ordre des coléoptères, section des pentamères. Ce mot est synonyme de *carnassiers.*

CARABIQUES (*Entom.*), *carabici;* famille d'insectes de l'ordre des coléoptères, section des pentamères, dont le type est le carabe doré, *carabus auratus*, L.

CARACARACAL, variété de l'inflammation du cuir chevelu en Amérique.

CARATE (*Path.*), *carata*, s. f.; maladie de la peau caractérisée par la décoloration de ce tissu.

CARCAJOU (*Zool.*), variété du blaireau, originaire du Canada.

CARCINE (*Path.*), s. f., *carcinus*, de καρκίνος, cancre, carcinome, cancer.

CARCINOÏDES ou CANCRIFORMES (*Zool.*), famille des crustacés, de l'ordre des décapodes, confondue actuellement dans la grande famille des brachyures.

CARDIAL, adj., son cardial; celui que produit la percussion exercée sur les parois de la poitrine à l'endroit où répond le cœur.

CARDIALGIQUE, adj., *cardialgicus*, de καρδία, cœur ou orifice supérieur de l'estomac, et ἄγλος, douleur; se dit de la fièvre intermittente avec douleur vive à l'épigastre ou à la région du cœur.

CARDIATITE (*Path.*), s. f., *cardiatis*, de καρδία, cœur ou orifice supérieur de l'estomac; inflammation du cardia.

CARDIECTASIE (*Path.*), s. f., *cardiectasis*, de καρδία, cœur, et εκτασις, dilatation; anévrisme, dilatation du cœur.

CARDIOPHLÉBITE (*Path.*), de καρδία, cœur, et φλέψ, veine; inflammation des veines et des cavités gauches du cœur; le scorbut selon l'école physiologique.

CARDITIQUE, adj., se dit de la fièvre intermittente pernicieuse avec vive douleur au cœur et syncope.

CARDUACÉES (*Bot.*), *carduaceæ;* nom d'une des grandes tribus de la famille des synanthérées, correspondant aux cinarocéphales de Jussieu.

CARÈNE (*Entom.*), genre d'insectes de l'ordre des coléoptères, section des pentamères, formé aux dépens du genre scarite, et appartenant à la famille des carnassiers, tribu des carabiques.

CARENÉE (*Erpeth.*), espèce indienne du genre couleuvre.

CARÉUM (*Bot.*), synonyme de *carvi.* (Pline.)

CAROCOLLE (*Conchyl.*), *carocollus;* genre de coquille univalve, dont les principales espèces sont les *helix albella*, *elegans* et *lapicida*, le labyrinthe et la lampe antique.

CAROLUS (*Path.*), s. m., pustule sur le pénis par suite du coït.

CARPHALE (*Bot.*), *carphalea ;* genre de plantes de la famille des rubiacées, dont la seule espèce connue est le *carphalea corymbosa*, arbrisseau de Madagascar.

CARYOPHYLLAIRES (*Zool.*), *caryophyllariæ ;* ordre de polypes de la section des polypiers lamellifères, composé des genres caryophyllie, tubinolopse, turbinalie, cyclalite et fongie.

CARYOPHYLLITES (*Zool. foss.*), polypes fossiles assez communs dans les terrains argilleux.

CASSICAN (*Ornithol.*), genre d'oiseaux de l'ordre des omnivores, dont les diverses espèces sont originaires de la Nouvelle-Hollande.

CASSIDAIRES (*Conchyl.*), genre de coquilles formé aux dépens des buccins de Linné, dans la famille des purpurifères.

CASSIDULE (*Zool.*), genre de radiaire de l'ordre des pédicellés.

CASSITÉRIDES (*Chim.*), sixième genre des corps simples (*V.* ce mot), de l'ordre des *leucolytes*, ou métaux formant des combinaisons salines blanches, comprenant l'antimoine, l'étain, le zinc, le cadmium et le bismuth. (Méthode Ampère.)

CASTORINE (*Chim.*), s. f. ; matière peu connue, retirée du castoréum divisé et mis en digestion dans l'alcool rectifié. La castorine a une odeur analogue au castoréum et une saveur styptique ; elle cristallise en petites aiguilles diaphanes ayant la forme de prismes entrelacés. Plusieurs acides la dissolvent.

CASTNIE (*Entom.*), *castnia;* genre d'insectes lépidoptères, de la famille des crépusculaires, dont les espèces sont toutes originaires de l'Amérique septentrionale.

CATAIRE (*Path.*), *catarius*, de *catus*, chat; se dit du frémissement que perçoit la main appliquée sur la région du cœur dans certains cas de maladie de cet organe, et qui est analogue au murmure que font entendre les chats quand on les flatte de la main.

CATALEMPSIE (*Path.*), s. f., de *καταλαμβάνω*, je surprends; synonyme d'*épilepsie*.

CATARACTE DE MORGAGNI (*Path.*), synonyme de *cataracte laiteuse*.

CAMARACTE NOIRE, synonyme d'*amaurose*.

CATARRHININS (*Zool.*), nom d'une famille de singes formée par Geoffroy Saint-Hilaire.

CATENIPORE (*Zool. foss.*), *catenipora;* genre de polypes fossiles de l'ordre des tubiporées, dans la division des polypiers, entièrement pierreux et tubulés de Lamarck.

CATHARTE (*Ornith.*), genre d'oiseaux de l'ordre des rapaces, long-temps confondus avec les vautours, dont ils ont d'ailleurs les mœurs. Ce genre comprend huit espèces.

CAULERPE (*Bot.*), *caulerpa;* genre de plantes cryptogames de l'ordre des ulvacées, dans la classe des hydrophytes inarticulées.

CÉBRIONITES (*Entom.*), insectes composant la tribu de l'ordre des coléoptères, section des pentamères, famille des serricornes.

CÉCHÈNE (*Entom.*), *cechenus;* genre d'insectes de l'ordre des coléoptères, section des pentamères, famille des carnassiers, tribu des carabiques, établi aux dépens des carabes.

CÉCIDOMYIE (*Entom.*), *cecidomyia;* genre d'insectes de l'ordre des diptères, famille des némocères.

CÉLASTRINÉES (*Bot.*), *celastrinæ;* nom d'une nouvelle famille proposée par R. Brown, dont le genre Célestre serait le type.

CELLAIRE (*Zool.*), *cellaria;* genre de polypes de l'ordre des cellariées, rangés par Lamarck dans la troisième division de ses polypiers vaginiformes, et nommé *salicorniaire* par Cuvier. Les cellaires sont des polypiers phythoïdes, articulés, cartilagineux, cylindriques et rameux, à cellules éparses sur toute leur surface.

CELLARIÉES (*Zool.*), *cellarieæ ;* troisième ordre des polypiers cellulifères non entièrement pierreux, dont le genre cellaire sert de type.

CELLÉPORE (*Zool.*), *cellepora;* genre de polypes et type de l'ordre des celléporées.

CELLÉPORÉES (*Zool.*), *celleporeæ ;* ordre de polypiers microspiques membrano-calcaires libres.

CELLULES (*Zool.*), nom donné à toutes les parties creuses qui servent d'habitations aux polypes.

CELMISIE (*Bot.*), *celmisia ;* genre de plantes synanthérées corymbifères créé par Cassini pour la celmisie à feuilles rondes, *celmisia rotundifolia*, plante herbacée dont on ignore la patrie.

CÉLONITE (*Entom.*), *celonites*; genre d'insectes de l'ordre des hyménoptères, section des porte-aiguillons, réuni par Latreille au genre Masaris. Une seule espèce, *celonites apiformis* ou *masaris apiformis* de Fabricius.

CÉLOSIE (*Bot.*), *celosia*; genre de plantes de la famille des amaranthacées, dont quelques espèces cultivées portent le nom de passe-velours.

CENCHROME (*Entom.*), *cenchroma*; genre d'insectes de l'ordre des coléoptères, section des tétramères, famille des rinchophores.

CÉPHÆLIDE (*Bot.*), *cephælis*; genre de plantes de la famille naturelle des rubiacées et de la pentandrie monogynie, comprenant le genre *callicocca* de Schreider et de Brotero. Ses espèces sont de petits arbustes rampans parmi lesquels se remarque le céphælide ipécacuanha, *cephælis ipecacuanha*.

CÉPHALANTHE (*Bot.*), *cephalantus*; genre de plantes de la famille des rubiacées, dont l'espèce type est le céphalanthe occidental, *cephalanthus occidentalis*, L.

CÉPHALÉIE (*Entom.*), genre d'insectes de l'ordre des hyménoptères, section des térébrans, famille des porte-scies.

CÉPHALEMYIE (*Entom.*), *cephalemyia*; genre d'insectes de l'ordre des diptères, famille des athéricères, fondé par Latreille aux dépens du genre Taon. L'espèce qui a servi de type est le *cephalemyia ovis* ou l'*œstrus ovis*, L., dont la larve vit dans les sinus frontaux des moutons, et sort par la narine lorsqu'elle est transformée en nymphe.

CÉPHALÉS (*Zool.*), nom donné par Lamarck aux mollusques munis d'une tête.

CÉPHÉLIDE (*Mat. méd.*), s. f.; synonyme d'*ipécacuanha*.

CÉPHALOTOME (*Accouch.*), s. m., instrument propre à diviser les parois du crâne du fœtus mort, quand le volume de la tête est disproportionné aux diamètres du bassin. On connaît plusieurs espèces de céphalotomes. Les uns percent, coupent ou déchirent les parties cartilagineuses qui unissent entre eux les os du crâne, tels sont le bistouri ordinaire entouré de linge jusqu'à la pointe, le crochet aigu, les perforateurs à gaîne ou sans gaîne, l'anneau scalpel de Sinson le perce-crâne de Smellie et de Levret, et le *terebellum* de M. Dugès; les autres, tels que le *céphalotribe* de M. Baudeloque neveu, écrasent la tête.

CÉPHALOTOMIE (*Accouch.*), s. f., *cephalotomia*, de κεφαλὴ, tête, et τέμνειν, couper; opération qui consiste à diviser les parois du crâne pour extraire le fœtus mort dont la tête présente des diamètres disproportionnés avec ceux du bassin.

CÉPHALOTRIBE (*Accouch.*), s. m., de κεφαλὴ, tête, et τρείβειν, broyer; nouvel instrument propre à écraser la tête trop volumineuse du fœtus mort dans l'utérus, pour la réduire à de très petits diamètres. C'est une espèce de forceps à cuillers étroites, pleines, fortes, et qu'on peut serrer à volonté au moyen d'une vis de rappel mise en jeu par un levier puissant.

CÉPHALOTRIPSIE, s. f., *cephalotripsia*; de κεφαλὴ, tête; τριβειν, broyer; broiement de la tête du fœtus mort dans l'utérus.

CÉPHÉNÉMYIE (*Moll.*). *cephenemyia*; genre d'insectes de l'ordre des diptères, famille des athéricères, dont les larves vivent sous la peau de certains mammifères herbivores. L'espèce type est la céphénémyie trompe, *Céph. trompe*, ou *Æstrus trompe*, qui habite la Laponie.

CÉPHUS (*Entomol.*), *cephus*; genre d'insectes hyménoptères, section des térébrans, famille des porte-scies, dont le type est le *C. pygmæus*.

CÉRAMBYCINS ou CÉRAMBYCIENS (*Entom.*), *cerambycini*; grande famille d'insectes de l'ordre des coléoptères, section des tétramères, correspondant à la famille des longicornes.

CÉRAMIAIRES (*Bot.*), nouvelle famille fondée par Bory Saint-Vincent pour les végétaux hydrophytes, réunis par les botanistes sous les noms de conferves et céramium. Elle comprend un grand nombre d'espèces.

CÉRAMIE (*Entom.*), *ceramiæ*; genre d'insectes hyménoptères, section des porte-aiguillons, de la famille des diploptères. L'espèce type est le Céramie de Fonscolombe.

CÉRAMIE (*Bot.*), *ceramia*; genre de plantes cryptogames très petites, presque toutes marines.

CÉRATINE, s. f., *ceratina*, de κέρας, corne; matière cornée, pileuse, épidermique ou pennée.

CÉRATINE (*Entom.*), genre d'insectes hyménoptères, section des porte-aiguillons, famille des mellifères. L'espèce type est la ceratine albilabre, *Cer. albilabris*, ou le *Prosopis albilabris*.

CÉRATOPTERIS (*Bot.*), nouveau genre de fougère dont le type est le *Pteris thalictroïdes* de Swartz.

CERCERIS (*Entom.*), *cerceris*; genre d'insectes de l'ordre des hyménoptères, section des porte-aiguillons, famille des fouisseurs. L'espèce type est le *Cerceris ornatus* ou *Philanthus ornatus* de Fabricius.

CERCOPE (*Entom.*), *cercopis*; genre d'insectes de l'ordre des hémiptères, famille des cicadaires, dont le type est la cercope sanguinolente, *cerc. sanguinolenta*.

CÉRIDES (*Chim.*), onzième genre de corps simples (Voyez ce mot), de l'ordre des leucolytes (méthode Ampère), comprenant le cérium et le manganèse.

CÉRIE (*Entom.*), genre d'insectes de l'ordre des diptères, famille des athéricères, division des syrphes, dont l'espèce type est la Cérie clavicorne, *C. clavicornis*.

CÉRINE (*Chim.*), matière grasse découverte dans le tissu cellulaire du liège par Chevreul.

CERISES, s. f. (*Médec. vét.*). Les vétérinaires désignent sous ce nom de petites excroissances charnues, hémisphériques qui s'élèvent de la surface des plaies de la sole de chair du cheval, et dont la couleur ordinairement rouge, et la forme arrondie, les a fait comparer au fruit dont elles portent le nom.

CÉRITHE (*Zool.*), *cerithium*; genre de mollusques marins.

CEROCOME (*Entom.*), *cerocoma*; genre d'insectes de l'ordre des coléoptères, section des hétéromères, famille des trachélides. L'espèce type est le Cérocome de Schœffer.

CÉROPHYTE (*Entom.*), *cerophytum*; genre d'insectes de l'ordre des coléoptères, section des pentamères, famille des serricornes. L'espèce type est le *Cerophytum elateroides* ou *Melasis elateroides*.

CÉROPLATE (*Entom.*), *ceroplatus*; genre d'insectes de l'ordre des diptères, famille des némoceres.

CÉRYLON (*Entom.*), *cerylon*, genre d'insectes de l'ordre des coléoptères, section des tétramères, famille des xylophages. L'espèce type est le Cérylon escarbot, *Cer. histeroides*.

CÉTRAIRE (*Bot.*), *cetraria*; genre de lichen comprenant douze espèces dont la plus intéressante est le lichen d'Islande

CHÆROPOTAME (*Zool.*), genre de mammifère pachyderme inconnu, dont les ossemens ont été trouvés dans les carrières à plâtre avec ceux de Paleostherium et d'Anoplotherium.

CHALCIDITES (*Entom.*), insectes hyménoptères, térébrans, de la famille des pupivores.

CALCIS (*Entom.*), genre d'insectes de l'ordre des hyménoptères, section des térébrans, famille des pupivores, tribu des chalcidites.

CHAMŒROPE (*Bot.*), *chamærops*; genre de palmiers dont l'espèce type est le *chamœrops humilis*, le seul palmier indigène de notre partie du globe, qu'on trouve en France près de Nice.

CHANVRE-CHARPIE (*Chir.*), nouvelle espèce de charpie proposée dès l'an X par Cadet-de-Vaux, et rappelée tout récemment à l'attention des chirurgiens par MM. Gama et Gannal. Ainsi que son nom l'indique, elle est faite d'étoupes de chanvre blanchies par des procédés chimiques; elle possède l'avantage d'être très absorbante, plus légère que la charpie ordinaire, et de coûter moins cher. Préparée au chlore, cette charpie en conserve l'odeur et peut être, par cette raison même, de quelque utilité pour les plaies ou ulcères qui tendent à dégénérer. Elle est disposée par bottes d'où on peut l'extraire facilement, et prend toutes les formes qu'exigent les différentes espèces de pansement.

CHAOS (*Bot.*), genre de plantes cryptogames, le plus simple et le plus obscur de la botanique, composé d'espèces amorphes à peine organisées, répandues comme un enduit à la surface des corps humides. La plus commune est celle qui colore en vert les pierres des villes, d'où sont sorties des transsudations. Une autre, qui se retrouve au bas des murs humides ou sur la terre et les pavés pénétrés d'humidité, forme de larges taches rouges qui semblent formées par du sang à demi caillé. Sous le nom de *Chaodinées*, M. Bory de Saint-Vincent a créé une famille dont le genre chaos est le type.

CHARBON (*Bot.*), nom donné par les agriculteurs à une maladie qui attaque le grain des céréales, et qui est produite par une espèce cryptogame parasite du genre *Uredo*, appelée *Uredo carbo*.

CHÉILITE (*Path.*), s. f., *cheilites*, de χεῖλος, lèvre; inflammation des lèvres.

CHÉILOPLASTIE (*Chir.*), s. f., de χεῖλος, *labrum*, lèvre, et de πλασσω, *fingo*, je forme; opération qui a pour but la restauration plus ou moins complète des lèvres.

CHÉLOSTOME (*Entom.*), *chelostoma*; genre d'insectes de l'ordre des hyménoptères, section des porte-aiguillons, famille des mellifères, tribu des apiaires. La seule espèce connue est l'*apis maxillosa*, L.

CHEMIATRIE, s. f., *chemiatria*, de χημία, chimie, et ἰατρεία, guérison; traitement des maladies basé sur l'explication des phénomènes de l'organisme suivant les lois de la chimie.

CHIARARAGUE (*Erpét.*), synonyme de la vipère brésilienne à Rio-Janeiro. La morsure de ce reptile cause la mort en peu d'heures.

CHILODIE (*Bot.*), genre de plantes de la famille des labiées, formé par R. Brown pour une espèce, *Chilodia scutellarioïdes*, qui croît au port Jackson.

CHINOÏDINE (*Chim. thérap.*), s. f.; nouvel alcaloïde trouvé dans les eaux-mères du sulfate de quinine par le docteur Sertuerner. Cette substance se rapproche des autres alcaloïdes des quinquinas, sous le rapport de la couleur, de la saveur et du peu de solubilité dans l'eau; mais outre sa plus grande capacité pour les acides et son action alcaline pour les couleurs végétales, elle en diffère encore par sa combinaison intime à un principe extractif brun. Les composés de cette substance avec les acides se comportent à la chaleur à la manière des baumes; ils présentent un aspect visqueux et se fondent facilement. Le procédé le plus simple pour obtenir la chinoïdine est celui qu'a indiqué un chimiste de Milan, et qui consiste à traiter par une solution de chlorure de soude les eaux-mères de sulfate de quinine dont on a enlevé tout ce qu'elles pouvaient contenir de sulfate de quinine et de cinchonine. Les eaux laissent précipiter le nouvel alcali à l'état de sulfate et combiné avec un peu de chlorure de soude dont on le sépare facilement. Quatre livres d'eaux-mères donnent cinq gros de chinoïde.

M. Sertuerner attribue à la chinoïdine des qualités supérieures à celles de la quinine dans le traitement des fièvres intermittentes; il en donne à la dose de deux grains deux ou trois fois par jour; douze à vingt-quatre grains lui ont suffi pour guérir les malades atteints de ces fièvres.

CHIQUE (*Entom.*), *pulex penetrans*, L.; petit insecte parasite très commun aux Antilles et dans l'Amérique méridionale, qui pénètre dans l'épaisseur de la peau des pieds, s'y nourrit et y dépose ses œufs. Son introduction est à peine sensible, mais au bout de quelques jours il manifeste sa présence par une démangeaison insupportable. On aperçoit alors dans le lieu qu'il occupe un petit point noir auquel succède bientôt une petite tumeur rougeâtre qui peut acquérir le volume d'un pois. En perçant la peau qui la recouvre on reconnaît une espèce de kyste d'une couleur brunâtre, renfermant un pus sanieux et un grand nombre de globules blancs, ovales, oblongs, qui ne sont autre chose que les œufs de l'insecte. Si l'on néglige de détruire ce kyste, il s'ouvre spontanément et donne lieu à une plaie sur laquelle les œufs se répandent. De nouveaux insectes se forment et s'introduisent dans les parties voisines où de nouveaux ulcères très difficiles à guérir ne tardent pas à se manifester. Ces insectes préfèrent l'épiderme endurci de la plante des pieds, et ne s'introduisent que rarement aux mains. Le traitement consiste à extraire le kyste au moyen d'une épingle, en ayant soin de ne le pas déchirer; on recouvre ensuite la plaie de tabac en poudre, de calomel et même de plâtre. On conseille encore l'eau mercurielle ou le nitrate de mercure dissous dans l'eau. Dans ce cas on se borne à percer le kyste avec une épingle trempée dans l'une de ces liqueurs.

CHIROSCÈLE (*Entom.*), *chiroscelis*; genre d'insectes coléoptères établi pour un insecte de la Nouvelle-Hollande.

CHITINE (*Chim.*), substance nouvelle découverte par Odier dans les élytres et autres parties solides des insectes, et formant la base de ces enveloppes. Elle paraît n'être autre chose que la matière parenchymateuse trouvée par Robiquet et autres dans l'analyse des cantharides.

CHLOENIE (*Entom.*), *chlœnius*; genre d'insectes de l'ordre des coléoptères, section des tétramères, famille des carnassiers, comprenant les carabes, *fertivus*, *zonatus*, etc., de divers auteurs.

CHLAMYDE (*Entom.*), *chlamys*; genre d'insectes de l'ordre des coléoptères, famille des chrysomélines, dont toutes les espèces sont originaires de l'Amérique.

CHLORIDE HYDRIQUE (*Chim.*), synonyme d'*acide hydrochlorique*.

CHLORIME (*Entom.*), *chlorima*; genre d'insectes de l'ordre des coléoptères, section des tétramères, comprenant trente-cinq espèces presque toutes exotiques.

CHLORIODIQUE (Acide), (*Chim.*), nom donné par Chevreul à la combinaison de l'iode avec le chlore.

CHLORION (*Entom.*), genre d'insectes de l'ordre des hyménoptères, section des porte-aiguillons, famille des fouisseurs. Ces animaux, très communs aux îles de France et de Bourbon, et dont la piqûre est beaucoup plus redoutable que celle des abeilles, sont fort utiles en ce qu'ils font la guerre à un insecte très destructeur, le kakerlaque (*blatta amer.*), dont nos îles sont infectées.

CHLORIQUES (*Chim.*), s. m., corps binaires qui ont le chlore pour principe électro-négatif. Plusieurs peuvent se combiner avec les bases salifiables; tel est surtout celui formé par l'hydrogène, et connu sous le nom d'*acide hydrochlorique*. Ceux qui résultent de la combinaison du chlore avec les métaux portent le nom de *chlorures;* ces composés sont tous solubles dans l'eau, avec laquelle ils forment des *hydrochlorates*.

CHLORITE (*Minér.*), Talc chlorit (Haüy); pierre verte friable, connue dans le commerce sous le nom de terre de Vérone, et employée comme matière colorante dans la peinture à l'huile. On en distingue trois variétés : *C. commune*, *C. schisteuse* et *C. beldogée*.

CHLORO-CYANIQUE (Acide), (*Chim.*), combinaison du chlore avec le cyanogène.

CHLORO-IODIQUE (Acide), synonyme de *chlorure d'iode*.

CHLOROMYS ou AGOUTI (*Zoöl.*), *dasyprocta;* genre de mammifères rongeurs.

CHLORURES D'OXIDES ou CHLORURES ALCALINS (*Chim.* et *Thérap.*), corps composés de chlore et d'un oxide. Les plus intéressans sous le rapport médical sont *les chlorures d'oxide de calcium et d'oxide de sodium*. Le premier s'obtient en faisant passer du chlore gazeux dans un lait de chaux ou à travers de la chaux hydratée répandue sur des tablettes en bois dans une chambre parfaitement close. Le second se prépare en faisant une dissolution, à 12 degrés du pèse-sel, de sous-carbonate de soude cristallisé et pur, dans laquelle on fait arriver le chlore gazeux bien lavé dans l'appareil de Woulf, jusqu'à saturation telle que le mélange décolore vingt parties de sulfate d'indigo préparé au millième.

C'est à M. Labarraque, pharmacien de Paris, qu'on est redevable, non de la découverte, mais de l'heureuse application de ces chlorures à la désinfection des matières animales en putréfaction et de l'air vicié par des miasmes putrides. Nous indiquerons au mot Désinfection ce qui a rapport à l'emploi hygiénique des chlorures, nous bornant ici à faire connaître les avantages que peut en tirer la thérapeutique.

L'action si soudaine et si marquée des chlorures sur les matières putrides et sur l'air chargé des émanations fétides qui s'en échappent a fait espérer que leur emploi pourrait également être utile dans les maladies dont un des principaux phénomènes est l'altération plus ou moins profonde et générale des fluides animaux, dans les épidémies de typhus, de fièvre jaune et de peste. Des expériences dont on ne doit cependant rien conclure avant que de nouvelles soient venues les confirmer conduisent en effet à faire considérer ces substances comme des préservatifs assez sûrs de ces funestes fléaux. On a cru qu'on pouvait encore étendre leur action à la destruction des principes virulens et venimeux; mais bien que des essais isolés tendent à leur attribuer quelque efficacité pour préserver de la contagion de la syphilis et de la rage ainsi que des effets du venin de la vipère, on ne possède cependant rien de bien positif à cet égard. Il n'en est pas de même des lésions extérieures dans lesquelles il existe soit une altération de sécrétion en vertu de laquelle des liquides fétides sont produits, soit une désorganisation locale plus ou moins complète : là les effets des chlorures sont évidens, aussi ne les emploie-t-on guère qu'à l'extérieur, mais avec grand succès, dans le traitement des ulcères de mauvaise nature, des plaies anciennes ou gangréneuses, de la pourriture d'hôpital, des cancers du sein ou de l'utérus, des dartres rongeantes, des otorrhées et leucorrhées fétides, de l'ozène, de la fétidité de l'haleine, etc. Le *chlorure de soude* ou *liqueur désinfectante de Labarraque* paraît avoir quelques avantages sur celui de chaux en ce qu'il est moins altérable. Sa dose est du dixième au vingtième étendu dans une quantité d'eau donnée lorsqu'on veut l'employer en injections, en lotions, ou en imbiber la charpie ou les linges qui doivent recouvrir une surface ulcérée. Dans quelques cas cependant, comme dans les affections gangréneuses, on peut le donner pur. A l'intérieur on en prescrit vingt à trente gouttes dans une potion. Le chlorure de chaux peut être employé aux mêmes doses et de la même manière que le précédent; on en a fait (form. de Magendie) des pastilles pour la désinfection de l'haleine, une poudre dentifrice, un gargarisme désinfectant, une solution antipsorique.

CHOANITE (*Path.*), s. f., *choanitis*, de χοάνη, entonnoir; inflammation des fosses nasales.

CHOETODON (*Ichthyol.*), genre de poissons des mers des pays chauds, remarquables par l'éclat métallique et les riches couleurs de leurs écailles, et surtout par leurs dents, qui semblables à des crins sont rassemblées sur plusieurs rangs serrés comme les poils d'une brosse. On en distingue un assez grand nombre d'espèces et de variétés.

CHOLÉRA-MORBUS ASIATIQUE, — DE L'INDE, — SPASMODIQUE, — CONTAGIEUX, — PESTILENTIEL, — ASPHYXIE. On désigne sous ces diverses dénominations, assez impropres, une maladie endémique dans l'Inde depuis des siècles, et qui, devenue épidémique en 1817, n'a cessé jusqu'à ce jour d'étendre ses ravages, lesquels paraissent ne devoir reconnaître d'autres limites que celles du globe. Bien que cette affection ait, dit-on, existé antérieurement sous forme épidémique, notamment en 1815 au Malabar, on rattache l'épidémie actuelle à celle de Jessore, qui éclata vers la fin de juillet 1817, et dont nous allons sommairement tracer la marche. Parti de cette ville, située dans le Delta du Gange, où il frappa de mort en quelques semaines six mille habitans, le choléra s'étend dans trois directions différentes. Au *nord-ouest*, il remonte les deux rives du Gange, parcourt toutes les provinces nord-ouest de l'Hindoustan, traverse l'Hindous et gagne la Syrie et les frontières de Perse; au *sud-ouest*, il s'étend vers les contrées méridionales de l'Inde, éclate à Madras, sur la côte de Coromandel, à Ceylan, dans le royaume de Mysore, à Bombay; et d'une part, marchant vers l'ouest, franchit la mer pour pénétrer en Arabie; de l'autre traverse l'Océan vers le sud, et arrive aux îles Maurice et Bourbon. Enfin, au *sud-est*, l'empire Birman, la Cochinchine, le Tonkin, les îles de Penang, Java, Timor, les îles de la mer de Chine, Malaca, Bornéo, les Célèbes, Banda, Amboine, Ternate, les Philippines sont successivement envahis par ce fléau, qui ensuite se dirigeant du Tonkin vers le nord-est, parcourt l'empire chinois, la Mongolie, le Japon, et arrive jusqu'aux frontières de la Sibérie.

Ce fut en 1823 qu'il passa des provinces persanes dans les provinces asiatiques de la Russie, dans les gouvernemens de la nouvelle Géorgie et du Caucase. Depuis cette époque jusqu'en 1830 il avait paru arrêté dans sa marche d'Asie en Europe; mais alors tous les gouvernemens de la Russie orientale et méridionale en furent infectés. Au mois de décembre de cette même année il avait envahi la nouvelle Géorgie, le Caucase, Astrakan, Saratoff, Penza, Ekaterrinoslaf, Kharkof, le pays des Cosaques du Don, Kief Oukraine, Novogorod, Wosnesenk, Simbirsk, Kasan, Nijni-Nowgorod, Kostroma, Jaroslaff, Walogda, Orenbourg, Tanbof, Woronetz, Moscou, Pultava, Twer, Pskof, Wladimir, Koursk, la Padolie et la Volhynie. Cette accélération subite dans les progrès de l'épidémie fut attribuée au mouvement des corps d'armée vers l'intérieur de la Russie, mouvement déterminé par notre révolution de juillet. Pendant que le choléra exerçait ses ravages à Moscou, il se propageait aussi dans les provinces occidentales, suivant deux directions principales, l'une vers les frontières de l'Autriche et de la Pologne, l'autre vers le golfe de Finlande, la mer Baltique et les frontières de Prusse. On a remarqué que des deux courans de l'épidémie celui qui s'avançait vers le sud-ouest avait toujours précédé l'autre de très loin. En effet le choléra envahit dès le mois de janvier 1831 la Podolie et la Volhynie, sur les frontières de la Pologne et de la Gallicie autrichienne, et pénètre même dans cette province, tandis que le centre de la Pologne n'en est atteint qu'au mois d'avril suivant, la Prusse occidentale (Dantzick) et la Courlande vers la fin de mai, Saint-Pétersbourg le 26 juin, et la Finlande en juillet. C'est aussi en juin qu'il apparut à l'extrémité opposée, sur les rivages de la mer Noire, en Bessarabie, en Moldavie, dans la Valachie et la Bulgarie. Cette progression se rapporte parfaitement avec la marche des armées russes. Mais ce qu'on ne peut expliquer par la même cause, et qu'on attribue à tort ou à raison à l'arrivée de barques qui avaient descendu la Düna, le choléra éclata le 1er juillet 1831 à Arkhangel, par le 64° 32' de latitude septentrionale, sur les bords de la mer Glaciale.

Pendant l'hiver de 1830 à 1831 l'épidémie, qui n'avait pas cessé de régner parmi les troupes russes, avait gagné les frontières de la Gallicie autrichienne et plusieurs endroits du gouvernement de Kamenetz en Podolie, et se trouvait déjà à trois cent soixante-huit lieues de Saint-Pétersbourg. Au commencement d'avril il sévissait déjà sur les troupes polonaises, et le 27 il parut à Varsovie et s'étendit dans les campagnes et les villes voisines. A la fin de mai il se signala dans cette ville par l'extrême violence de ses symptômes; mais il y fut encore moins funeste que dans d'autres lieux, et surtout à Lecryca, Kolo, Lukow, Opalow, Radom, Biala, où le nombre des morts fut considérable. Dans le courant de juillet, Cracovie, située près des frontières de la Gallicie et de la Silésie, en ressentit les atteintes. Déjà dans le courant de mai la régence de Dantzick avait signalé son apparition dans cette ville, et dans le même temps Lemberg, capitale de la Gallicie, était envahie. Ce ne fut qu'en juin que ce fléau manifesta sa présence en Hongrie, où il s'introduisit par Marmarosch. Suivant le cours de la Theiss, il éclata à Tockai et Éperies, et successivement à Debretzin, Erlau, Pesth, Bude. A la fin de juillet il occupait Raab, situé sur la rive droite du Danube, à vingt-cinq lieues de Vienne. Bientôt on apprit qu'il était à douze lieues de cette capitale, puis à Brusch et Rohran, qui n'en sont éloignés que de quatre lieues. Enfin du 13 au 14 septembre il s'annonça dans cette ville en frappant 41 individus, dont 17 mortellement, et en peu d'instans; le 15 il y avait déjà 139 malades, 64 morts. Bientôt les lieux avoisinant la capitale furent infectés; mais au commencement d'octobre, après avoir éclaté à Wels, qui se trouve à vingt-cinq lieues de Vienne, il disparut presque subitement de la haute Autriche.

Après avoir fait de très grands ravages en mai et juin dans la Moldavie, où l'on prétend qu'il eut un caractère tout particulier, le choléra envahit toute la Valachie. Bucharest, vers le milieu de juillet, vit le nombre des malades s'élever de 8 à 50; peu de jours après on comptait 40 et 50 morts par jour; à la fin de mai il mourait journellement 4 à 500 personnes par jour. La ville, abandonnée d'un grand nombre d'habitans, devint bientôt un désert où l'on ne trouvait presque plus de vivans pour enterrer les morts. La maladie tuait en deux ou trois heures. A peu près dans le même temps la Bulgarie, puis la Bessarabie éprouvèrent les effets de ce terrible fléau; à Odessa à peine sauvait-on un malade sur six. La durée de la maladie était en général de quelques heures. Vers la fin d'octobre, le choléra éclate en Angleterre, à Sunderland, petite ville située sur les bords de la Wear; et les premières victimes qu'il y frappe sont les habitans des rues les plus étroites et les plus voisines de la rivière. Bientôt Newcastle et les lieux voisins sont envahis; Edimbourg, Glascow et plusieurs autres villes d'Écosse ne tardent pas à éprouver le même sort; enfin le 14 février sa présence s'annonce à Londres par la mort de quelques individus de la cité vivant dans la débauche et logés dans les lieux les plus malsains de la ville.

Notre voisinage de l'Angleterre, les communications journalières si multipliées entre cette ville et Paris nous firent craindre à cette nouvelle de voir quelqu'un de nos ports devenir prochainement le théâtre des fureurs de l'épidémie : cependant il n'en fut rien; et comme si cette maladie se faisait un jeu de détruire toutes nos prévisions sur son compte, au lieu de suivre la marche qu'on devait lui supposer, elle apparaît subitement au centre de la capitale, quand on commençait à peine à prendre les mesures publiques les plus propres à en prévenir le développement ou du moins à en atténuer les effets. Le 26 mars, Paris étant sous l'influence d'un vent de nord-est très fort, puis de nord-ouest, d'une température assez basse pour la saison, d'un ciel nébuleux, d'une atmosphère chargée d'humidité, on y signala trois individus comme atteints du véritable choléra indien. Ce fut aussi comme à Londres les rues étroites, voisines de la rivière et renfermant une population misérable qui fournirent ces premiers cholériques, lesquels, à l'exception d'un seul, étaient de malheureux ouvriers ou des hommes intempérans; alors, comme plus tard, les femmes comptèrent parmi elles peu de victimes, et presque toute la population au dessous de 15 ans fut presque complètement préservée de ce fléau. Les jours suivans la maladie prit rapidement une très grande extension, et le nombre total des cholériques s'élevait, dès le douzième jour, à 3,077, et celui des morts à 1,199; les hôpitaux, surtout l'Hôtel-Dieu, étaient déjà encombrés, et la terreur se répandait dans la ville à tel point que le peuple, se persuadant que cette mortalité extraordinaire était produite par des empoisonnemens, se porta à des excès de cruauté dont la populace de Saint-Pétersbourg avait récemment donné l'exemple à la même occasion. Après avoir envahi les quartiers les plus rapprochés de la cité, où il avait pris naissance, il s'étendit en suivant la rive gauche et le cours de la Seine aux communes environnantes situées particulièrement sur le bord et en aval du fleuve. Ce ne fut que plus tard et quand déjà ces premières localités étaient totalement envahies et leurs habitans presque décimés, que les quartiers de la rive droite plus élevés, et généralement mieux habités furent atteints; et quoique la mortalité dans ces quartiers fut proportionnellement aussi grande qu'ailleurs, les malades y furent toujours moins nombreux, à l'exception du 8e arrondissement, dans lequel se trouve le faubourg Saint-Antoine et le Marais. Pendant les dix premiers jours du mois d'avril, l'épidémie conserva à peu près la même intensité, et jusqu'au 9 mai enleva plus de 800 personnes par jour. Alors elle commença à entrer dans sa période de déclin; mais ce ne fut guère que dans les dix derniers jours de ce mois que la diminution dans le chiffre des décès devint importante. Depuis cette époque, ce chiffre fut sans cesse décroissant, si ce n'est dans le mois de juillet, où la mortalité augmenta brusquement pendant quelques jours sans qu'on puisse l'expliquer par quelque cause générale bien manifeste; mais bientôt elle diminua de nouveau et de plus en plus, à quelques variations près; et les décès qui, terme moyen, s'élevaient à 30 ou 40 par jour, n'étaient plus dans la première quinzaine de septembre que de 13, 11 et même 7, et aujourd'hui 20 septembre de 3 seulement. Tout fait présumer que Paris sera bientôt affranchi de cette calamité; nous remarquons depuis quelque temps avec satisfaction que l'affaiblissement du choléra coïncide avec la ré- parition des flux de ventre avec épr- es et matières sanguinolentes, de la dysenterie enfin, qui, avant et pendant l'épidémie, était remplacée par une diarrhée séreuse sans coliques et accompagnée de faiblesse, quelquefois de crampes. On a observé également que la plupart des indispositions dont toute la population a ressenti les atteintes depuis le mois de mars, telles que digestions laborieuses, borborygmes, douleurs sus-orbitaires, vertiges, nausées, crampes légères, malaise général, sentiment de constriction, etc., étaient beaucoup moins générales.

Mortalité. — Dans le Bengale, Jessore, où le choléra a éclaté en 1817, perdit en quelques semaines 6,000 personnes; Banda et ses environs 10,000, et Allah-Abad 10,000 sur 20,000 habitans. Dans le canton de Gorrukpore 30,000 personnes succombèrent en un mois. A Calcutta il mourait 500 personnes par jour; à Bénarès 15,000 personnes succombèrent dans l'espace d'environ six semaines; 10,000 hommes de troupes anglaises et 8,000 de troupes indigènes, formant le principal corps de l'armée, périrent de la maladie dans le courant de novembre de la même année, et en douze jours 9,000 hommes des différentes divisions avaient cessé de vivre. On a calculé que sur le territoire seul de la Compagnie des Indes il avait déjà péri au commencement de 1819 150,000 habitans, dont 31,000 Européens. A Bankok, capitale du royaume de Siam, le choléra fit périr dans les six premiers mois de 1819 40,000 habitans. On raconte qu'effrayés de cette moralité les habitans se réunirent sur la côte pour une grande solennité religieuse, et que l'épidémie, prenant par ce fait même une plus forte intensité, moissonna 7,000 membres de cette assemblée. A Java, Batavia perdit au mois de mai 17,000 habitans sur 300,000, et Manille, capitale de l'île de Luçon, renfermant environ 80,000 habitans, en compta 15,000 de moins dans une seule quinzaine. Porté en Arabie dans l'année 1821, au mois de juillet, il ne compta pas moins de 60,000 victimes à Muscat, dans la péninsule arabique; et le nombre de ces dernières devint tel à Mascate, que les vivans ne suffisant plus à enterrer les morts, il fallut jeter ceux-ci à la mer. Les côtes du Golfe Persique devinrent aussi le théâtre de sa fureur, et Bassora sur 60,000 habitans en vit disparaître 18,000, dont 14,000 en quinze jours. En Perse son intensité ne fut pas moindre dans la plupart des lieux traversés par les caravanes. On cite entre autres Bender, Abouschir, dont près du tiers des habitans fut enlevé en dix-huit jours, et où les cadavres, laissés sans sépulture, eurent pour tombeaux les maisons abandonnées de ceux qui les habitaient. En traversant le Caucase le choléra sembla perdre une partie de son énergie, et si nous exceptons Tiflis, dont la population fut en peu de temps réduite de 30,000 à 8,000 par la mortalité et les émigrations, la plupart des lieux où il a sévi avec le plus de force n'ont perdu comparativement qu'une petite fraction de leur population. Citons Riga, où le nombre des individus atteints par le choléra fut, relativement à celui des habitans, plus considérable que dans bien d'autres villes, mais où la mortalité fut beaucoup moindre; citons Saint-Pétersbourg, où d'après des calculs exacts l'épidémie n'aurait attaqué que 3 habitans sur 100, et où la mortalité ne se serait élevée qu'à la proportion de 1 1/2 pour 1000. Quoi qu'il en soit on évalue à 80,000 le total des individus morts du choléra en Russie. Dantzick, en Prusse, Lemberg, en Gallicie, éprouvèrent plus que la plupart des autres villes les effets de l'épidémie; dans la première, dont la population est de 60,000 âmes, le nombre des malades, au mois d'août, était de 1,172, et celui des décès 851; dans la seconde il y eut jusqu'au 12 août 2,584 morts sur 4,922 malades. On comptait à la même époque en Gallicie, dont la population est évaluée à 4 millions d'habitans, 86,687 malades, 34,590 morts et 44,818 guérisons. En Hongrie sur 7 à 8 millions d'habitans il y eut, depuis le 13 juin jusqu'au 26 août, 82,740 malades, sur lesquels 41,632 décès et 17,515 guérisons. Si l'on tenait compte du nombre des malades et de celui des décès en Prusse, en Autriche et même en Angleterre, comparativement aux populations de ces pays, on serait tenté de croire que le choléra qui les a envahis n'est pas celui qui au-delà du Caucase enlevait le dixième, le quart, le tiers des populations; néanmoins en comparant le nombre des morts à celui des malades, on voit qu'en Europe comme en Asie les premiers sont en général, relativement aux seconds, dans la proportion d'un quart ou même d'un tiers. Ne pouvant donner ici le chiffre des nombreuses victimes du choléra, dans tous les lieux qu'il a parcourus en Europe, disons seulement qu'en Angleterre, depuis la fin d'octobre 1831, époque à laquelle Sunderland a vu les premiers cholériques, jusqu'au commencement de septembre suivant, le nombre des malades a été de 46,637, et celui des morts de 17,055; tandis qu'en France, depuis la fin de mars 1832 jusqu'à ce moment (septembre), c'est-à-dire dans un espace de temps moitié moindre, on a compté environ 200,000 malades pour les trente-neuf départemens qui ont été atteints de ce fléau. Quant à Paris, suivant les relevés officiels, les seuls auxquels nous puissions recourir, il y a eu depuis le 26 mars jusqu'à la fin d'août près de 18,000 décès. La rapidité de la marche de l'épidémie a été telle dans le commencement, que le dix-neuvième jour de son invasion (14 avril), le chiffre des décès était déjà de 7,631, et que l'on ne comptait pas moins de 600 à 800 et même 900 morts par jour depuis le 7 jusqu'au 14 avril. Pendant cette période, il exista une telle confusion dans les différentes municipalités, que l'autorité fut dans l'impossibilité d'obtenir et de communiquer au public des renseignemens exacts sur le nombre de malades et de décès; et si l'on en juge par l'effroi général répandu dans la capitale, et par l'insuffisance des moyens de transport, insuffisance à laquelle on n'avait su remédier qu'imparfaitement soit par l'usage de ces voitures dites tapissières, où les cercueils étaient empilés, soit par les convois que firent spontanément les particuliers, on est autorisé à supposer que les ravages faits par le choléra pendant ce peu de jours dans la population de Paris ont été plus considérables que les documens publics ne l'indiquent.

Symptômes. — Marche. — Terminaison. — Le choléra épidémique est une affection *sui generis* qui, non seulement ne ressemble point, dans l'ensemble de ses symptômes, à aucune autre maladie connue, mais qui diffère essentiellement du choléra sporadique d'Europe. Il n'est pas toujours facile de le distinguer dès son début; mais il est impossible de le méconnaître quand il a atteint son développement; ses caractères sont alors tellement constans et tranchés, que quiconque l'a observé une fois ne peut plus l'oublier ni le confondre avec nulle autre maladie. Ces caractères sont : une tendance rapide et insurmontable à la dépression du pouls, et au refroidissement général de la peau; l'enfoncement des yeux dans les orbites qu'entoure un cercle bleuâtre; l'étirement des traits de la face, où se peint moins la douleur que l'anxiété, et plus tard une indifférence chez certains individus; enfin l'affaiblissement et la raucité de la voix, et l'apparition sur plusieurs régions du corps de taches bleuâtres livides.

On a distingué plusieurs espèces de choléra, d'après la prédominance de certains symptômes ; mais il nous parait plus convenable, considérant cette affection comme identique dans tous les cas, de lui reconnaitre seulement différentes périodes que quelques écrivains ont trop multipliées sans nécessité, et que nous bornerons à trois, les distitinguant sous les noms de 1re période ou d'invasion ; 2e période ou d'asphyxie ; 3e période ou de réaction.

1re *Période* (période d'invasion). Dans la majorité des cas, on peut dire 90 fois sur 100, la maladie est précédée de quelques phénomènes peu importans en apparence, mais qui cependant méritent la plus grande attention, parce qu'ils sont le plus souvent les préludes du choléra algide. Ces préludes sont : une diarrhée légère avec ou sans coliques, mais accompagnée de flatuosités, de borborygmes, un sentiment de lassitude ou de débilité extrême, une douleur gravative à la tête ; assez souvent l'appétit manque, mais quelquefois au contraire le besoin d'alimens est plus vif qu'à l'ordinaire, ce qui, joint au sentiment de faiblesse qu'éprouve le malade, porte celui-ci à prendre des alimens en plus grande quantité que son état ne le permet, et l'expose à une indigestion qui sera bientôt le signal du développement du choléra. Cet état de malaise peut durer plusieurs jours, mais trop souvent il est remplacé, au bout de quelques heures, par les phénomènes suivans.

Soit à la suite de ces phénomènes précurseurs, soit au milieu de la santé la plus florissante, mais presque toujours par l'effet d'un écart quelconque dans le régime, on éprouve du malaise, de l'anxiété, de la douleur ou un sentiment incommode à l'épigastre ou dans le bas-ventre ; il survient tout à coup des vomissemens ou des selles plus ou moins rapprochées ; les matières rendues avec force et abondance, sont d'abord les restes d'alimens contenus dans l'estomac ou les intestins ; puis consistent en un liquide aqueux, légèrement trouble et laissant déposer des espèces de flocons muqueux, qui lui donnent l'aspect du petit-lait ou d'une décoction de riz ou de gruau. Aussitôt après les premières évacuations, la face devient pâle, et exprime l'anxiété ; les yeux s'enfoncent dans les orbites, le regard est abattu, et le malade éprouve quelques crampes dans les extrémités inférieures ; les mains sont moins chaudes qu'à l'ordinaire ; le pouls est fréquent et peu développé, quelquefois même il est déjà très petit. Souvent, à cette époque, l'art triomphe de ces accidens ; on les voit s'arrêter, puis diminuer et faire place à un mouvement réactionnaire plus ou moins prononcé. C'est à cette première période qu'on a donné le nom assez mal défini de *cholérine*. Si, au contraire, des soins prompts et intelligens ne sont point donnés, la seconde période, période ordinairement funeste, se prononce et se développe avec une rapidité qui détruit toute chance possible de guérison.

2e *Période* (période d'asphyxie). Les évacuations par la bouche et par l'anus se succèdent rapidement ; les matières rendues ne sont plus qu'un liquide séreux, transparent, inodore, rendu d'abord avec effort, puis chassé involontairement avec force et en moindre quantité. La face, plus pâle et plus altérée, est froide ; les extrémités supérieures sont envahies par un froid glacial, et enduites quelquefois d'une sueur visqueuse également froide. La peau de ces parties se couvre de larges plaques violacées ou de vergetures livides qui gagnent insensiblement tout le corps. La langue, ordinairement humide, présente un enduit blanchâtre ; sa température s'abaisse ; la soif est inextinguible, et le malade désire vivement l'apaiser par des boissons fraîches, qui, après avoir séjourné quelques instans dans l'estomac, en sont rejetées avec plus ou moins d'efforts. Des crampes surviennent dans les mollets, aux cuisses, aux bras, et s'étendent quelquefois aux muscles de l'abdomen, à ceux des gouttières vertébrales ou de la poitrine. La sécrétion de l'urine est complètement suspendue ; le pouls est faible, petit, concentré, un peu fréquent, filiforme, ou bien il a disparu entièrement. Les battemens du cœur sont obscurs. Si l'on saigne alors le malade on obtient à peine un peu de sang noir épais, ou même il y a impossibilité complète d'en faire sortir non-seulement des veines, mais même des artères radiales ou temporales coupées en travers. La respiration est faible, petite, courte, et cependant l'air semble, à l'auscultation, pénétrer librement dans les vésicules pulmonaires. L'haleine est souvent froide ; la voix est comme éteinte ; assez souvent les malades sont dans une anxiété difficile à exprimer, s'agitant sans cesse, poussant des cris de désespoir, surtout quand les crampes sont violentes ; mais le plus ordinairement muets, immobiles, couchés en supination et comme privés de sentiment et de mouvement, les paupières demi-closes, les globes des yeux renversés en haut et ternes, ils restent plongés jusqu'à la mort dans un état d'anéantissement dont il n'est pas possible de les tirer, si ce n'est pour quelques courts instans pendant lesquels on peut s'assurer que l'intelligence est restée complète. Ordinairement à cette époque de la maladie il y a absence totale de vomissemens, de diarrhée et de crampes.

3e *Période* (période de réaction). Dans les cas ordinaires, c'est-à-dire quand la maladie doit se terminer par la mort, tous les symptômes que nous venons d'énumérer augmentent d'intensité sans rémission ni paroxismes, quelle que soit d'ailleurs la méthode employée pour les combattre. Parfois au contraire on voit cette seconde période se prolonger ; les symptômes présenter des alternatives d'augmentation et de diminution ; quelques-uns s'affaiblissent, et peu à peu la maladie marche vers une guérison prompte et solide, ou bien, ce qui est plus fréquent, se termine par un mouvement général de réaction qui n'est pas exempt de danger, parce qu'il prépare des élémens de congestions locales qui deviennent souvent des complications fâcheuses. Quand l'issue de la maladie ne doit pas être funeste, on s'en aperçoit bientôt aux changemens suivans : les battemens des artères deviennent plus vifs, plus développés, la peau se réchauffe, se colore en rouge, d'abord à la face, puis successivement aux autres parties du corps, enfin la sécrétion de l'urine reparaît, phénomène sans lequel la présence des autres symptômes favorables est de nulle valeur. Bientôt un mouvement fébrile se déclare et avec lui des symptômes de phlegmasie des méninges, du cerveau ou de l'appareil digestif. On a remarqué que ces accidens inflammatoires se développaient principalement chez les sujets qui avaient été traités par les excitans. Les symptômes qui s'observent dans cette période doivent donc différer essentiellement suivant les cas : ce n'est point ici le lieu de les indiquer.

La marche du choléra est généralement d'une rapidité désespérante ; sa durée, qui quelquefois est de plusieurs jours, n'est le plus ordinairement que de 36, 24, ou même 5 à 6 heures. On a vu des cas où les individus frappés d'une manière soudaine, comme par la foudre ou par un poison subtil, tombaient tout à coup dans un anéantissement complet, avec tous les symptômes de la période d'asphyxie que nous avons décrits plus haut, et périssaient en moins d'une heure ou deux.

Pronostic. — Les malades chez lesquels on trouve réunis l'absence du pouls, le froid des extrémités, les taches livides, des évacuations caractéristiques très abondantes, et une vive anxiété précordiale, meurent presque tous soit avant soit après la réaction. Si à la plupart de ces phénomènes se joignent la dépression et la sécheresse du globe de l'œil, les ecchymoses transversales de la cornée, une sueur froide et visqueuse et le coma, la mort est certaine et prompte; au contraire on peut conserver l'espoir de sauver le malade si dans la période algide le refroidissement est modéré et la teinte violacée de la peau peu prononcée ; si le pouls radial, quoique faible, peut toujours être senti, si le facies est peu altéré et les évacuations peu abondantes, si surtout un peu d'urine est rendue. On n'a rien à craindre également, lorsque dans le cours de la réaction une chaleur douce halitueuse se joint à la réapparition des urines et des selles bilieuses.

Caractères anatomiques. — Lorsque la marche de la maladie a été rapide on ne trouve après la mort aucune altération spéciale ; quand au contraire l'affection a duré un certain temps les différens organes, surtout ceux de l'appareil digestif, présentent des lésions à peu près constantes et assez remarquables.

Habitude extérieure. On a remarqué que chez les cholériques la chaleur dans les cavités splanchniques se conservait plus long-temps que dans les cas ordinaires. La putréfaction est en général moins rapide, les membres restent long-temps flexibles ; et quelquefois les muscles conservent un degré de contractilité assez grand pour produire un mouvement d'extension ou de flexion d'un doigt, d'un orteil, ou même dans un pied, une main, un bras, de manière à rendre la mort douteuse. Des incisions faites à la peau donnent lieu à l'écoulement d'un sang noir.

Appareil digestif. L'œsophage, l'estomac et surtout une partie des intestins sont recouverts à l'intérieur d'une matière liquide d'un blanc mat, puriforme, ou seulement de mucosités grisâtres. La muqueuse de l'estomac, quelquefois pâle, décolorée, offre souvent une teinte rosée ou rouge, un ramollissement assez marqué et de nombreux follicules saillans. Le canal intestinal présente comme un des caractères les plus constans, surtout vers la partie inférieure de l'iléum et vers la valvule iléo-cœcale, de larges plaques gonflées, de couleur variable, formées par les follicules de Peyer.

Appareil cérébro-spinal. Toutes les veines des méninges cérébrales et rachidiennes sont gorgées d'un sang noir liquide. La substance propre du cerveau et de la moelle épinière n'offre aucune altération appréciable. Il en est de même des différentes parties du sytème nerveux ganglionnaire ; seulement on a observé assez souvent un peu d'injection dans le tissu cellulaire environnant les ganglions semilunaires.

Appareil circulatoire. Tout le système veineux est gorgé de sang noir et liquide, ainsi que les cavités droites du cœur, qui renferment des masses polipiformes assez grandes.

Appareil respiratoire. Les poumons sont sains et crépitans, légèrement engorgés de sang vers leur partie postérieure ; les plèvres sont sèches.

Appareil sécrétoire. Le foie, ordinairement sain, a souvent, ainsi que la rate, une couleur plus foncée qu'à l'ordinaire, et plus de mollesse ; mais les reins également plus mous et plus colorés contiennent dans leurs bassinets un liquide blanc-grisâtre semblable à celui qu'on trouve dans les intestins ; et la vessie est ordinairement contractée et vide.

Traitement. — Presque tous les praticiens s'accordent à dire que la tendance du choléra à se terminer par la mort est telle que les efforts de la nature restent ordinairement sans effet, et qu'il suffit d'un retard de quelques heures pour rendre inutiles tous les secours de l'art. Il paraît également démontré que les moyens dont l'expérience a prouvé l'efficacité peuvent être administrés chez des individus doués d'une bonne constitution avec un tel succès qu'on voit souvent ces derniers être rétablis plus promptement qu'à la suite de toute autre affection. C'est surtout dans l'Inde que ces guérisons si promptes se remarquent. En Europe, quand le choléra ne fait pas promptement mourir, il est suivi d'une réaction générale qui devient elle-même un maladie consécutive souvent mortelle.

La première indication à remplir dans le traitement du choléra est la promptitude dans l'emploi des moyens, car dès les premières atteintes le malade est méconnaissable : si l'on tarde, ce ne sera plus pour ainsi dire qu'un cadavre vivant. Aussitôt qu'il y a du malaise, de la fatigue, un peu de douleur à l'estomac, quelques évacuations, quelques crampes, on doit agir. Cette précaution est la meilleure garantie du succès.

Les causes du choléra ainsi que sa nature étant, on peut le dire, restées absolument inconnues jusqu'à présent, son traitement est plutôt empirique que raisonné, et les moyens qu'on a conseillés sont tellement multipliés, et surtout tellement différens entre eux qu'on serait tenté de croire de prime-abord à l'impuissance absolue de la médecine contre cette maladie, si des faits nombreux et bien authentiques n'avaient prouvé le contraire. Ne pouvant énumérer ici ces moyens divers, nous nous bornerons à faire connaître ceux dont l'emploi a été le plus général, soit dans l'Inde, soit en Europe, et dont les bons effets ont été le plus souvent constatés.

Parmi ces derniers la *saignée générale* tient le premier rang. Elle peut être utile tant que la suspension de la circulation n'y met pas obstacle ; mais c'est surtout dans les premiers momens qu'on doit y avoir recours ; elle doit être alors abondante. On l'a vue plus d'une fois, disent quelques médecins de l'Inde, même à une époque assez avancée de la maladie et quand le pouls avait cessé de battre au poignet depuis plusieurs heures, on l'a vue relever les forces du malade, rappeler les battemens des artères ainsi que la chaleur du corps, ce que n'avaient pu faire les stimulans les plus énergiques. Observons toutefois qu'à ce degré de la maladie la saignée nous a presque constamment paru avoir plutôt une influence fâcheuse ; non-seulement le pouls ne se relevait pas, et les déjections, s'il y en avait encore, n'étaient pas suspendues, mais même pendant ou immédiatement après l'opération, l'anxiété précordiale ou épigastrique et l'oppression semblaient augmenter. Il n'en est pas de même en général dans la période de réaction dont elle règle et modère souvent les mouvemens tumultueux et où elle prévient les congestions inflammatoires. La plupart des médecins en France, et surtout de la capitale, quoique n'étant pas dirigés par des vues théoriques semblables, partagent, sous le rapport de l'utilité de la saignée générale, l'opinion de presque tous les médecins européens qui ont pratiqué dans l'Inde. La saignée n'est pas employée en général dans cette maladie comme antiphlogistique, si ce n'est par les partisans purs de la doctrine physiologique, mais plutôt comme dérivative contre la fluxion sécrétoire qui a lieu vers le tube digestif et principalement comme le moyen le plus efficace de faciliter la respiration et la circulation en dégorgeant le système veineux. Les *saignées locales* à l'épigastre et à l'anus ont été moins souvent préconisées ; elles sont aussi beaucoup moins utiles, en ce que d'une part elles agissent moins sur la circulation veineuse que sur les capillaires artériels, et opèrent une déplétion insuffisante ; cependant il est bon d'en faire usage ainsi que des ventouses scarifiées dans le cas surtout où il existe un sentiment très vif de chaleur ou de brûlure à l'épigastre. Dans la période de réaction elles ont une action favorable plus évidente.

Après la saignée c'est le *calomel* et les *purgatifs* qui ont été le plus souvent mis en usage. Le premier, préconisé par presque tous les médecins anglais pratiquant dans l'Inde, y est donné ordinairement uni à l'opium; sa dose est de 5, 10, 15, 20 grains avec une ou quelques gouttes de laudanum, suivant les uns, ou avec égale quantité d'opium, suivant les autres. Cette substance n'a pas inspiré beaucoup de confiance aux médecins français, et n'a été que fort peu employée à Paris. Les *purgatifs* proprement dits ont été souvent administrés dans l'Inde, en Allemagne, en Pologne, dans le but de changer la nature des selles et d'arrêter les vomissemens par leur action spéciale sur le tube intestinal et le foie. Ceux qu'on a le plus souvent administrés sont : l'huile de ricin, l'aloës, la *drogue amère des jésuites* (remède stimulant et purgatif), le jalap, la scammonée, la rhubarbe. L'expérience a appris que l'ingestion de ces médicamens par la bouche avait souvent de graves inconvéniens, dont ils étaient exempts pris en lavemens. Le sel de Cheltenham (*V.* ce mot) pris de cette manière paraît avoir été utile. Ainsi qu'à Saint-Pétersbourg, à Vienne et à Berlin, on a donné assez souvent à Paris, surtout à l'Hôtel-Dieu, le sulfate ou l'hydro-chlorate de soude en dissolution assez forte (une once ou une once et demie dans une livre d'eau ; un petit verre toutes les demi-heure). Assez fréquemment l'effet de cette substance a été d'arrêter promptement les vomissemens et les selles dans la période des évacuations et même dans la période d'asphyxie commençante et de déterminer une assez bonne réaction, mais en causant toutefois une irritation très marquée sur la muqueuse gastro-intestinale.

De même que les sels neutres, l'ipécacuanha a été administré dans l'intention de modifier, puis d'arrêter les déjections et de produire en même temps un mouvement réactionnaire salutaire. C'est surtout à Vienne que son usage a été le plus répandu, et il paraît y avoir obtenu des succès. Plusieurs médecins ont eu à s'en applaudir dans l'épidémie de Paris, lorsque la diarrhée sans coliques, sans symptômes d'inflammation gastro-intestinale était abondante, ou même encore dans la période algide. Dans le cours de cette période confirmée il a rarement amené quelque amélioration durable : on doit donc le donner particulièrement au début, surtout quand le malade rapporte les accidens à l'usage de quelque aliment de difficile digestion ou pris en trop grande quantité, ou bien quand il existe ce qu'on appelle des symptômes d'embarras gastriques. Le malade en prend de quart d'heure en quart d'heure de 10 à 15 grains jusqu'à ce que le vomissement soit provoqué. Si le choléra n'a pas une grande intensité, des évacuations critiques surviennent et la guérison est prompte. Le tartre stibié, contre lequel presque tous les médecins ont conçu des préventions, n'a guère été conseillé comme base du traitement qu'en Prusse par le docteur Fricse, qui administrait le vin émétique à la dose de trente gouttes toutes les demi-heures en l'associant aux frictions irritantes. L'*opium* et ses composés, si précieux dans le traitement du choléra sporadique d'Europe, paraissent ici augmenter la congestion au cerveau et produire la stupeur. Les cas où l'on peut y avoir recours avec avantage sont ceux dans lesquels le choléra sporadique se rapproche par la concentration des phénomènes vers l'estomac et l'intestin et par des évacuations abondantes et colorées, du choléra ordinaire. On s'en sert utilement pour faire supporter à l'estomac la présence du calomel ou de tout autre médicament. Ils sont expressément recommandés pendant les prodrômes ou au début de la période d'invasion, et surtout lorsqu'il n'existe encore que des borborygmes, de la diarrhée bilieuse, une douleur sourde dans la région épigastrique, de la plénitude, de la mollesse dans le pouls et une faiblesse générale. Tous les praticiens à Paris sont aujourd'hui d'accord sur ce point, qu'autant l'opium donné à petites doses dans ces circonstances peut être avantageux, autant son action est nuisible quand il est administré à dose élevée pendant les périodes avancées de la maladie. (C'est par expérience qu'ils le savent, car ce médicament est, après les toniques diffusibles et les excitans, celui dont ils ont le plus abusé au commencement de l'épidémie, et un de ceux sur lesquels ils avaient fondé le plus d'espoir.)

Après les moyens que nous venons d'énumérer, ceux dont on a usé et abusé dans tous les pays où l'épidémie s'est déclarée sont les *stimulans aromatiques*, les alcooliques, et surtout les toniques diffusibles, tels que l'*éther*, l'*huile de cajeput*, l'*huile de térébenthine*, l'*alcoolat de menthe*, l'*ammoniaque*, le *camphre*, etc. La période dans laquelle on peut en faire usage avec quelques chances de succès ou sans danger bien grand, est celle qui précède les vomissemens et les selles, quand il n'existe que des symptômes précurseurs, ou bien encore quand les vomissemens et les convulsions ont cessé, que la circulation semble arrêtée, et que le corps est entièrement froid. Les *excitans de la peau* ont été mis à l'essai ; ils ont à remplir un des rôles les plus importans dans la thérapeutique du choléra, celui de rappeler le calorique et de ranimer la circulation dans les parties extérieures. Les plus usités sont, dans le commencement, les frictions faites avec des flanelles sèches ou imbibées soit de quelque alcoolat, d'huile de térébenthine, soit d'une infusion de moutarde et de poivre ou d'ammoniaque : plus tard ce sont les sinapismes sur toutes les parties du corps successivement, l'urtication, les bains de vapeur et surtout les bains de sable ou d'air chaud. Les bains chauds ordinaires ont pour effet fâcheux de produire des congestions vers la tête ou la poitrine, et sont, malgré les plus grandes précautions, souvent suivis de refroidissement. Les affusions froides, les frictions avec la neige n'ont presque jamais produit les effets qu'on en attendait. Un moyen beaucoup plus actif est la rubéfaction de la peau du dos tout le long de la colonne vertébrale, au moyen de bandes de flanelle imbibées d'eau ou d'huile de térébenthine sur lesquelles on passe à plusieurs reprises un fer à repasser très chaud. Ce moyen, uni à l'emploi de bouteilles pleines d'eau chaude, de sacs de son fortement chauffé, peuvent parfaitement suffire pour remédier à l'abaissement de la température de la peau. S'il suffisait de réchauffer ainsi les cholériques on les guérirait tous ; malheureusement cette indication, qui paraissait dans le commencement si importante à tous les médecins, n'est que fort secondaire, et cette chaleur artificielle, dont s'imprègnent alors, à la manière des corps bruts, les membres des malades, ne saurait remplacer ce calorique vivifiant dont l'existence est intimement liée à l'hématose, et le retour par conséquent incompatible avec l'arrêt de la circulation dans le système capillaire qui forme un des caractères du choléra indien. On avait conçu de grandes espérances de l'emploi du charbon, du sous-nitrate de bismuth, indiqué par le docteur Léo, de Varsovie, et de l'huile de cajeput, très vantée par un médecin anglais habitant le Bengale ; mais de récentes expériences ont à peu près démontré leur inefficacité ; il en est à peu près de même de l'eau chaude administrée à haute dose à l'intérieur, seule ou contenant en dissolution un sel neutre ou du chlore, bien que plusieurs faits tendent à leur donner quelque importance ; nous en dirons autant des injections d'eau ou de dissolutions salines dans les veines ; du galvanisme, de l'électro-puncture, de l'inspiration de l'oxigène, du chlore, du protoxide d'azote, moyens énergiques auxquels l'imagination des médecins pouvait supposer tant de puissance et qui ont été si rarement utiles s'ils n'ont pas toujours été funestes. Nous ne parlerons pas des effets du phosphore, des préparations de quinquina, de l'extrait de noix vomique ou de ratanhia. Si leur action n'a pas été nulle, elle n'a pas eu du moins des résultats heureux, pas plus que l'action du cautère actuel ou du moxa.

Nous dirons en résumé qu'il n'y a pas plus pour le choléra de remède spécifique que de mode invariable de traitement, que ce luxe d'agens thérapentiques est au moins inutile, et que les données vulgaires de la médecine rationnelle sont applicables à cette maladie comme à toute autre, et peuvent, selon la manière dont on en fait usage, avoir les mêmes succès ou la même impuissance, au moins relativement, que pour un grand nombre de cas pathologiques plus ordinaires. Il nous suffira donc d'avoir indiqué ici les différens moyens mis en usage, laissant au praticien le soin d'en faire le choix selon ses lumières et les circonstances. Ces moyens sont applicables à la première et à la seconde période du choléra. Quand on a été assez heureux pour amener le malade dans la période de réaction, ce ne sera plus alors le choléra qu'on aura à traiter, mais une affection consécutive qui varie suivant les sujets, et qui est tantôt une congestion, tantôt une inflammation, soit du cerveau ou de ses membranes, soit de l'estomac ou des intestins.

CHOLÈVE (*Entom.*), *choleva*; genre d'insectes de l'ordre des coléoptères, section des pentamères, appartenant à la famille des clavicornes.

CHONDRACANTHE (*Zool.*), *chondracanthus*; genre de crustacé parasite, dont la seule espèce connue a été trouvée sur le poisson Saint-Pierre. (*Zeus Faber*, L.)

CHONDRITE (*Path.*), s. f., *chondrites*; χονδρός, cartilage; inflammation des cartilages.

CHORÉOMANIE (*Path.*), s. f., *choreomania*; de χορεία, danse, et μανία, folie; synonyme de *chorée* ou *danse de Saint-Guy*.

CHOROÏDITE (*Path.*), s. f., χορυόν, chorion; inflammation de la membrane choroïde.

CHROMÈME, s. m., *chromæma*; de χροὰ, couleur; αιμα, sang; sang chrôme ou coloré; sang artériel et sang veineux.

CHROMIDES (*Chim.*), s. m., genre de corps simples (*V.* ce mot) de l'ordre des *Chroïcolytes* (méthode Ampère), comprenant le titane, le tungstène, le chrôme, le molybdène, le columbium ou tantale, et l'osmium.

CHRYSAORE (*Zool. foss.*), *chrysaora*; genre de polypiers fossiles de l'ordre des milleporées, division des polypiers entièrement pierreux.

CHRYSIDES (*Chim.*), de χρυσὸς, or; treizième genre de corps simples (*V.* ce mot), de l'ordre des *Leucolytes* (méthode Ampère), comprenant le palladium, le platine, l'or, l'iridium et le rhodium.

CHRYSIS (*Entom.*), genre d'insectes de l'ordre des hymnépotères, section des térébrans, famille des pupivores, tribu des chrysides. Ces petits insectes, remarquables par leurs couleurs brillantes à reflets métalliques, sont très agiles, se roulent en boule lorsqu'on les saisit, et répandent une odeur forte et peu agréable. On les trouve sur les vieux bois, les murailles, les cheminées à bords élevés.

CHRYSOLOPES (*Entom.*), *chrysolopus*; genre d'insectes de l'ordre des coléoptères, établi aux dépens des charançons de Linné.

CHRYSOPHORE (*Entom.*), *chrysophora*; genre d'insectes de l'ordre des coléoptères, section des pentamères, établi par Dejean aux dépens du genre hanneton de Latreille.

CHRYSOPS (*Entom.*), *chrysops*; genre d'insectes de l'ordre des diptères, famille des tanystomes, tribu des taoniens. Ces insectes vivent du sang des animaux, qu'ils piquent assez fortement.

CHRYSOTOXE (*Entom.*), *chrysotoxum*; genre d'insectes de l'ordre des diptères, famille des syrphies; l'espèce type est le chrysotoxe à deux bandes, *Chrys. bicinctum*, *Musca bicincta* de Linné.

CHUMIMÉTRIQUE, adj., de χυμὸς, saveur; μέτρον, mesure; qui donne mesure des saveurs. Le goût est le sens chumimétrique. (Profess. Récamier.)

CICADAIRES (*Entom.*), *cicadariæ*; famille d'insectes de l'ordre des hémiptères, section des homoptères, comprenant les grands genres *cicada* et *fulgara* de Linné.

CICCA (*Bot.*), genre de plantes de la famille des euphorbiacées.

CINCIDELÈTES (*Entom.*), *cincideletæ*; famille d'insectes de l'ordre des coléoptères, section des pentamères, dont Latreille a formé une tribu qui correspond au genre *cincidela* de Linné.

CIDARITE (*Zool.*), *cidarite*; genre de zoophytes, très voisin du genre oursin, et renfermant deux groupes très remarquables, comprenant les *turbans* et les *diadèmes*.

CILICÉE (*Zool.*), *cilecæa*; genre de crustacés peu connus.

CILS (*Zool.*), *ciliæ*; nom donné aux poils qui bordent les paupières de l'homme et de tous les mammifères, et qui ont pour but de garantir les yeux du contact des petits corps qui voltigent dans l'air. Plusieurs espèces d'oiseaux, l'autruche, le calao d'Abyssinie, le casoar, la pintade sont pourvus de cils.

On donne aussi le nom de *cils* aux poils qui bordent les ailes, les pattes, les mâchoires de quelques insectes.

Chez les animaux rayonnés les *cils* sont des appendices piliformes qui garnissent le bord du corps ou de certains organes.

CINCLE (*Ornith.*), genre d'oiseaux de l'ordre des insectivores, dont les deux espèces connues, le *cincle plongeur* ou *merle d'eau*, et le *cincle Pallas*, sans être aquatiques, se tiennent habituellement sur le bord des ruisseaux, dans lesquels ils plongent assez souvent pour atteindre certains insectes dont ils font leur nourriture.

CIONE (*Entom.*), *cionus*; genre d'insectes de l'ordre des coléoptères, section des tétramères, famille des rhinchopores ou porte-becs. Le cione de la scrophulaire est l'espèce type.

CIRRE (*Zool.*), *cirrus;* nom donné à des filets tubuleux, communément rétractiles, fort analogues aux antennes, et qui accompagnent souvent les rames des pieds dans les annélides.

CIRRES (*Zool.*), tentacules très longs de plusieurs méduses.

CIRRHES (*Ornith.*), nom donné à des plumes longues et raides qui chez quelques oiseaux garnissent les paupières et descendent le long du cou.

CIRRHIPÈDE (*Zool.*), *cirrhipeda;* animaux articulés, formant le premier ordre des crustacés sous le nom de *crustacés aveugles.* Tous les cirrhipèdes sont fixés aux corps marins soit immédiatement, soit par l'intermédiaire d'un tube, dans lequel se développent les pièces calcaires qui protègent l'animal.

CIRRHOSE (*Anat. path.*), s. f., *cirrhosis*, de κιῤῥὸς, roux; matière morbide sans analogue, qui se développe principalement dans le foie, et dont le nom indique la couleur.

CIS (*Entom.*), *cis;* genre d'insectes de l'ordre des coléoptères, section des tétramères, famille des xylophages, établi par Latreille aux dépens des dermestes et vrillettes. Le cis du Bolet, *cis Boleti*, peut servir de type.

CISTOPTERIS (*Bot.*), genre de fougères, dont les *Aspidium fragile, rhæticum, alpinum* peuvent servir de type.

CLAVELÉE (*Méd. vétér.*), s. f.; maladie particulière au mouton, caractérisée par une éruption de boutons qui s'enflamment, sécrètent un fluide particulier (claveau), se dessèchent, tombent par écailles. Ces boutons, qui se montrent plus particulièrement sur les parties dépourvues de laine, se manifestent d'abord aux ars antérieurs et postérieurs, puis à la face interne des cuisses, des avant-bras, sous le ventre, sous la queue, aux mamelles, au scrotum, au pourtour des yeux, du nez, et finissent souvent par se propager sur toute la surface du corps. Cette maladie, souvent épizootique, est toujours contagieuse; l'animal qui en a été atteint n'est pas sujet à récidive; elle attaque ordinairement tout le troupeau en trois fois (bouffées ou lunes): ainsi elle apparaît d'abord sur le tiers environ d'un troupeau, puis au bout d'un mois sur un autre, et ainsi de suite pour le reste. Elle est connue sous une infinité de noms, dont voici les plus communs: *claveau*, dont on a fait *clavée*, *claveau*, *clavelin*, *clavelle*, *clacavelle*, *lavelière*, *clavade*, *glavelade*, *glaveance*, la *glace*, *clousiau*, *cloubiau*, ou bien *vérole*, *variole*, *vérolin*, *véritre*, *variolin*, *picotte*, *rougeole*, *picotin*, *mal rouge*, *roussade*, *maragne*, *rache*, *bourgeonnée*, *bourgeon*, *pustule*, *pustulade*, *chasse*, *casse corte*, *cate*, *caragne*, *gamige*, *gramadure*, *liar*, la *bête*, etc.

CLAVICORNES (*Entom.*), *clavicornes;* famille nombreuse d'insectes de l'ordre des coléoptères, section des pentamères. Cette famille est divisée en huit tribus comprenant les genres clairons de Geoffroy, escarbots et borabiers de Linné.

CLAVIPALPÉES (*Entom.*), *clavipalpata;* famille d'insectes de l'ordre des coléoptères, section des tétramères.

CLÉONIS (*Entom.*), genre d'insectes de l'ordre des coléoptères, section des tétramères, famille des rhinchopores, renfermant les *Lixus plicatus* et *alternans* d'Olivier.

CLÉOPE (*Entom.*), *cleopus;* genre d'insectes de l'ordre des coléoptères, section des tétramères, famille des rhinchopores, établi aux dépens des charançons de Linné, et renfermant un grand nombre d'espèces.

CLEPSINE (*Zool.*), *clepsina;* genre d'annélides, établi aux dépens des sangsues par Savigny.

CLIVINE (*Entom.*), *clivina;* genre d'insectes de l'ordre des coléoptères, section des pentamères, famille des carnassiers. Il se distingue du genre scarite, avec lequel il a toujours été confondu, par la labre, la longueur de ses mandibules et les mœurs des espèces qui le composent.

CLOPORTIDES (*Zool.*), *oniscides;* famille des crustacés, ordre des tétracères, et correspondant au genre *oniscus* de Linné.

CLOTHO (*Entom.*), *clotho;* genre d'insectes de l'ordre des pulmonaires, famille des aranéides ou des fileuses. Ces animaux sont très remarquables par l'adresse et le soin que la femelle apporte dans la construction des loges qui doivent recevoir ses œufs.

CLYMÈNE (*Zool.*), *clymene;* genre d'annélides de l'ordre des serpulées, famille des maldanies, établi par Savigny. Ces animaux sont contenus dans un tube fixé, membraneux, cylindrique, ouvert aux deux extrémités.

CLYSOIR (*Hyg.*, *Thérap.*), s. m., de κλυζεῖν, laver, dont on a fait κλυστής, clyster; espèce de seringue qui consiste en un simple tuyau flexible évasé en entonnoir à l'une de ses extrémités, et se terminant à l'autre par une canule formant un angle droit avec l'axe du tuyau. Pour s'en servir il suffit, après avoir introduit la canule dans le rectum, d'élever l'extrémité évasée et d'y verser le liquide.

CLYSO-POMPE (*Hyg.*), s. m., nouvelle espèce de seringue portative d'un très petit volume, représentant une pompe aspirante et foulante, à laquelle s'adapte, par côté, un tuyau flexible muni d'une canule, au moyen duquel le liquide passe du corps de pompe dans le rectum.

CLYTHRE (*Entom.*), *clytra;* genre d'insectes de l'ordre des coléoptères, section des tétramères, famille des cycliques. Ces insectes, assez petits, se trouvent sur la fleur du chêne. On en compte cinquante-huit espèces.

COATI (*Zool.*), *nasua;* genre de mammifères carnassiers, plantigrades, dont un des caractères les plus remarquables est la longueur et la mobilité de leur nez, qui dépasse de plus d'un pouce l'arc des incisives. Les deux espèces connues habitent les forêts de l'Amérique méridionale.

COECILIE (*Erpéth.*), *cœcilia;* genre de reptiles ophidiens, dont les quatre espèces connues habitent le Nouveau monde.

COECITE (*Path.*), s. f., de *cœcum*, intestin; inflammation du cœcum.

COLAPSE (*Entom.*), *colapsis;* genre d'insectes de l'ordre des coléoptères, section des tétramères, famille des cycliques, division des chrysomèles. On compte un grand nombre d'espèces, presque toutes de l'Amérique, parmi lesquelles le colapse flavicorne. *Chrysomela occidentalis* de Linné.

COLIOU (*Ornithol.*), *colius;* genre d'oiseaux de l'ordre des granivores, dont toutes les espèces habitent les régions inter-tropicales de l'Afrique et de l'Asie. Ces oiseaux sont remarquables par leur vol lourd et difficile, dû à la faiblesse de leurs ailes. Leur chair sert de nourriture aux naturels.

COLITE (*Path.*), s. f., *colitis;* inflammation de l'intestin colon. Quelques auteurs modernes désignent sous ce nom l'inflammation de tout le gros intestin, depuis le cœcum jusqu'au rectum, et en font le synonyme de *dyssenterie.*

COLIQUE DU JAPON, variété de l'éléphantiasis des Arabes, selon Alard.

COLYDIE (*Entom.*), *colydium;* genre d'insectes de l'ordre des coléoptères, section des tétramères, famille des xylophages. L'espèce type est le colydie allongé de Fabricius, ou l'*ips linearis* d'Olivier.

COMEDO, adj. de *comedere*, manger; variété de la dartre mentagre.

CONCHIFÈRE (*Zool.*), s. m., *conchifera;* classe établie par Lamarck pour les mollusques acéphales de Cuvier, et dont les caractères sont: animaux mollasses, inarticulés, toujours fixés dans une coquille bivalve, sans tête et sans yeux, ayant la bouche nue, cachée, dépourvue de parties dures et un manteau ample enveloppant tout le corps, formant deux lobes lamelliformes; génération ovo-vivipare; point d'accouplement; branchies externes, situées de chaque côté entre le corps et le manteau; circulation simple; le cœur à un seul ventricule; quelques ganglions rares; des nerfs divers, mais point de cordon médullaire ganglioné; coquille toujours bivalve, enveloppant entièrement ou en partie l'animal, tantôt libre, tantôt fixée, et dont les valves sont le plus souvent réunies par une charnière ou un ligament. Les conchifères sont divisés en deux ordres, d'après le nombre de muscles qu'ils présentent, et dont l'existence est démontrée par des impressions plus ou moins profondes sur les coquilles. Tous les animaux de la classe des conchifères ne peuvent respirer que dans l'eau; le plus grand nombre habite les eaux de la mer.

CONJONCTIVITÉ (*Path.*), s. f., *conjunctivitis*, de *conjunctiva*, conjonctive; inflammation de la conjonctive, ophthalmie externe.

CONQUASSANT, adj., *conquassans*, de *conquasso*, je brise; douleurs violentes de l'enfantement, et en particulier celles qui se font sentir quand la tête est engagée dans le détroit inférieur.

CONTRE-IRRITATION (*Path.*), s. f., irritation provoquée sur une partie pour en faire cesser une autre plus ou moins éloignée.

COPALME (Huile de), styrax liquide.

COR (*Art. vétér.*), s. m. On désigne sous ce nom la gangrène sèche d'une portion de la peau des animaux domestiques, accompagnée de tuméfaction du tissu cellulaire environnant, et déterminée par la compression du collier, de la selle, etc.

CORÉE (*Entom.*), *coreus;* genre d'insectes hémiptères, section des hétéroptères, famille des corisies. Le corée bordé, *cimex marginatus* de Linné, peut en être le type.

CORÉTHRE (*Entom.*), *corethra;* genre d'insectes de l'ordre des diptères, famille des némocères, tribu des tipulaires.

CORECTOMIE (*Chir.*), *corectomia;* de κόρη, prunelle; ἐκτὸς, dehors, et τέμνω, je coupe; incision de l'iris.

CORNÉINE, s. f., *corneina;* de *cornu*, corne; matière cornée, pileuse, épidermique ou pennée.

CORNÉITE (*Path.*), s. f., *corneitis*, de *cornu*, corne; inflammation de la cornée.

CORPS INODULAIRE (*Anat. path.*), nom proposé par le professeur Delpech pour désigner le tissu fibreux qui forme la base des cicatrices. Ce tissu, qu'on rencontre partout où il y a eu suppuration, paraît formé par la membrane *puogénique* (*V.* ce mot) parvenue à son dernier degré de développement. Il est composé de fibres dirigées en tous sens, douées de très peu d'extension, et ne gardant jamais l'allongement que l'extension lui a fait subir. Sa densité est telle qu'il peut être comparé aux ligamens articulaires les plus forts. Il a pour caractère très remarquable de jouir d'une force de crispation indéfinie, à laquelle on attribue le rapprochement des bords des solutions de continuité, la coarctation des cavités à la suite de l'inflammation des membranes qui les tapissent, et les difformités qui succèdent aux brûlures. La chirurgie tire un grand parti de cette même propriété, notamment dans la rhinoplastie, l'opération du trichiasis, l'excision de la conjonctive, etc., etc.

CORPS SIMPLES ou CORPS ÉLÉMENTAIRES (*Chim.*). On désigne ainsi les corps dont on n'a pu retirer jusqu'à présent qu'une seule espèce de matière, et qui, par leur combinaison réciproque, forment tous les corps composés possibles, naturels ou artificiels. On en connaît cinquante-deux, réunis, suivant la méthode de M. Amper, en trois ordres, savoir; 1er ORDRE, *Gazolytes*, ou corps susceptibles de former des gaz permanens par leur combinaison avec plusieurs d'entre eux; 2e ORDRE, *Leucolytes*, ou *métaux* formant des combinaisons salines blanches; 3e ORDRE, *Chroïcolytes*, ou *métaux* formant des combinaisons salines colorées. Chacun de ces ordres comprend plusieurs genres, empruntant leur nom à l'un des corps simples qu'ils renferment; ils sont ainsi rangés: 1er ORDRE, cinq genres; savoir: *Borides, Anthracides, Aerides, Thionides, Arsenides;* 2e ORDRE, cinq genres; savoir: *Cassitérides, Argyrides, Téphralides, Calcides, Zirconides;* 3e ORDRE, quatre genres; savoir: *Cérides, Siderites, Chrysides, Chronides. V.* ces mots.

CORYNE (*Zool.*), *coryna;* genre de polypes presque microscopiques portés sur un pédicule long et souple qui leur permet toute espèce de mouvement.

CORYPHOENE (*Icthyol.*), genre de poissons de l'ordre des thoraciques de Linné, dont les espèces, très nombreuses, sont remarquables par l'éclat et la variété de leurs couleurs et l'excellence de leur chair, qui offre une ressource précieuse aux marins.

COTYLES (*Zool.*), organes particuliers situés sous les bras des méduses, et qui ressemblent aux cotylédons de certains végétaux. On suppose que ce sont les organes de la génération de ces animaux.

COUA, COUAS ou COULICOU (*Orn.*), *couyzus;* genre d'oiseaux de l'ordre des zygodactyles, séparé par Levaillant du genre Coucou, dont ils diffèrent essentiellement par leurs mœurs et quelques caractères extérieurs. On en distingue plusieurs espèces.

COUCAL (*Ornith.*), *centropus;* genre d'oiseaux de l'ordre des zygodactyles, établi par Levaillant aux dépens du genre coucou. Ses espèces sont toutes exotiques.

COUROUCOU (*Ornith.*), genre d'oiseaux de l'ordre des zygodactyles, dont les espèces, toutes exotiques, à brillant plumage, sont recherchées par les chasseurs pour la délicatesse de leur chair.

COUROUPITE (*Bot.*), *couroupita;* grand arbre des forêts de la Guyane, remarquable par son écorce, qui se détache par longues lanières dont on peut faire des cordages, et par son fruit, dont le volume égale celui de la tête d'un enfant. Ce fruit, en raison de sa forme, de sa couleur brune et ferrugineuse, a reçu le nom vulgaire de boulet de canon.

COWPÉRINE, s. f., *cowperina;* produit de la sécrétion des glandes de Cowper.

COWRAP, nom anglais d'une variété de l'*impétigo*.

CRANIOTOME, synonyme de *céphalotome* (*V.* ce mot).

CRANIOTOMIE (*Accouch.*), s. f., synonyme de *céphalotomie* (*V.* ce mot.)

CRISTAL MINÉRAL ou SEL DE PRUNELLE (*Chim. thér.*), noms donnés au nitrate de potasse fondu.

CROISSANT (*Art vétér.*), s. m., *arcus;* éminence semi-lunaire qui survient à la sole du pied du cheval, entre la pointe de la fourchette et le bord inférieur de la muraille en pince. Cette lésion est toujours une suite de la fourbure.

CROTON TIGLIUM (*Mat. méd.*), plante de la monoécie monadelphie de Linné, et de la famille des euphorbiacés de Jussieu, dont les semences, connues dans le commerce sous le nom de graines de Tilly, graines de moluques, pignons d'Inde, produisent une huile âcre très purgative, employée dans l'Inde de temps immémorial, et dont l'usage commence à se répandre en France. Cette huile est contenue dans l'amende de la graine de croton, d'où on l'extrait par expression. Elle est soluble en totalité dans l'éther et l'essence de térébenthine; l'alcool n'en dissout que les deux tiers, mais s'empare de son principe actif. Celui-ci est une matière âcre et corrosive, que M. Brande a désignée sous le nom de *tigline;* outre ce principe, l'huile de croton contient un acide analogue à l'acide jatrophique. Mise sur la langue, elle provoque dans la bouche une chaleur brûlante et une sécrétion abondante de salive. Administrée à l'intérieur, à la dose d'une demi-goutte, dans un véhicule quelconque, elle produit ce même sentiment de brûlure qui se propage dans la gorge, l'œsophage et l'estomac, puis elle donne lieu à des évacuations alvines abondantes. Elle peut être employée avec avantage contre la constipation opiniâtre, la colique saturnine, dans tous les cas, enfin, où il est nécessaire d'exciter vivement et promptement la muqueuse des gros intestins. En frictions sur l'abdomen, elle produit quelquefois le même effet que prise par la bouche; mais son action alors est loin d'être constante. Toutefois elle détermine à l'endroit où elle a été appliquée une éruption de petits boutons rouges, très rapprochés et très sensibles, aussi a-t-elle été employée avec avantage de cette manière dans le traitement des rhumatismes chroniques, des tumeurs des articulations. A l'intérieur, elle se donne à la dose d'une demi-goutte à trois gouttes au plus dans une demi-once de sirop, ou incorporée à une quantité suffisante de mie de pain pour un bol. A l'extérieur, on l'emploie à la dose de quatre grains.

CRUPSIE (*Path.*), s. f., *crupsia;* de χρόα, couleur, et ὤψ, œil; anomalie de la vision, par laquelle les objets paraissent colorés autrement qu'ils ne le sont réellement.

CRYMODYNIE (*Path.*), s. f., *crymodynia*, κρυμός, froid, ὀδύνη, douleur froide; rhumatisme chronique.

CRYMOSE (*Path.*), s. f., maladie causée par le froid.

CRYPTOSINE, s. f., *cryptosina*, de κρύπτω, je cache; produit de la sécrétion des cryptes.

CUPULITE (*Zool.*), s. f., *cupulita;* genre de l'ordre des acalèphes libres, ainsi nommée à cause de la ressemblance que présente l'animal avec la cupule d'un gland; ses caractères sont : animaux mous, transparens, réunis deux à deux par leur base et entre eux par les côtés, formant des chaînes flottantes, dont une des extrémités est terminée par une queue rougeâtre rétractile, qu'on croit formée par les ovaires.

CUSPARIÉES (*Bot.*), s. f.; nom donné par Decandolle à une section de la famille des rutacées, et comprenant les cinq genres *Ticorea*, *Cusparia*, *Galipea*, *Raputia* et *Monniera*.

CUTERÈBRE (*Entom.*), s. f., *cuterebra;* genre d'insectes de l'ordre des diptères, rangé par Latreille dans la famille des athéricères. Deux des espèces les plus connues ont été observées dans l'Amérique septentrionale; ce sont la cuterèbre joufflue et la cuterèbre du lièvre, qui déposent toutes deux leurs larves sous la peau de cet animal.

CUTITE (*Path.*), s. f., *cutitis*, de *cutis*, peau; inflammation de la peau. Les différentes formes que revêt cette inflammation ayant toutes reçu des noms particuliers, ce mot ne nous paraît avoir aucun sens bien déterminé.

CYAME (*Zool.*), s. m.; genre de crustacés établi par Latreille dans l'ordre des isopodes, section des cystibranches, et composant les genres *Panope* et *Larunda*. Il renferme deux espèces, dont l'une, la seule décrite, est le cyame de la baleine ou pou de baleine : on le trouve accroché par ses pattes sur le corps de la baleine, et quelquefois sur celui des scombres et des maquereaux.

CYANIDE HYDRIQUE, synonyme d'*acide hydrocyanique.*

CYANIQUE (ACIDE) (*Chim.*). Cet acide, découvert par M. Sérullas en faisant bouillir de l'eau sur du perchlorure de cyanofère, est blanc, inodore, peu sapide, peu soluble dans l'eau; il cristallise en rhombes brillans et transparens, ou en aiguilles déliées, par la sublimation; il est inattaquable par les acides nitrique et sulfurique, qui le dissolvent à une certaine température, et il forme avec les bases salifiables des sels bien caractérisés. On ne connait pas son action sur l'économie; on croit cependant qu'il n'est pas vénéneux.

CYANOSE (*Path.*), s. f., *morbus cæruleus*, de κύανος, bleu, et νόσος, maladie; ictère bleu des anciens; coloration bleuâtre livide de la peau et des membranes muqueuses, due à l'introduction du sang veineux dans le système artériel, par suite de communications ouvertes soit entre les cavités droite et gauche du cœur, soit entre les gros troncs artériels et veineux. C'est surtout aux mains, aux pieds, aux parties génitales, et surtout à la face, notamment aux lèvres, que la teinte bleuâtre a le plus d'intensité, et là elle est accompagnée d'une bouffissure, d'un gonflement plus ou moins marqués: les efforts, les cris l'augmentent. Le plus ordinairement les lésions des organes de la respiration et de la circulation qui l'accompagnent se manifestent par des symptômes plus ou moins sensibles. Ainsi la respiration est habituellement laborieuse, la chaleur du corps peu considérable, et le malade, ordinairement sensible au froid, est languissant, comme engourdi; il est sujet aux palpitations, aux lipothymies, aux congestions séreuses; enfin, l'auscultation du cœur fait quelquefois entendre le bruit de soufflet et le *frémissement cataire;* la plupart de tous ces symptômes ne s'observent, du moins dans tout leur développement, que pendant les paroxysmes, qui, plus fréquens en hiver qu'en été, et dont la durée peut être de plusieurs heures, ne sont soumis à aucune loi constante. La cyanose se termine ordinairement par la mort, soit subite, soit précédée de suffocation, d'anxiété cruelle, de défaillance, de sueurs froides; cependant on l'a vue disparaître complètement.

La médecine, toujours impuissante pour détruire cette maladie comme pour la prévenir, peut au moins apporter quelque soulagement aux souffrances de ceux qui en sont atteints: elle conseille à ceux-ci de respirer un air pur et d'une température assez élevée, de faire usage d'alimens peu excitans, et d'éviter toutes les causes d'émotions vives et la fatigue corporelle, de recourir à la saignée pendant les paroxysmes, aux pédiluves, aux potions calmantes, et surtout d'observer un repos complet, qui peut seul, comme le prouve une observation rapportée par Hunter, prévenir le développement des accidens.

CYANURE D'HYDROGÈNE ou ACIDE HYDROCYANIQUE, autrefois *acide prussique. V.* N. D. M., art. *hydro-cyanique.* (*Thérap.*, *Toxicol.*) L'acide hydrocyanique pur ou liquide est un poison des plus subtils; une seule goutte placée sur la langue ou sur la conjonctive d'un animal suffit pour le faire périr sur-le-champ; une goutte de cette substance, mêlée à quatre gouttes d'alcool et injectée dans les veines d'un chien, le tue avec la rapidité de la foudre; en vapeur et mêlé à de l'air, cet acide possède à peu près la même énergie; étendu d'eau (*acide hydrocyanique médicinal* ou *de Scheèle*), son action est bien plus faible, puisque, d'après des expériences tentées par Coullon sur lui-même, quatre-vingt-six gouttes n'ont produit autre chose que de la salivation, des nausées, de la fréquence au pouls, de la pesanteur à la tête, une céphalalgie sincipitale, qui disparurent peu à peu au bout de peu d'instans. Néanmoins plusieurs exemples récens d'empoisonnement par cette substance doivent rendre très circonspect dans son emploi, et faire préférer au sirop indiqué dans le *Codex*, et qui contient un dixième d'acide, celui du *Formulaire* Magendie, dans lequel cet acide n'entre que pour un cent vingt-neuvième. La première de ces deux préparations, donnée par inadvertence à sept épileptiques, à la dose de deux gros soixante-quatre grains (contenant cinq grains soixante-quatre centièmes d'acide concentré) pour chacun, occasionna la mort de ces individus dans l'espace de quinze à vingt minutes. Les symptômes observés furent d'abord des convulsions et une perte complète de connaissance, une respiration bruyante et agitée, la bouche écumeuse, une sueur générale et une fréquence marquée du pouls, puis un affaissement graduel, mais rapide, jusqu'à la mort. La pupille fut peu dilatée. A l'ouverture des cadavres, on observa les altérations suivantes: tous les gros vaisseaux étaient gorgés de sang fluide et très noir, ainsi que les poumons et les vaisseaux du cerveau; la membrane muqueuse des bronches était fort injectée, et le canal intestinal offrait à peine quelques traces d'inflammation. Aucun organe ne répandit l'odeur d'amandes amères, non plus que les matières contenues dans l'estomac. Cependant MM. Orfila et Gay-Lussac la constatèrent dans ces mêmes matières quelques jours après. Depuis cette catastrophe, des essais furent tentés dans le but de neutraliser ce poison; ils ont offert quelques résultats heureux, et ont permis d'en déduire les préceptes suivans: l'eau chlorée (contenant un quart de chlore) est le meilleur antidote de l'acide hydrocyanique; après lui viennent l'ammoniaque, les affusions d'eau froide et la saignée. On doit donc, dans un cas d'empoisonnement par cet acide, placer sous le nez du malade, et alternativement passer sur son visage une éponge imbibée d'eau chlorée. A défaut de chlore on emploiera de la même manière l'eau ammoniacale (une partie d'ammoniaque liquide sur douze d'eau), et en même temps on fera des affusions d'eau très froide sur la tête et la colonne vertébrale; la saignée serait indiquée dans le cas où la respiration, commençant à se rétablir, serait très embarrassée, et où des symptômes de congestion faciale existeraient.

L'acide hydrocyanique est employé à l'intérieur comme calmant dans les toux nerveuses et convulsives, dans la coqueluche, l'asthme, le cancer douloureux. Des observations rapportées par M. Jacob-Bouchenel conduisent à le considérer comme extrêmement utile dans les cas de catarrhes pulmonaires très intenses. Dans la phthisie, selon M. Magendie, il calme la toux, facilite l'expectoration et procure du sommeil. La dose de ce médicament (acide prussique médicinal, *form. de Magendie*) est de 6 à 15 grains dans une potion. Le sirop cyanique (*form. de Mag.*), dont chaque once contient 4 1/2 grains d'acide prussique médicinal, se donne à 1/2 gros ou 1 gros dans une potion. A l'extérieur on emploie encore cet acide comme topique calmant dans certaines affections cutanées très douloureuses, et dans les cas d'ulcères cancéreux. On en prescrit 1 ou 2 gros dans un litre d'eau de laitue.

CYANURE DE POTASSIUM (*Thér.*). Cette substance résulte de la décomposition à une température élevée et à l'abri du contact de l'air du double-cyanure de potassium et de fer (prussiate de potasse ferrugineux); elle est alcaline, attire l'humidité, exhale à l'air une forte odeur d'acide prussique; le moindre contact de l'air la convertit en potasse et en acide hydrocyanique. Jusqu'à ces derniers temps les effets du cyanure de potassium n'avaient point été étudiés d'une manière satisfaisante; mais des recherches récentes à ce sujet ont démontré qu'il pouvait être mis au nombre des médicamens les plus utiles. C'est dans les maladies dont la douleur est le seul ou le principal symptôme que le cyanure de potassium a le plus d'efficacité. Ainsi des migraines, des névralgies faciales, sciatiques et autres, et principalement des gastralgies et des entéralgies que les moyens ordinaires n'avaient pu faire disparaître ont cédé à son emploi comme topique sur le point le plus rapproché du siége de la douleur, soit sous forme de pommade dont on faisait des frictions souvent répétées, soit en solution dans l'eau distillée et appliquée à l'aide d'une compresse trempée dans cette liqueur. Dans l'un et l'autre cas sa dose était de 1 à 4. 6 grains et plus par once de véhicule. A l'intérieur on peut l'administrer en pilules à la dose de 1/4 de grain à 1 grain; en potion la *solution de cyanure de potassium* ou d'*hydrocyanate de potasse*, composée d'une partie de cyanure et de huit parties d'eau, se donne à la dose de 2 à 6 gouttes, deux ou trois fois par jour, et le sirop, qui contient 4 grains 1/2 de cette substance par once, est prescrit à celle de demi-once dans une potion.

CYANURE DE POTASSIUM ET DE FER (*Chim.*), sel neutre obtenu soit en décomposant le bleu de Prusse par de la potasse, soit en calcinant le sang desséché avec de la potasse carbonatée et de l'oxide de fer dans des marmites de fonte, lessivant la matière et faisant cristalliser. Cette substance, cristallisée en gros prismes transparens, a une couleur citrine, une saveur amère et désagréable, est soluble dans quatre parties d'eau froide et dans partie égale d'eau bouillante. On l'emploie en chimie comme réactif.

CYANURE DOUBLE DE FER HYDRATÉ (*Chim.*). *V.* Bleu de Prusse. N. D. M.

CYANURE DE ZINC (*Chim. thérap.*). Cette substance, d'un blanc éclatant, dégageant une odeur d'acide hydrocyanique par l'acide sulfurique, s'obtient en précipitant un soluté de sulfate de zinc par un autre d'hydrocyanate simple de potasse. On l'emploie dans les mêmes cas et de la même manière que le cyanure de potassium; elle a de plus été conseillée comme anthelminthique à la dose d'un grain mêlée à de la poudre de jalap.

CYANURES DOUBLES (*Chim.*). On appelle ainsi les composés résultant de la combinaison de deux cyanures entre eux. Ils ont pour propriété d'être beaucoup plus stables que les cyanures simples. Les plus intéressans sous le rapport médical sont le *cyanure de potassium et de fer* ou *prussiate de potasse ferrugineux* et le *bleu de Prusse*, qui est formé de trois atomes de proto-cyanure et de quatre atômes de percyanure de fer hydraté.

CYCADÉS (*Bot.*), s. f.; famille de plantes placée par Richard à côté de celle des conifères, se composant des genres *cycas* et *zamia*. Les plantes de cette famille sont exotiques et ont le port des palmiers.

CYCLANTHE (*Bot.*), s. m.; genre de plantes monocotylédonées composé par Poiteau pour deux plantes très bizarres de la Guyane française et de la Martinique, le *Cycl. plumierii* et le *Cycl. bipartitus*.

CYCLOPE (*Zool.*), s. m., *cyclops;* genre de crustacés de l'ordre des branchiopodes et de la section des lophyropes, dont le type est le *cyclopequadricorne* de Müller.

CYMBIDION (*Bot.*). V. CYMBIDIE. N. D. M.

CYMOTHOADÉES (*Zool.*), s. f; famille de crustacés établie par Leach, et qui comprend le genre cymothoa de Fabricius.

CYRTE (*Bot.*), s. f., *cyrta;* genre de plantes appartenant à la décandrie monogynie, établi pour le *cyrta agrestis*, arbrisseau de la Cochinchine.

CYRTE (*Entom.*), s. m., *cyrtus;* genre d'insectes de l'ordre des dyptères, famille des tanystomes, tribu des vésiculeux. L'espèce type est le cyrte acéphale; *C. acephalus*, Latr.

CYSTIDOTOME (*Chir.*), s. m.; instrument propre à inciser la vessie.

CYSTIDOTOMIE (*Chir.*), s. f., de κύστις, vessie; τεμνω, je coupe; synonyme de *cystotomie*, ou opération de la taille.

CYTISINE (*Chim.*), substance particulière extraite du *cytisus laburnum*, faux ébénier, et de diverses autres plantes, telles que le cabaret et l'arnica. Elle est blanche, jaunâtre, déliquescente, d'une saveur amère et nauséabonde, n'est ni alcaline, ni acide, mais très soluble. Administrée à dose un peu considérable à des animaux, elle a causé la mort à la façon des poisons âcres. Quelques grains produisent chez l'homme des vomissemens et des évacuations alvines.

D

DACRYOCYSTALGIE (*Path.*), s. f., *dacryocystalgia;* de δακρύω, je pleure; κύστις, sac; ἄλγος, douleur; douleur ressentie dans le sac lacrymal.

DACRYOME (*Path.*), s. m.; de δακρύω, je pleure; larmoiement.

DACRYON, s. m., *dacryon;* liquide lacrymal.

DACRYORRHYSE (*Path.*), s. f.; synonyme de *dacryome*.

DACRYOSTASE (*Path.*), s. f., *dacryostasis*, de δακρύω, je pleure; στασις, immobilité; larmoiement extrême. Suspension complète de la fonction des points lacrymaux.

DACTYLIOPHORUM (*Ichth.*), s. m.; poisson des Indes dont la chair est bonne à manger. Il doit son nom à la présence de cinq taches rondes sur chaque côté.

DAL-FIL (*Path.*). Nom arabe de l'éléphantiasis.

DARTRE DU COUSSINET PLANTAIRE (*Art. vétér.*). C'est ainsi que M. Vatel désigne ce que l'on appelle ordinairement *fourchette échauffée*, *irritée*, *pourrie*, etc. Affection qui occupe le tissu réticulaire, ou plutôt la peau dont est recouvert le coussinet plantaire chez le cheval. Elle se manifeste d'abord par une sécrétion, dans le vide de la fourchette, d'une humeur puriforme, noirâtre, très fétide, dont l'odeur approche de celle du fromage pourri. Par suite, la corne des côtés du vide de la fourchette devient molle, filandreuse, peu cohérente, et laisse souvent le tissu cellulaire sous-jacent à découvert.

DASYCÈRE (*Entom.*); genre d'insectes de l'ordre des coléoptères, section des trimères, famille des fungicoles (Cuv.), ayant pour type le dasycère sillonné; *D. sulcatus.*

DASYPODE (*Entom.*), *dasypoda*; genre d'insectes de l'ordre des hyménoptères, de la section des porte-aiguillons, famille des mellifères, tribu des andrenettes. La *dasypode hirtipède* en est le type.

DASYTE (*Entom.*), s. m., *dasytes*; genre d'insectes de l'ordre des coléoptères, section des pentamères, famille des serricornes, tribu des mélyrides. (Latr.) L'espèce type est le *Dasyte bleuâtre*, qu'on trouve aux environs de Paris.

DÉCAPODES (*Zool.*), s. m.; premier ordre de la classe des crustacés, tirant son nom du nombre de pieds que présentent les espèces qui le composent, et formé aux dépens du genre cancer de Linné.

DÉCLIEUXIE (*Bot.*), s. f., *declieuxia*; genre de plantes de la tétandrie monogynie, (L.), et de la famille des rubiacées, section des cofféacées de Kunth, établi par ce botaniste en l'honneur de Déclieux, officier de la marine française, qui porta aux Antilles le premier pied de cafeyer. La seule espèce qui constitue ce genre est le *Declieuxia chiococcoïdes*, plante qui croît sur les bords de l'Orénoque.

DÉLIRE NERVEUX. *V.* Délire tremblant.

DÉLIRE TREMBLANT (*Path.*), *delirium tremens;* sorte de délire produit ordinairement par l'abus des liqueurs spiritueuses, accompagné d'agitation et de tremblement des muscles, et existant sans inflammation de l'encéphale. Cette maladie, qu'on a vue aussi, mais plus rarement, être la suite d'un violent accès de colère, de la suppression d'une hémorrhagie, de blessures ou d'opérations de chirurgie, se déclare le plus souvent d'une manière subite pendant ou après une orgie. Le délire est, selon les individus, doux ou furieux, et ne prive pas les malades de l'usage de leurs facultés tant qu'on fixe leur attention. Il revêt la forme rémittente, ou bien est continu; il s'accompagne de tremblemens ou de secousses rapides dans les membres supérieurs, et quelquefois dans tous les muscles du corps, ainsi que d'une insomnie opiniâtre, de constipation et de suspension complète de la sécrétion urinaire; mais il n'existe ni chaleur à la peau, ni fréquence au pouls, ni soif vive quand l'affection est simple.

Le délire tremblant cesse souvent au bout de vingt-quatre heures. Dans les cas les plus graves il ne se termine pas ordinairement par la mort, et ne dure guère plus de vingt jours. L'anatomie pathologique n'apprend rien sur sa nature.

La plupart des auteurs considèrent l'opium comme le moyen le plus efficace pour combattre cette affection; en effet il suffit presque toujours. On le donne à doses croissantes depuis un demi-grain jusqu'à quatre, six et plus. Bientôt il produit le sommeil à la suite duquel le malade se trouve en pleine santé.

DEM EL MUIA, *encéphalite;* fièvre pernicieuse, endémique en Égypte.

DENDRELLE (*Zool.*), s. f., *dendrella;* genre d'animaux infusoires de la famille des vorticellaires.

DENTICEPS, s. m., *denticeps;* instrument propre à l'avulsion des dents.

DÉPERDITION (*Bot.*), s. f.; acte par lequel les végétaux rejettent à l'extérieur les substances qu'ils ont absorbées ou qui se sont formées par la végétation, et sont devenues inutiles à leur nutrition. La déperdition dans les plantes comprend donc trois fonctions suivant la nature des substances rejetées; savoir: la *transpiration*, l'*expiration* et l'*excrétion*.

DERMECTÉRIEN, adj., de δέρμα, peau; ἐκτός, dehors; relatif aux tégumens, à la peau proprement dite.

DERMENTÉRIEN, adj., de δέρμα, peau; εντερον, intestin; se dit de ce qui a rapport à la peau intestinale.

DERMOTAGRE (*Path.*). s. m., de δέρμα, peau; ἄγρα, prise; synonyme de *pellagre.*

DERMITE (*Path.*), s. f., *dermitis*, de δέρμα, peau; inflammation de la peau.

DERMOLYSIE (*Path.*), s. f., *dermolysis*, de δέρμα, peau; λύσις, solution; paralysie, insensibilité de la peau.

DÉSINFECTION (*Hyg.*), s. f.; action de désinfecter. (*V.* ce mot, N. D. M.) Jusqu'en 1773 on n'avait encore découvert aucun agent réel de désinfection, c'est à dire aucun moyen propre à neutraliser les miasmes putrides et pestilentiels. Les substances qu'on employait dans ce but n'avaient d'autres résultats que de disperser ces miasmes en établissant des courans d'air, ou de modifier leur action sur l'odorat en masquant leur odeur. Mais à cette époque Guyton de Morveau enseigna le premier à agir chimiquement au moyen de l'acide hydrochlorique sur les effluves répandues dans l'air ; puis Fourcroy, modifiant avec bonheur le procédé du chimiste dijonnais, démontra la supériorité du chlore gazeux comme désinfectant sur l'acide hydrochlorique, qui cependant avait déjà rendu de grands services. Si le chlore est un excellent agent de désinfection, son emploi présente un bien grand inconvénient ; c'est qu'on ne peut dégager ce gaz dans des lieux occupés par des malades ou même par des individus sains, à cause de ses effets fâcheux sur les organes de la respiration. Il était donc à désirer qu'on découvrît un moyen qui, tout en présentant les mêmes avantages, fût exempt de cet inconvénient. Ce moyen, proposé en 1822 par M. Labarraque, et généralement adopté depuis, consiste dans l'emploi des chlorures d'oxide. (*V.* ce mot.) Ces substances, qui agissent par le dégagement du chlore qu'elles renferment, ont pour résultat bien évident de détruire subitement la fétidité des substances organiques. Comme ce résultat paraît dépendre de leur action chimique sur ces substances, on a été porté à penser que non seulement la fétidité, mais aussi les propriétés délétères des émanations qui s'en dégagent pourraient être neutralisées : un grand nombre d'expériences portent à le penser. Aussi a-t-on fait l'application des chlorures à la désinfection des salles de dissection, de l'intérieur des navires, des hôpitaux, des casernes, des prisons, des salles de spectacle, des ateliers, de ceux surtout où l'on emploie des matières animales, et enfin des lazerets ; on l'a même étendue à l'assainissement des lieux infectés par la présence d'animaux atteints ou morts de maladies contagieuses.

Pour désinfecter un lieu où se trouve un cadavre en putréfaction, il suffit de verser une bouteille d'oxide de sodium dans un baquet contenant dix à douze litres d'eau, de tremper un drap dans cette solution et de l'étendre avec promptitude sur le cadavre. A l'instant toute infection cesse, et l'on peut, sans dégoût et sans danger, rester dans le lieu dont l'air un instant avant était saturé d'effluves malfaisantes. La désinfection des prisons, des ateliers, des vaisseaux et de tous les lieux renfermant un grand nombre d'individus s'opère au moyen de simples arrosages d'eau chlorurée, renouvelés plusieurs fois par jour. Par des lessivages convenables avec cette eau, on a pu désinfecter et rendre sans danger à leur usage primitif les harnais des chevaux morveux, et des écuries qui depuis plus de cinquante ans avaient servi exclusivement à renfermer des animaux atteints de morve. Si l'on en croit le consul de France à Alep, en 1827 plusieurs individus communiquant librement avec des pestiférés, et qui faisaient journellement usage d'eau chlorurée, ont été préservés de la maladie ; mais malgré ce témoignage et les expériences faites par la commission médicale envoyée dans le Levant par le gouvernement français, rien n'est moins certain encore que l'efficacité des chlorures comme moyen de détruire les miasmes pestilentiels.

DESMAN (*Zool.*), s. m., *Mygale* ; genre de carnassiers insectivores très voisin des musaraignes. Les espèces qui le constituent vivent dans l'eau et sous l'eau, dans des terriers qu'ils pratiquent au fond des marécages. Elles exhalent une forte odeur de musc.

DESMEUX, adj., *desmosus ;* de δεσμὸς, lien ; synonyme de ligamenteux.

DESVAUXIE (*Bot.*), s. f., *desvauxia ;* genre de plantes de la famille des restiacées, formé par R. Brown en l'honneur de Desvaux, rédacteur du *Journal de Botanique.* Il comprend neuf espèces indigènes de la Nouvelle-Hollande.

DÉTORSION, DÉTORSE (*Art vétér.*), s. f., *detorsio ;* synonyme d'*entorse.*

DEUTACHROME, adj., *deutachromaticus,* de δεύτερος, second; α priv., et χρόα, couleur ; le second sans couleur.

DEUTACHROMÊME, s. m., *deutachromœma,* de δεύτερος, second; α priv., χρόα, couleur; αἷμα, sang; sang deutachrôme Lymphe.

DEUTOCHROME, adj. ; le second coloré.

DEUTOCHROMÊME, s. m ; sang deutochrôme ou artériel.

DEUTO-NERVEUX, adj., δεύτερος, second; νεῦρον, nerf ; nerveux de la vie animale.

DEUTOSARCEUX, adj. ; de δεύτερος, second ; σὰρξ, chair ; musculaire de la vie animale.

DEUTOSCLEREUX, adj., *deutosclerosus,* de δεύτερος, second; σκληρὸς, dur; osseux.

DIABASIS (*Ichthyol.*), *diabasis ;* genre de poissons de l'ordre des acanthoptérygiens et de la famille des squammipennes.

DIARRHÉE CHYLEUSE (*Path.*); synonyme de *flux céliaque*.

DIASTÉMATOMYÉLIE, s. f., *diastematomyelia*, de διάστημα, intestin, μυελὸς, moelle; scission de la moelle épinière.

DIACRISIQUE, adj.; sens *diacrisique*, celui qui préside aux sécrétions. (Prof. Récamier.)

DICÉPHALE (*Bot.*), adj.; se dit d'un fruit qui est terminé par deux pointes ou deux cornes, comme par exemple dans les saxifragées.

DICHOTOMIE, s. f., de δίχα, en deux, et τέμνω, je coupe; division binaire.

DYCOTYLÉDON (Embryon), (*Bot.*); embryon pourvu de deux cotylédons ou feuilles séminales; tel est celui du haricot, du chêne, etc.

DIDYMITE (*Path.*), s. f., *didymitis*, de δίδυμος, double; inflammation du testicule.

DIGITALINE (*Chim.*), s. f.; substance extraite de la digitale pourprée, et à laquelle cette plante paraît devoir ses propriétés médicinales. Ce principe, découvert par M. Leroyer, de Genève, en 1824, puis étudié par d'autres chimistes, présente des caractères différens selon chacun d'eux. Suivant M. Leroyer c'est une substance brune, poisseuse, très amère, déliquescente, soluble dans l'éther; suivant M. Pacquy elle se présente sous forme d'aiguilles blanches, d'une saveur âcre; est insoluble dans l'eau, soluble dans l'éther et l'alcool, et de nature alcaline. On ne s'en sert point encore en médecine.

DILUTION (*Pharm.*), s. f., de *diluere*, délayer; opération qui a pour but de séparer par la suspension dans l'eau les parties des corps les plus divisées d'avec les plus grossières. Elle diffère de la *lotion* en ce que celle-ci a pour effet de laver un corps et d'en séparer les substances étrangères.

DIPÉRIANTHÉS (*Bot.*), adj.; se dit des végétaux munis de deux enveloppes florales, un calice et une corolle. Ces végétaux se divisent en deux grandes classes, savoir: les dipérianthés monopétales et les dipérianthés polypétales.

DIPHTHÉRIE (*Path.*), s. f., *diphtheria*, de διφθέρα, parchemin, cuir; production de pellicule.

DIPHTHÉRITE (*Path.*), de διφθέρα, parchemin, cuir; inflammation pelliculaire. Nom donné par M. Bretonneau à une maladie qui a régné épidémiquement aux environs de Tours en 1818, et qu'on connaît généralement sous les noms de croup, d'angine maligne, d'angine gangreneuse.

DIPLOMYÉLIE, s. f., *diplomyelia*, de διπλόω, je double, μυελὸς, moelle; moelle épinière double.

DIPSOMANIE (*Path.*), s. f., *dipsomania*; de δίψα, soif, et μανια, manie; délire avec tremblement et soif d'eau-de-vie.

DISSOCIATION, s. f., *amentia*; démence. (Rush.)

DJUZAM, nom arabe de l'éléphantiasis.

DOCIMASIE PULMONAIRE (*Méd. lég.*), de δοκιμάζω, j'essaie; opération à laquelle on soumet les poumons d'un enfant nouveau-né dans le but de s'assurer s'il a respiré.

La docimasie *hydrostatique* enseignée par Galien consiste à plonger les poumons dans l'eau pour en évaluer le poids spécifique. Elle est basée sur les changemens que l'introduction de l'air dans ces organes apporte à leur poids. Si un poumon sain surnage, c'est qu'il est pénétré par de l'air, dont la présence en a rendu le tissu plus rare et plus léger; on suppose alors que la respiration a eu lieu. Si, au contraire, il va au fond de l'eau, c'est que son tissu, non imprégné d'air, est resté dense, comme cela a toujours lieu avant la respiration. Toutefois cette expérience pourrait, sans l'appréciation de certaines circonstances, mettre dans l'erreur; car un poumon malade peut aller au fond de l'eau et appartenir à un enfant qui a respiré. Un poumon insufflé ou putréfié peut surnager quoiqu'il n'ait pas servi à la respiration, mais ce qui prouve d'une manière certaine dans cette expérience que l'enfant n'a pas respiré, c'est l'immersion rapide de deux poumons divisés en petits morceaux, après qu'on a pressé dans l'eau chacun de ces morceaux.

Deux autres procédés qui ont pour but de faire apprécier l'augmentation du poids et du volume des poumons sous l'influence de la respiration, ont été proposés, l'un par Daniel, l'autre par Bernt; mais celui de Galien est le seul employé.

DOTHINENTÉRITE, **DOTHINENTÉRIE** (*Path.*), s. f., *dothinenteritis*, de δοτιὴν, furoncle, ἔντερον, intestin; inflammation furonculeuse des intestins, ainsi dénommée et décrite par le docteur

Bretonneau, de Tours; maladie qui n'est autre chose que celle qui a été désignée par différens auteurs et à diverses époques sous les noms de fièvre bilieuse, — putride, — muqueuse, — gastro-adynamique, — entéro-mésentérique, gastro-entérite, affection typhoïde, entérite folliculeuse. M. Bretonneau place le siége spécial de la dothinentérite dans les glandes de Peyer et de Brunner. Ses symptômes sont ceux qu'on assigne à l'entérite aiguë. Son traitement consiste dans l'emploi simultané des émolliens et d'un sel cathartique amer; le sel d'epsom, par exemple, à la dose de deux ou trois gros, deux fois par jour. Selon cet auteur la dothinenthérite est contagieuse.

DURABILITÉ, s. f., propriété inhérente aux corps organisés de durer un certain temps.

DYACYDONIUM, s. m., de διά, avec, κύδων, cydon; électuaire purgatif dont le rob de sureau est l'excipient.

DYDIMITE, s. f., de διδυμος, jumeau dont on s'est servi pour désigner le testicule; inflammation du testicule.

DYNAMÉTRIE, s. f., *dynametria;* de δύναμις, force, μέτρον, mesure; mesure des forces.

DYSCHROMATIQUE, adj., de δύς, mal, χρόα, couleur; de mauvaise couleur.

DYSMNÉSIE, s. f., *dysmnesia*, δὸς, difficile, μνέσις, mémoire; infidélité, oblitération de la mémoire.

E

ÉCHAUFFEMENT DE LA FOURCHETTE (*Méd. vét.*). *V.* Dartre du coussinet plantaire.

ÉCHELET (*Ornith.*), s. m., genre d'oiseaux de l'ordre des Anisodactyles. Les deux espèces connues sont originaires de la Nouvelle-Hollande.

ÉCHIDNÉS (*Zool.*); genre de quadrupèdes formant, avec les ornithorynques, aussi anormaux qu'eux, la tribu des monotrêmes, dans l'ordre des édentés. Quoiqu'ayant les formes extérieures et le poil des mammifères, on ne saurait les classer à côté de ces animaux, puisqu'ils sont dépourvus de mamelles, sont ovipares et ressemblent, par leur épaule et les organes de la génération, aux oiseaux et aux reptiles. On ne sait rien sur leurs mœurs, leur nourriture, le mode de leur génération. Des deux espèces connues, l'une habite les environs du port Jackson, l'autre la terre de Van-Diémen.

ÉCHIURES (*Zool.*); famille de l'ordre des annélides lombricines, ne renfermant que le seul genre Thalassème.

ÉCLEPSIE (*Path.*), s. f., *eclepsis;* de ἔκλειψις, éclipse; synonyme d'épilepsie.

ÉCLAMPSIE (*Path.*); s. f., *eclampsia*, *eclampsis*, de ἔκλαμψις, éclat de lumière, εκλαμπω, je brille; mot employé métaphoriquement par Hippocrate pour exprimer l'exaltation des propriétés vitales qui a lieu à l'époque de la puberté. Depuis Sauvage on s'en sert pour désigner l'affection convulsive et épileptiforme des enfans et des femmes en couche.

L'éclampsie des jeunes enfans est ou *idiopathique* ou *sympathique*. La première est ordinairement la suite d'un accouchement long et pénible, et le résultat immédiat d'un épanchement sanguin à la surface de l'encéphale. Elle se développe peu de temps après la naissance, précédée ou non de symptômes apoplectiques. Les mouvemens brusques et irréguliers des membres, le strabisme momentané, le trismus, des grimaces, des alternatives de rougeur et de pâleur, la gêne passagère de la respiration la font reconnaître; mais un signe plus caractéristique est la somnolence avec renversement des poignets, vers le bord cubital de l'avant-bras et raideur des doigts appliqués de toute leur longueur sur la paume de la main, et couvrant le pouce fortement fléchi. Ces symptômes se manifestent par accès qui ne durent que quelques minutes. Quand dans l'intervalle de ces accès il y a de la stupeur, puis du coma, la maladie se termine d'une manière fâcheuse. Un signe favorable, au contraire, est le rétablissement complet de la santé entre chacun de ces accès. Cette affection peut cesser spontanément lorsque l'épanchement est peu considérable. Dans le cas opposé il faut dissiper la pléthore générale et rétablir la liberté de la respiration soit (dans les premiers momens de la naissance) par la saignée ombilicale et l'insuflation, soit, plus tard, par l'application d'une ou deux sangsues aux tempes. L'*éclampsie sympathique*, qui se déclare ordinairement à l'époque de la première dentition, est en général peu dangereuse. Elle présente les mêmes symptômes épileptiformes que la précédente. Il suffit pour la faire disparaître de l'usage des bains et des boissons antispasmodiques quand le travail de la dentition l'occasione. Si elle résulte de la présence des vers ou d'une indigestion, on n'a qu'à combattre ces causes par les moyens connus. Si elle s'accompagne de symptômes sérieux de congestion vers l'encéphale, on doit avoir recours à la saignée locale.

Éclampsie des femmes en couche. Elle se montre le plus souvent peu de temps après la délivrance. Cependant elle peut avoir lieu à différens temps de la grossesse. Elle marche par accès comme chez les enfans. Chaque accès peut être ou non précédé de symptômes de congestion vers la tête. Dans sa force la face est gonflée et violette, et présente des contractions violentes qui correspondent aux mouvemens irréguliers des yeux et des membres; la bouche est souvent tordue, la langue tuméfiée sort de la bouche et se trouve serrée entre les deux mâchoires; la respiration, d'abord irrégulière, se suspend; le pouls est fréquent, plein et dur; les urines et les matières fécales sont expulsées involontairement. Ces phénomènes sont suivis d'un coma profond, puis du retour de la respiration, avec expulsion d'une bave écumeuse, et enfin du rétablissement des diverses fonctions. Les accès ne durent ordinairement que quelques minutes.

Si l'éclampsie se manifeste au commencement du travail, il faut accélérer la marche de celui-ci en rompant les membranes; cela suffit quelquefois pour faire cesser les accidens. Si le travail est assez avancé pour qu'on puisse extraire le fœtus, il faut sur-le-champ opérer la version ou appliquer le forceps, et si l'éclampsie continue après la sortie de l'enfant, on doit extraire le placenta. Quand le travail n'est nullement commencé, les seuls moyens suivans sont indiqués: la saignée du bras d'abord, puis les sangsues au cou et aux tempes, puis les excitans cutanés, surtout quand le coma est profond et persistant. Les anti-spasmodiques n'ont guère d'utilité que comme préservatifs, et dans les cas où les symptômes sont plutôt spasmodiques que pléthoriques.

ÉCROUELET, MAL DE TAUPE (*Méd. vét.*); c'est le nom qu'on donne à diverses tumeurs provenant de contusion sur la nuque du cheval ou du bœuf.

ECTHYMA (*Path.*), s. m., de ἔκθυμα, éruption pustuleuse; maladie de la peau caractérisée par des pustules phlysaciées, larges, arrondies, ordinairement discrètes, à base enflammée, auxquelles succède une croûte qui laisse à sa chute quelquefois une petite cicatrice, mais le plus souvent une tache rouge qui persiste plus ou moins long-temps. Elle siége le plus ordinairement sur les membres, les épaules, les fesses, le cou et la poitrine. (L'éruption causée par l'emploi de la pommade émétisée ou d'emplâtres saupoudrés de tartre stibié, est un ecthyma.) Cette affection est souvent le résultat du contact de corps irritans, de la malpropreté, d'un mauvais régime, de veilles prolongées; elle survient plus ordinairement pendant l'été et chez les jeunes gens et les adultes. Quelquefois les femmes en sont atteintes pendant la grossesse. Quand l'ecthyma est partiel et ne change pas de siége, sa durée est de huit ou quinze jours; quand, au contraire, il se manifeste sur divers points du corps successivement, il peut persister des mois entiers. Dans le premier cas des boissons délayantes, des bains, un régime doux, sont les seuls moyens à lui opposer. Dans le second, et s'il existe beaucoup d'inflammation, la saignée devient nécessaire. Quand l'affection se prolonge et existe chez des individus affaiblis, on a recours à des bains alcalins ou de mer, aux lotions avec l'acide hydrochlorique très étendu, aux laxatifs et à l'usage de bons alimens, et quelquefois aux toniques, au quinquina, aux préparations ferrugineuses.

'ECTOCARPE (*Bot.*), s. m.; genre de plantes cryptogames voisin des Delisellės, et dont les espèces habitent la mer, où elles sont parasites des autres hydrophytes.

ECTOSPERME (*Bot.*), s. m., *ectosperma;* genre de plantes cryptogames auquel Decandolle a donné le nom de *Vaucheria.* Les Ectospermes ont été confondus à tort avec les conferves, dont ils diffèrent par l'absence totale d'articulations. On en reconnaît un assez grand nombre d'espèces.

ECTROTIQUE (Méthode); on a récemment donne ce nom à certain mode de traitement de la variole, qui consiste dans la cautérisation des pustules faite dans le but de prévenir la formation des cicatrices et le développement des complications graves. Le caustique employé est le nitrate d'argent fondu, porté à l'état solide sur les pustules isolées ou bien appliqué en dissolution aqueuse au moyen d'un pinceau de charpie sur des masses de pustules plus ou moins étendues. Après la cautérisation, dès que la cuisson se fait sentir, on recouvre les parties de compresses imbibées d'une décoction émolliente. Cette méthode, qui n'est pas sans danger quand elle est employée avec peu de discernement, ne paraît pas avoir tous les avantages qu'on s'en était promis.

ECZEMA (*Path.*), s. m., de ἐκζέω, *effervesco*; maladie de la peau du genre des affections vésiculeuses, caractérisée par des vésicules très petites agglomérées en grand nombre, occupant des surfaces très larges non circonscrites et irrégulières. On reconnaît plusieurs variétés de l'eczema.

Dans l'*eczema simplex* les vésicules sont très petites, très rapprochées les unes des autres, sans la moindre auréole inflammatoire, et contenant un liquide séreux, d'abord transparent, puis légèrement trouble. Lorsque ces vésicules se flétrissent elles laissent un petit disque squammeux très mince, qui se détache et ne reparaît plus. C'est ordinairement au bras ou à l'avant-bras et entre les doigts que cette éruption s'observe. Dans ce dernier cas elle peut en imposer pour la gale. Elle est ordinairement produite par des frictions irritantes, et se manifeste le plus souvent chez les jeunes gens et les femmes. L'*eczema rubrum* diffère du précédent en ce qu'il s'accompagne d'un état inflammatoire très marqué de la peau, et qu'à l'époque de la desquammation comme après la guérison, le derme conserve une teinte rougeâtre, parsemée de petits points arrondis et entourés d'un petit liseret blanchâtre irrégulièrement découpé : ce liseret indique la ligne de démarcation entre le soulèvement de l'épiderme qui formait la vésicule et l'auréole qui entourait sa base. Quand l'*eczema rubrum* ne se termine pas en peu de temps et par desquammation, il prend alors des caractères particuliers qui lui ont fait donner le nom d'*eczema impetiginodes*. Ces caractères sont : inflammation des plus vives de la peau, qui est tuméfiée ; liquide séro-purulent dans les vésicules, squammes jaunâtres, molles, qui à leur chute laissent à découvert des surfaces d'un rouge cramoisi, d'où s'écoule une sérosité roussâtre ; enfin reproduction de ces squammes, qui diminuent de plus en plus d'épaisseur jusqu'à la cessation de l'inflammation.

Le traitement de l'*eczema simplex* consiste uniquement dans l'emploi des boissons rafraîchissantes, des bains tièdes, et si l'éruption est très étendue, de boissons laxatives et de bains alcalins ou sulfureux. Pour l'*eczema rubrum* et l'*eczema impetiginodes*, il faut avoir recours aux moyens antiphlogistiques comme dans toute phlegmasie aiguë. On doit alors bannir l'usage des bains sulfureux et de tout topique irritant. Quand l'eczema est passé à l'état chronique, les boissons acidules (limonade sulfurique) et les bains simples ou gélatineux suffisent si la maladie est peu intense. On est quelquefois obligé de leur associer des laxatifs. Quand l'affection est très ancienne, les purgatifs, les eaux sulfureuses, les bains, les douches de vapeur sont nécessaires. On hâte la guérison, si d'ailleurs la surface malade a peu d'étendue, par des frictions légères avec la pommade suivante : R. protochlorure ammoniacal de mercure un scrupule à un demi-gros ; axonge une once. On est obligé assez souvent, pour calmer les vives démangeaisons, de faire faire des lotions avec une décoction de douce-amère ou de jusquiame, ou une émulsion d'amandes amères. Dans des eczema très rebelles on peut administrer la teinture de cantharides à la dose de trois à cinq gouttes chaque matin dans un peu de tisane, et augmenter cette dose tous les cinq à six jours, jusqu'à vingt ou trente gouttes. On peut aussi employer avec succès les pilules asiatiques, dont on administre une par jour pendant un mois ou six semaines. On ne doit jamais recourir à la cautérisation dans cette maladie.

EFFORT (*Art vétér.*); synonyme d'entorse. On en distingue plusieurs espèces. *Effort de boulet*, entorse métacarpo ou métatarso-phalangienne; *effort de cuisse*, entorse fémoro-coxale; *effort d'épaule*, entorse scapulo-humérale (synonyme d'*écart*) *effort de hanche*, entorse fémoro-coxale; *effort du jarret*, entorse du jarret; *effort de reins*, entorse dorso-lombaire ou lombo-sacrée.

EISPNOIQUE, adj., de εἰς, dans, πνέω, je respire; qui a rapport à l'absorption.

ELÆOCARPE (*Bot.*), s. m.; genre de plantes placé d'abord par Jussieu dans la famille des Guttifères, et que cet auteur a considéré ensuite comme le type d'un nouvel ordre naturel voisin des Tiliacées. Les espèces qui le composent sont des arbres originaires de l'Inde. Deux autres croissent, l'une à l'Ile-de-France, l'autre à la Nouvelle-Hollande.

ÉLÆOCARPÉES (*Bot.*), s. f.; famille de plantes phanérogames voisines des Tiliacées, J.

ÉLATÉRINE (*Chim.*), s. f.; principe actif de l'*Elaterium*, découvert récemment par J. D. Morries. C'est une substance blanche cristalline, d'une saveur extrêmement amère et un peu styptique, insoluble dans l'eau et dans les alcalis, et se dissolvant très bien dans l'alcool, l'éther, l'huile d'olives bouillante, mais très peu dans les acides. A l'état de pureté les cristaux examinés à la loupe présentent des prismes rhomboïdaux, striés sur leurs faces, très brillans, et vus en masse, ils ont un aspect soyeux. Cette substance est décomposée par les acides concentrés, et forme avec l'acide nitrique une masse jaunâtre d'apparence gommeuse, et avec l'acide sulfurique une solution d'une couleur foncée rouge de sang; elle est fusible à une température un peu supérieure à celle de l'eau bouillante; chauffée plus fortement elle se volatilise en donnant une vapeur blanchâtre, épaisse et d'une odeur presque ammoniacale.

Cette substance employée chez l'homme a les mêmes effets que l'élatérium; elle augmente la sécrétion urinaire, provoque des vomissemens et de copieuses déjections. M. Duncan l'a employée plusieurs fois avec succès en solution comme médicament purgatif, dans l'infirmerie royale d'Edimbourg. La formule dont ce praticien s'est servi est celle-ci: prenez élatérine un grain, alcool une once, acide nitrique quatre gouttes; faites dissoudre. Dose de trente-six à quarante gouttes dans une demi-once d'eau de cannelle.

ÉLÉCAMPE, s. f.; *inuline*.

ÉLECTRO-PUNCTURE (*Chir.*); électrisation au moyen d'aiguilles enfoncées dans les parties. (*V.* Acupuncture.)

ÉLÉPHANTINE ou **URINE D'ÉLÉPHANT** (*Pharm.*); nom donné au *ratafia de Benjoin* par analogie entre l'acide benzoïque contenu dans ce ratafia et celui qu'on retire de l'urine de l'éléphant.

ELLAGIQUE (*Chim.*), adj.; se dit d'un acide renfermé dans la noix de galle.

ÉLOEOCÉROLÉ (*Pharm.*), s. m.; médicament ayant l'huile et le cérat pour excipiens; tels sont le *cérat simple*, le *cérat de Galien*, le *cérat de Saturne*, la *pommade de Goulard*, etc.

ELOEOL (*Chim.*), s. m.; huile fixe.

ÉLOEOLÉ (*Pharm.*), s. m., de ἔλαιον, huile; huile fixe médicamenteuse, ou médicament résultant de l'action dissolvante d'une huile fixe sur une ou plusieurs substances. L'*injection anti-hémorrhoïdale de Boyer*, le *baume de Fourcroy ou du chevalier Laborde*, le *baume tranquille*, sont des élœolés composés.

ELPHÉGÉE (*Bot.*), s. f.; genre de plantes de la famille des synanthérées, corymbifères de Jussieu et de la syngénésie nécessaire, L., établi par Cassini. Ce genre renferme sept espèces qui sont des arbrisseaux à feuilles alternes, à fleurs jaunes, nombreuses, habitant les îles de France et de Bourbon.

ÉLYTRORRHÉE (*Path.*), s. f., *elytrorrhœa*, de ἔλυτρον, gaîne, et ῥέω, je coule; écoulement muqueux par le vagin, leucorrhée, fleurs blanches.

EMBAMMA (*Erpeth.*), s. m.; énorme serpent africain du genre Python, et qu'on dit assez grand pour pouvoir avaler un cerf entier.

EMBARRER (s'), (*Méd. vétér.*), *impedire;* se dit d'un cheval qui, dans l'écurie, passe une de ses jambes de l'autre côté de la barre.

EMBARRURE (*Méd. vétér.*), s. f.; contusion ou écorchure de la face interne de la cuisse ou de la jambe, provenant de ce qu'un cheval s'est embarré.

EMPIGO (*Path.*), s. m.; variété de l'éléphantiasis au Brésil.

ENALCIDE (*Bot.*), s. f., *enalcida;* genre de plantes de la famille des synanthérées, établi par Cassini, qui le range dans la tribu des *Tagétinées*.

ÉNANTIPATHIE, s. f., *enantipathia*, de ἐναντίος, opposé, πάθος, affection; action d'un médicament qui guérit en produisant une douleur diamétralement opposée à celle qu'il est appelé à faire cesser.

ÉNARTHRITE (*Path.*), s. f., *enarthritis*, de ἐν, dans, ἄρθρον, articulation; inflammation d'une articulation.

ENCÉPHALIE (*Anat. path.*), s. f.;

nom donné à une espèce de monstruosité qui consiste dans la conformation vicieuse de l'encéphale et du crâne.

ENCHELIDE (*Zool.*), s. f. ; genre d'animaux infusoires de la classe des microscopiques et de l'ordre où nul appendice, cirres ou organes n'altèrent la simplitité du corps. Les animaux de ce genre vivent dans les eaux pures, dans la mer ou dans les infusions.

ENDÈRE, s. m., de ἔνδον, dedans ; ensemble formé par les appareils nerveux et vasculaires.

ENDERMIQUE (*Thérap.*), adj., de ἐν, dans, et δέρμα, derme. On appelle *Méthode endermique* un mode particulier de traitement qui consiste à appliquer les médicamens à la surface du derme préalablement dénudé par l'action des vésicatoires ou sur celle des tissus sous-cutanés.

Après avoir produit la vésication on peut se contenter de faire écouler la sérosité par une simple ouverture de la phlyctène, conserver la pélicule et introduire le médicament sous elle ; l'absorption est alors plus active. La substance qu'on veut employer doit être réduite en poudre très fine si sa nature le permet, et unie, quand elle est irritante, à un corps gras. Les liquides seront versés lentement et goutte à goutte. Les médicamens ainsi employés ont une action topique immédiate et une action consécutive à l'absorption. La première produit une irritation locale généralement légère ; la seconde, qui se manifeste au bout de dix minutes ou de deux ou trois heures, varie suivant le médicament qu'on a employé; elle s'annonce d'abord ordinairement par un sentiment de chaleur qui se répand de la partie dénudée vers la cavité splanchnique la plus voisine, et qui de là se propage dans toute l'économie en suivant le trajet des gros troncs nerveux ou vasculaires. L'absorption paraît plus active à la partie interne qu'à la partie externe des membres, à la partie antérieure qu'à la partie postérieure du tronc et chez les individus qui ont la peau fine que chez ceux qui l'ont épaisse et rude. Elle semble aussi s'exercer mieux le soir ou la nuit, à la suite du bain et quand l'estomac est vide, et paraît plus énergique quand le temps est humide et dans les saisons chaudes. On doit observer, pendant l'administration des médicamens, une marche croissante, stationnaire, puis décroissante ; et autant que possible l'application doit être faite sur les parties les plus voisines des centres nerveux. Il est également plus avantageux d'appliquer les médicamens sur plusieurs petites surfaces que sur un vésicatoire qui les égalerait toutes en étendue. Les accidens que déterminerait l'emploi d'un médicament par cette méthode, pourraient être arrêtés par la détersion prompte de l'exutoire ou par l'application d'une substance à effets contraires. Ainsi un tétanos provoqué par deux grains de strychnine a cédé à la substitution, sur la même surface, de deux grains d'acétate de morphine.

ENDOCARDITE (*Path.*), s. f., *endocarditis*, de ἔνδον, dedans, καρδία, cœur ; inflammation interne du cœur.

ENDONARTÉRITE (*Path.*), s. f., *endonateritis*, de ἔνδον, dedans, ἀρτηρία, artère ; inflammation de la membrane interne des artères ; artérite interne.

ENDONENTÉRITE (*Path.*), s. f., *endonenteritis*, de ενδον, dedans, ἔντερον, intestin ; inflammation de la membrane muqueuse des intestins ; entérite interne.

ENDOPHLÉBITE (*Path.*), s. f., *endophlebitis*, de ενδον, dans, φλέψ, veine ; inflammation de la membrane interne des veines. Phlébite interne.

ENDOPHORE (*Bot.*) ; nom de la membrane pariétale interne du tégument propre de la graine. (Decandolle.)

ENDOPHRAGME (*Bot.*) ; sorte de cloison ou valvule qui se trouve de distance en distance dans certains Thalassiaphytes et Hydrophytes filamenteuses.

ENDOSMOMÈTRE, s. m., *endosmometrum*, de ἔνδον, dedans, ὠσμός, impulsion, μέτρον, mesure ; instrument propre à mesurer l'*endosmose*.

ENDOSMOSE, s. f., *endosmosis*, de ἔνδον, dedans, ὠσμός, impulsion ; nom donné à une propriété des tissus organiques, qui consiste dans la filtration active des liquides à travers les membranes des corps organisés de l'extérieur à l'intérieur des cavités. L'*exosmose* est le même phénomène exercé dans le sens opposé.

Suivant M. Dutrochet, qui a découvert ce phénomène et qui lui a imposé ce nom, lorsque deux fluides baignent chacun de leur côté les parois d'une cavité organique, il s'établit à travers ces parois une filtration qui porte au dedans le moins dense de ces liquides quand il est dehors, ou qui le fait sortir quand il était dedans. Ce phénomène ne pouvant être rapporté à la capillarité, M. Dutrochet l'explique par la production d'un double courant électrique qui doit résulter lui-même du contact de deux substances hétérogènes. La pénétration du liquide dans une cavité produit l'*état turgide*, ou sa réplétion avec excès. Le premier effet de l'introduction d'un liquide dans les aréoles de nos tissus, est d'augmenter la grosseur des parties et de concourir ainsi à leur développement. Un autre effet est l'expulsion des substances précédemment introduites. Ce dernier seconde la faible exosmose qu'exerce chaque vésicule organique, et favorise ainsi le renouvellement du liquide qu'elle contient, ce qui constitue la nutrition.

Pour que l'endosmose ait lieu, il faut que les liquides aient une densité différente; ainsi l'introduction d'un liquide moins dense dans la cavité d'un organe creux dépend de ce que le fluide qui y est contenu est plus dense que celui au milieu duquel l'organe est plongé; lorsqu'au contraire le liquide le plus dense est à l'extérieur, le moins dense sort à travers les parois. La nature du liquide n'est pas non plus indifférente pour la production de l'endosmose et de l'exosmose, car les acides et les alcalis ont, sous ce rapport, une action spéciale, et produisent des effets différens. Il en est de même d'un liquide en putréfaction qui agira autrement alors qu'avant d'avoir subi d'altération.

C'est par ce phénomène de filtration, qu'on peut appeler *active*, par ce double mouvement des liquides animaux à travers les membranes qu'on a expliqué chez les êtres organisés les mouvemens de *composition* et de *décomposition*, c'est à dire la *nutrition*, l'absorption interstitielle, l'exhalation séreuse et l'absorption extérieure; l'absorption et l'exhalation cutanée.

ENOESOPHAGITE (*Path.*), s. f., *encesophagitis*, de ἔνδον, dans, οἰσοφάγος, œsophage; inflammation de la membrane muqueuse de l'œsophage. Œsophagite interne.

ENOSTOSE (*Path.*), s. f., *enostosis*, de ἐν, dans, ὀστεον, os; tumeur développée dans le canal médullaire des os.

ENTÈRE, s. m., de ἔντερον, intestin; peau interne. Membranes muqueuses.

ENTÉRIEL, adj., de ἔνδον, dedans; qui a rapport à l'entère.

ENTEREXHÈME, s. m., *enterexhema*, de ἔνδον, dedans, ἐκ, de, αἷμα, sang; liquide provenant du sang et versé à la surface d'une membrane muqueuse.

ENTÉRORRHAGIE, s. f., *enterrorhagia*, ἔντερον, intestin, ῥεώ, je coule; écoulement de sang par les intestins.

ENTÉROSE (*Path.*); maladie des intestins.

ENTÉROTOME, s. m., *enterotomus*, de εντερόν, intestin, τέμνω, je coupe; instrument propre à diviser les intestins. Cet instrument, qu'on doit à M. Jules Cloquet, a la forme d'une paire de grands ciseaux, dont une des lames (l'inférieure), plus longue que l'autre de quinze lignes, se termine par un gros bouton olivaire, aplati, qui porte sur son bord supérieur, six lignes au devant de l'extrémité de la lame supérieure, un crochet très acéré, long de trois lignes et dirigé en arrière. Ce crochet a pour but d'empêcher la portion d'intestin qu'on veut diviser de fuir au devant de l'instrument, comme cela a lieu quand on se sert de ciseaux ordinaires. Avec l'entérotome on peut ouvrir tout le canal intestinal en une ou deux minutes sans déranger ses rapports.

ENTOMOZOAIRE (*Zool.*), s. m., de ἔντομος, coupé, ζῶον, animal; animal articulé.

ENTREFESSON (*Path.*), *intertrigo*; expression commune pour désigner la rougeur ou excoriation des fesses par suite de la marche ou de l'équitation.

ÉPHÉLIDES (*Path.*), de ἐπὶ, sur, et ἥλιος, soleil; taches irrégulières plus larges que celles du Lentigo, d'un jaune safrané, accompagnées le plus souvent de démangeaisons, et donnant lieu quelquefois à une exfoliation légère. On les rencontre ordinairement à la partie antérieure du cou, à la poitrine, au sein chez les femmes, sur l'abdomen, aux cuisses et à la partie interne des cuisses. On ne les observe guère à la figure que chez les femmes enceintes. Précédées d'un léger prurit, elles apparaissent d'abord petites et grisâtres, puis augmentent de largeur, se multiplient, s'élargissent, se confondent et forment des plaques plus ou moins larges. Le prurit dont elles sont le siége est généralement augmenté par les impressions morales, les écarts dans le régime et à l'époque des règles chez les filles et les femmes : il peut causer l'insomnie. Quelquefois les éphélides disparaissent au bout de quelques heures ; dans d'autres cas elles persistent et sont suivies d'exfoliations de l'épiderme. Les éphélides reconnaissent pour causes l'insolation, l'ingestion de certains alimens, la diminution ou la suppression du flux menstruel ou hémorrhoïdal, certaines affections chroniques du foie. On peut confondre cette affection avec le Pityriasis, les taches syphilitiques et les *nævi materni*.

Le traitement des éphélides est des plus simples : de l'eau sulfureuse à l'intérieur, deux ou trois bains sulfureux par semaine, et quelquefois de légers laxatifs suffisent ordinairement si le malade a le soin toutefois d'éviter les écarts de régime et les boissons stimulantes. Quant aux éphélides qui surviennent chez les femmes enceintes ou qui précèdent ou suivent l'écoulement des règles, leur durée n'est qu'éphémère, et elles disparaissent avec la cause.

ÉPIDÈMES (*Entom.*); nom donné par Audouin à des pièces mobiles du squelette des animaux articulés qui se remarquent dans l'intérieur de leur thorax, et qui servent tantôt à l'articulation de l'aile, tantôt à donner insertion aux muscles.

ÉPIDIDYMITE (*Path.*), s. f., *epididymitis*, de ἐπὶ, sur, δίδυμος, testicule ; inflammation de l'épididyme.

ÉPIENTÈRE (*Anat.*), s. m., ἐπὶ, sur, ἔντερον, intestin ; portion supérieure de la peau interne, ou membrane muqueuse gastro-pulmonaire.

ÉPIMÈRE (*Zool.*); Audouin nomme ainsi une pièce de squelette des animaux articulés qui entre dans la composition des flancs, et sert de point d'attache aux ailes.

ÉPIPHLOGOSE (*Path.*), s. f., de ἐπὶ, sur, φλόγωσις, inflammation ; Lobstein désigne ainsi le second degré de la phlogose.

ÉPISTATION (*Pharm.*), s. f., de ἐπιστείβω, je foule dessus; opération par laquelle on détruit la cohésion des corps mous en les écrasant dans un mortier.

ÉREIGNE (L'), (*Méd. vétér.*); espèce de dartre qui paraît assez souvent avoir son siége sur la peau qui recouvre les reins des bêtes bovines.

ÉRYTHÈME (*Path.*), *erythema* (dartre érythémoïde, AL.); rougeur légère de la peau, irrégulièrement circonscrite, de forme et d'étendue variables. La rougeur qui résulte du frottement de deux surfaces contiguës de la peau chez les personnes très grasses, celle que produit sur la peau des fesses et des cuisses des enfans le contact prolongé de l'urine, sont des érythèmes. Sa marche est ordinairement aiguë, sa durée de un à deux septenaires. On en distingue deux variétés, l'*eryth. papulatum* et l'*erith. nodosum*. Le premier survient chez les femmes et les jeunes gens, au cou, à la poitrine, aux bras et sur le dos de la main. Les plaques qu'il forme sont peu étendues, légèrement saillantes et comme papuleuses ; le second, qu'on observe principalement chez les enfans et les individus à constitution molle et lymphatique, occupe le menton, les bras, la partie antérieure de la jambe, est précédé d'un malaise général et de fièvre. Il se présente sous la forme de taches rouges, ovales, un peu élevées vers le centre, offrant sous les doigts de véritables nodosités qui persistent pendant quelques jours, acquièrent une teinte bleuâtre, puis s'amollissent et disparaissent. Éloigner les causes qui ont produit l'érythème suffit quelquefois pour le faire cesser, si surtout on a recours à quelques lotions adoucissantes. Lorsqu'il résulte du frottement de deux surfaces, on saupoudre les parties enflammées d'une substance absorbante, comme la poudre de lycopode. Quand il paraît résulter d'une suppression du flux menstruel, les moyens propres à combattre l'état pléthorique deviennent indispensables.

ESTIVATION (*Bot.*), s. f. ; disposition respective des diverses parties de la fleur avant leur épanouissement. *V.* PRÉFLEURAISON.

ESCARRIFICATION, s. f. ; ce mot a été employé par M. Deslandes pour désigner le travail de la formation des escarres. (*Revue médicale*, juillet 1824.) Cet auteur distingue deux sortes d'escarrifications, qu'il nomme, l'une *sanguine* et l'autre *purulente*, d'après la nature des fluides qui colorent les tissus au moment où ils sont frappés de mort. Dans l'*escarrification sanguine* ces tissus, après que leur couleur s'est éloignée de plus en plus de celle du sang artériel, deviennent noirs, froids, insensibles, et ne blanchissent plus sous la pression du doigt. Si le sang altéré seul ou conjointement avec d'autres humeurs y abonde, l'escarre est humide; si elle en contient peu, ou que leur évaporation ait été facile, elle est sèche : d'abord elle conserve une partie de la texture et de la solidité du tissu mortifié, mais bientôt elle éprouve le sort de tous les corps qui ont cessé de vivre, elle se décompose.

Quand l'*escarrification purulente* est sur le point de s'emparer d'un tissu, celui-ci perd graduellement la couleur rouge que l'inflammation lui avait donnée. Il devient grisâtre, puis d'un blanc mat, dont la pureté varie selon que le pus remplit plus ou moins exactement les vaisseaux, et selon les qualités de ce pus. Il n'y a pas encore mort locale, *escarrification*, mais seulement infiltration, injection purulente. Si alors la vie locale cesse, la couleur de la partie escarrifiée s'altère sous l'influence de l'air. Cette partie devient jaunâtre, brunâtre, cendrée, ardoisée, et finit, si le contact de l'air continue, par devenir tout à fait noire. *V.* pour plus de détails le mémoire cité, et l'article ATTRITION.

ÉSURITE, s. f., *esuries*. Ce mot a été proposé par M. Deslandes dans son *Manuel d'hygiène* pour exprimer l'état dont la faim est un des signes.

« On n'a, en général, dit ce médecin, que des idées peu justes sur la faim, parce qu'on la sépare de l'état dont elle est le signe, ou si l'on veut le symptôme. Cet état a son siége dans l'estomac, et sa cause première est le besoin de réparation. Tout ce qu'on peut dire sur sa nature c'est qu'il consiste dans une espèce d'irritation qui, à son moindre degré, ne donne lieu qu'à des sensations plus ou moins pressantes, plus ou moins agréables, mais qui finit, quand elle n'est pas calmée, par devenir une véritable maladie, qui a beaucoup d'analogie avec l'inflammation. L'appétit, la faim, la *rage de la faim*, marquent les divers degrés de ce singulier état, mais n'en sont pas les seuls ni même les indispensables symptômes. Le désir des alimens disparaît même par suite des progrès du mal, et fait place au dégoût, aux nausées, aux tiraillemens d'estomac, à la céphalalgie, aux bâillemens, à l'oppression, à la fatigue, etc. Bientôt surviennent des vomissemens, un grand abattement de corps et d'esprit, des convulsions et autres symptômes très graves dont la mort, si on ne donne pas d'alimens, est la suite inévitable. Je propose d'appeler cet état de l'estomac *ésurite*, du mot *esuries*, faim. Il ne laisse, à l'ouverture des cadavres, que des traces de gastrite; l'estomac est resserré, sa muqueuse est rouge ou grisâtre, ramollie, ulcérée, etc., etc. »

M. Deslandes décrit ensuite le régime ou le traitement qui convient à l'ésurite.

ÉTENTE (*Méd. véter.*), s. f.; synonyme d'*entorse*.

ÉTHÉRAT (*Pharm.*), s. m.; médicament éthéré préparé par distillation.

ÉTHÉROL (*Pharm.*), s. m.; éther.

ÉTHÉROLAT (*Pharm.*), s. m.; médicament éthéré préparé par distillation.

ÉTHÉROLATIF (*Pharm.*), s. m.; lotion, liniment éthérés.

ÉTHÉROLATURE (*Pharm.*), s. f.; teinture éthérée.

ÉTHÉROLÉ (*Pharm.*), s. m.; éther médicamenteux préparé par solution. Les principaux éthérolés sont : la *teinture éthérée d'aconit*, l'*éther phosphoré* et l'*éthérolé acétique de cantharides*. Ce dernier est employé comme rubéfiant en frictions sur la peau.

ÉTHIOPS DE MALOUIN (*Pharm.*); médicament obtenu par la trituration dans un mortier de deux parties de sulfure d'antimoine et d'une partie de mercure, jusqu'à extinction parfaite de ce métal. On l'emploie à la dose de deux à quatre grains avec du sucre et de la magnésie.

EUPATORINE (*Chim.*), s. f.; principe extrait de l'*Eupatorium cannabinum*, qui lui doit ses propriétés médicales. Ce nouvel alcali, découvert par un pharmacien italien, est une substance qui se présente sous la forme d'une poudre blanche dont la saveur, *sui generis*, est analogue à celle du principe amer de l'Eupatoire, mais en même temps assez piquante. Cette poudre est insoluble dans l'eau, soluble dans l'éther et l'alcool étendu, se gonfle au feu, et forme avec l'acide sulfurique un sulfate qui cristallise en aiguilles. On ne connaît pas encore les effets de ce médicament sur l'économie.

EUPLASIE, s. f. *euplasis*, de εὐ, bon; πλασσω, je forme; matière animale organisable.

EURYOPS (*Bot.*); genre de plantes de la famille des synanthérées et de la syngénésie superflue, L., établi par Cassini. Les Euryops sont des arbustes originaires du Cap de Bonne-Espérance. On en distingue six espèces.

ÉVIDEUR, s. m. (*Chir.*); foret destiné à évider les calcul dans l'opération de la lithotritie.

EXARTÉRITE, s. f. (*Path.*), *exartéritis*, de ἐξ, de; ἀρτηρία, artère; inflammation de la tunique celluleuse des artères. Artérite externe.

EXCÉRÉBRATION (*Accouch.*), s. f.; opération qui consiste dans la perforation du crâne et l'évacuation du cerveau du fœtus mort, et qui a pour but de diminuer le volume de la tète et de permettre l'extraction de cette partie. Synonyme de Craniotomie.

EXCITABILITÉ (*Physiol.*), s. f.; propriété générale, propre à l'organisme, par laquelle les divers tissus qui le composent entrent en action sous l'influence de certains agens qu'on a appelés pour cette raison *excitans* ou *incitans*. C'est l'*irritabilité* de Glisson et *l'incitabilité de* Brown.

EXENTÉRITE (*Path.*), s. f.; de ἐξ, de, et ἔντερον, intestin; inflammation de l'enveloppe péritonéale des intestins.

EXHALATIVITÉ, s. f., propriété d'exhaler inhérente aux corps organisés.

EXHÈME, s. m., *exhæma*, de ἐξ, de; αἷμα, sang; fluides ou solides émanés du sang, très différens entre eux et sécrétés par des organes divers.

EXOCARDITE (*Path.*), s. f., *exocarditis*, de ἐξ, de; καρδία, cœur; inflammation externe du cœur, péricardite, cardite externe.

EXOCET (*Ichthyol.*); genre de poisson de la famille des Ésoces et de l'ordre des Malacoptérygiens abdominaux, reconnaissables à la grandeur de leurs pectorales, assez étendues pour faciliter une sorte de vol. Ces poissons volans ont la forme du hareng; leur chair est savoureuse et délicate.

EXŒSOPHAGITE (*Path.*), s. f., *exœsophagitis*, de ἐξ, de, et οἰσοφάγος, œsophage; inflammation externe de l'œsophage. Œsophagite externe.

EXOGASTRITE (*Path.*), s. m., *exogastritis*, de ἐξ, de; γαστήρ, estomac; inflammation externe ou péritonéale de l'estomac.

EXOPHLÉBITE (*Path.*), s. f., *exophlebitis*, de ἐξ, de, et φλέψ, veine; inflammation de la tunique cellulaire des veines. Phlébite externe.

EXOSMOSE, s. f., *exosmosis*, de ἐξ, de, et ὠσμός, impulsion; propriété des tissus organiques en vertu de laquelle un liquide contenu dans une cavité membraneuse filtre à travers les parois de cette cavité pour faire place à un liquide moins dense. *V.* Endosmose.

EXTENSION DU TENDON DU FLÉCHISSEUR DU PIED (*Art vétér.*); allongement du tendon du fléchisseur du pied du cheval, caractérisé par le gonflement, la douleur, la chaleur de la partie. Cet allongement est, suivant Lafosse, la cause principale du ganglion. Cette lésion ne doit pas être confondue avec la *nerf-ferrure*.

EXTÈRE, s. m., de ἐκτὸς, dehors; peau extérieure; la peau proprement dite.

EXTÉRIEL, adj. de ἐκτὸς, dehors; qui appartient à *l'extère* ou la peau.

EXTERENHÈME, s. m., *exterenhæma*, de ἐκτὸς, dehors; ἐξ, de; αἷμα, sang; produit émané du sang et versé à la surface de la peau.

EXTINCTION (*Pharm.*), s. f.; opération que l'on effectue en plongeant dans l'eau un corps rougi au feu pour le rendre plus friable.

F

FACÉLIDE (*Bot.*); genre de plantes de la famille des synanthérées corymbifères de Jussieu, et de la syngénésie superflue, L., établi aux dépens des *Gnaphalium* de Lamarck par H. Cassini. La plante qui a servi de type est le *Gnaphalium retusum*, Lamk., qui croît aux environs de Buénos-Ayres.

FACIES (*Zool.*, *Bot.*); mot latin adopté par Linné pour désigner l'aspect, le port, la physionomie des corps naturels. Il est passé dans notre langue, et sert aussi à exprimer l'ensemble des formes et des caractères extérieurs qui frappent au premier coup d'œil.

FALCADINA, s. f.; variété de la syphylis dans le Tyrol.

FALÈRE (*Méd. vétér.*), s. f.; indigestion gazeuse avec convulsion chez les animaux.

FATRÆA (*Bot.*); genre de plantes proposé par A. L. de Jussieu, et placé par lui dans la famille des Myrobolanées. L'espèce unique est un arbrisseau de Madagascar dont les feuilles ressemblent à celles du buis.

FAUX-QUARTIER (*Méd. vétér.*). *V.* KÉRAPSRYDE.

FAVUS (*Path.*), s. m.; nom donné à certaines pustules à cause de leur ressemblance avec les cellules, les rayons où les abeilles déposent leur miel. *V.* TEIGNE FAVEUSE. N. D. M.

FÉCONDATION (*Bot.*). Dans les végétaux c'est l'acte par lequel les ovules renfermés dans l'ovaire reçoivent le principe animateur de la vie, et qui développe en eux un embryon capable de reproduire un nouveau végétal. La fécondation a lieu toutes les fois que le pollen renfermé dans les loges de l'anthère a exercé une influence spéciale sur le stigmate, influence qui est transmise jusqu'aux ovules par des vaisseaux particuliers. Cette fonction ne nous est encore connue que par ses résultats et non dans son essence. Une condition indispensable pour que la fécondation s'opère est la présence de deux organes sexuels et leur état d'intégrité et de perfection. Dans les végétaux dont les fleurs ne sont pas hermaphrodites, dans les plantes monoïques, surtout celles qui ont les étamines et les pistils sur deux individus distincts, les molécules du pollen ou poussière fécondante sont transportées par l'air atmosphérique et les vents à des distances plus ou moins considérables de l'individu mâle à l'individu femelle. La fécondation a lieu du moment où les loges de l'anthère s'ouvrent et où le pollen est mis en contact avec l'air atmosphérique. L'émission du pollen est favorisée dans un grand nombre d'espèces par des mouvemens très sensibles. On a remarqué en outre dans certaines plantes une élévation de température manifeste du spadice à l'époque de la fécondation; ainsi les spadices de l'*Arum cordifolium* font, dit-on, monter le thermomètre de Réaumur jusqu'à 40 degrés. Dans les plantes entièrement submergées, la fécondation a lieu sous l'eau.

L'opinion de la plupart des botanistes relativement à la fécondation est que chaque grain du pollen représente une sorte de petite ampoule pleine d'une huile volatile que l'on considère comme la substance fécondante. Aussitôt que ces grains de pollen s'échappent des anthères ils tombent sur le stigmate, se fixent à sa surface, qui est en général inégale et visqueuse, s'y gonflent par l'effet de l'humidité, s'y rompent et y répandent la liqueur fécondante. Cependant dans certaines plantes, comme les Orchidées, dont le pollen est une masse solide, ou comme les plantes submergées unisexuées, ou bien encore celles dont la surface du stigmate est lisse, non visqueuse ou dure et coriace, dans ces plantes, disons-nous, on ne peut expliquer le phénomène de la fécondation que par l'existence d'un *aura pollinaris*, ou émanation particulière qui joue le rôle du pollen. Après la fécondation la fleur perd sa fraîcheur, le périanthe se fane, les pétales tombent ainsi que les étamines. Le pistil seul reste au fond de la fleur en perdant son stigmate devenu inutile; il ne reste plus que l'ovaire, dans le sein duquel sont déposés les rudimens de nouvelles plantes. Peu de temps après la fécondation, cet organe commence à s'accroître, et peu à peu les ovules qu'il contient se gonflent, le liquide aqueux dont ils sont remplis s'épaissit, l'embryon apparaît et bientôt le fruit est formé.

FÉCULAGE (*Pharm.*), s. m.; colle préparée avec la fécule.

FEINDRE (*Art. vétér.*), *claudicare*; se dit d'un cheval qui boite très peu.

FEUD'HERBE ou RAFLE (*Art. vétér.*); nom donné dans les environs de Paris à l'*ébullition* ou *échauboulure* des vaches, qui consiste en une éruption de petites pustules boutonneuses ordinairement prurigineuses, discrètes ou confluentes, répandues le plus ordinairement sur les épaules, les côtés de la poitrine, le long de l'épine, aux lombes, à la croupe et à l'encolure.

FIBRO-CHONDRITE (*Art. vétér.*), s. f.; inflammation des fibro-cartilages, du troisième phalangien des solipèdes; elle constitue ce qu'on nomme javart cartilagineux.

FLUORIDE (*Chim.*), s. m.; combinaison du fluor avec des corps moins électro-négatifs que lui. (Berzélius.)

FLUORIDE HYDRIQUE; synonyme d'*acide hydro-fluorique*.

FLUORIDE HYDRIQUE ET BORIQUE; synonyme d'*acide hydrofluorique*.

FLUORIDE HYDRIQUE ET SILICIQUE; synonyme d'*acide hydrofluosilicique*.

FLUORIDE HYDRIQUE ET TANTALIQUE; synonyme d'*acide hydrofluotantalique*.

FLUORIDE HYDRIQUE ET TITANIQUE; synonyme d'*acide hydrofluotitanique*.

FLUORURE (*Chim.*), s. m.; combinaison de fluor avec les métaux électro-positifs, dans laquelle les rapports sont les mêmes que dans les bases. (Berzélius.)

FLUORURE POTASSIQUE TRIBORIQUE; synonyme de *fluoborate de potasse*.

FLUORURE SODIQUE BISILICIQUE; synonyme de *fluosilicate de soude*.

FOLIE DES IVROGNES. *V.* Délire tremblant.

FOLLICULITE (*Path.*), s. f.; inflammation des follicules.

FORMIX (*Path.*), s. m., *formix;* ulcère cancéreux de la face.

FRAYEMENS-AUX-ARS (*Méd. vétér.*); c'est ainsi que les maréchaux et les vétérinaires désignent les gerçures, les excoriations, l'inflammation de la peau de la région des ars, c'est à dire la partie du corps du cheval comprise dans l'intervalle qui sépare les deux articulations scapulo-humérales.

FUCACÉES (*Bot.*); premier ordre de plantes cryptogames, de la famille des hydrophytes, établi par Lamouroux.

FUMARIACÉES (*Bot.*); famille de plantes établi par Decandolle aux dépens du genre Fumeterre de Jussieu.

FURONCLE CUTIDURAL (*Méd. vétér.*); inflammation de la cutidure (chair de la couronne), connue plus généralement sous le nom de *javart encorné*. Elle se montre le plus souvent à l'un des quartiers sous le biseau de la paroi. Mal traité, il peut déterminer l'inflammation des feuillets du tissu réticulaire et leur désorganisation.

G

GALACTIE, s. f., *galaxia*, de γάλα, lait; sécrétion du lait. On s'en sert aussi comme synonyme de *galorrhée*.

GALORRHÉE (*Path.*), s. f., *galorrhœa*, de γάλα, lait; ῥέω, je coule; excès dans la sécrétion du lait.

GALVANO-PUNCTURE, s. f. *V.* Accupuncture.

GANGLION (*Méd. vétér.*), s. m.; tumeur fixe, synoviale, peu considérable d'abord, sensible et douloureuse dans le principe, et finissant par être indolente. Les ganglions paraissent consister dans le plus grand nombre de cas en des kystes synoviaux. On les observe le plus communément chez le cheval sur la région tendineuse des métacarpiens ou métatarsiens. On leur oppose les applications résolutives et la cautérisation.

GASTRO-ENTÉRITE (*Path.*), s. f., *gastro-enteritis*, de γαστὴρ, estomac, et ἔντερον, intestin; nom donné par M. Broussais à l'inflammation simultanée de l'estomac et de l'intestin grêle. Si l'on en croit cet auteur, il n'est pas d'affection plus fréquente; car non seulement elle existe souvent seule, mais il est peu de maladies qu'elle ne vienne compliquer. Il en est même plusieurs qui ont disparu des cadres nosologiques et dont elle occupe seule la place. Quoi qu'il en soit, voici les symptômes qui la caractérisent à l'état aigu et à l'état chronique, ainsi que le traitement qui lui convient.

Gastro-entérite aiguë. — *Signes diagnostiques.* — Invasion par une chaleur inaccoutumée qui augmente surtout après le repas, et survient souvent à la suite d'une inflammation de quelque membrane muqueuse. L'épigastre est le siége d'un sentiment de compression et de pesanteur; douleurs vagues dans le ventre; lassitude générale, douleurs contusives dans les membres; malaise; gorge chaude et sèche; soif plus ou moins vive; désir des boissons froides; teint pâle ou jaunâtre; appétit diminué, quelquefois plus grand qu'à l'ordinaire; digestion s'accompagnant de coliques, de rappórts, de nausées ou de hoquets; tantôt constipation, tantôt diarrhée. Souvent la gastro-entérite débute par de la répugnance pour les alimens, et un sentiment de plénitude à l'estomac; la bouche devient pâteuse, la langue épaisse, large et couverte d'un enduit jaunâtre. D'autres fois elle survient tout à coup, sans prodromes, et commence par des vomissemens, des déjections alvines, avec coliques et ténesme, existant séparément ou simultanément, selon que l'inflammation prédomine dans l'estomac, l'intestin grêle ou le gros intestin. L'épigastre devient sensible, surtout à la pression; quelquefois cependant cette douleur manque. La céphalalgie est en général constante. A mesure que la gastro-entérite fait des progrès, la sensibilité générale, l'activité des sens et des facultés intellectuelles s'émoussent, sans qu'il existe pour cela de véritable affection de l'encéphale.

Le pouls est assez constamment fréquent : dès le principe il est développé, et ne tarde pas à devenir petit, concentré, irrégulier et intermittent, lorsque cette phlegmasie prend beaucoup d'intensité. L'urine est ordinairement rare et rouge. La bouche, pâteuse dans les premières nuances de la gastro-entérite, devient sèche lorsque cette inflammation s'aggrave. La langue, qui était d'abord blanche ou jaunâtre, devient rouge à sa circonférence et à sa pointe, et même sur toute sa surface dès que la maladie fait des progrès ; le plus souvent elle est recouverte d'un mucus épais et adhérent ; sa sécheresse et son étroitesse augmentent avec l'intensité de la phlegmasie, et c'est alors qu'elle se couvre, ainsi que les gencives, les dents et les lèvres, d'un enduit brunâtre et fuligineux. La soif est plus ou moins ardente; la peau est presque toujours sèche et aride, avec chaleur plus ou moins vive, âcre ou mordicante sur toutes les parties du corps, ou seulement sur la poitrine et le ventre. Enfin dans le dernier degré de la gastro-entérite la physionomie annonce la souffrance, les yeux sont rouges, ternes ou abattus, les ailes du nez dilatées, les pommettes saillantes et souvent d'une couleur lie de vin. — *Traitement*. Tant que la maladie est légère il doit se composer de boissons délayantes et gommeuses ; mais dès qu'elle devient intense il faut en arrêter les progrès par l'emploi des sangsues sur l'abdomen, et même débuter par la saignée si le sujet est jeune et vigoureux. Quand la gastro-entérite est assez grave pour produire l'état adynamiforme, c'est à dire la stupeur, la prostration et les fuliginosités buccales, il faut encore les combattre par les mêmes moyens si elle existe depuis peu de jours. Les saignées alors doivent être précédées de bains avec affusion, si toutefois le thorax n'est point affecté. C'est à cette époque aussi que les vésicatoires appliqués sur les membres deviennent très utiles, mais il faut y joindre le traitement tonique (quinquina, camphre, éther, vin, etc.), si la prostration augmente sous l'influence de la saignée et des antiphlogistiques.

Gastro-entérite chronique. — *Signes diagnostiques*. — Malaise épigastrique, souvent barre transversale et douloureuse s'étendant de l'un à l'autre hypochondre, et surtout à droite, étant continue, irrégulière ou intermittente, augmentant après le repas, et d'autant plus qu'ils sont plus abondans et composés de substances plus irritantes. Cette douleur est très variable et s'accompagne soit d'un sentiment de constriction à l'œsophage, soit de gêne de la déglutition ou de la respiration, avec un sentiment de compression à la base du thorax. L'anorexie est presque constante ; quelquefois au contraire l'appétit est déréglé, les digestions sont difficiles ; on observe à leur suite des rapports acides, nidoreux ou très âcres ; souvent il existe de la soif et un sentiment de plénitude à l'épigastre. Les idées sont embarrassées, la tête est pesante, il y a de la répugnance pour le mouvement ; la paume des mains est chaude et sèche ; le pouls est généralement fréquent et tendu ; il y a habituellement de la constipation et de temps en temps de la diarrhée. La langue est rouge, soit sur les bords, soit aussi à sa surface : parfois elle est recouverte d'un enduit muqueux ; l'haleine est fétide, la soif et la chaleur augmentent après le repas; le pouls prend de la fréquence tous les soirs; les malades sont tristes, inquiets, irascibles, craintifs ; la face se ride, son expression s'altère; la couleur devient blafarde, jaunâtre, tandis que les pommettes restent assez souvent rouges ; l'amaigrissement augmente de plus en plus. — *Traitement*. Le traitement de la gastro-entérite chronique consiste dans l'emploi d'un régime sévère, de quelques bains, de frictions, d'un vésicatoire à l'un des membres, de bains sulfureux, de boissons adoucissantes, de la décoction blanche, et si le dévoiement ne s'accompagne pas de fièvre, des eaux de Vichy ou de Spa. Dans les cas plus graves on a recours aux frictions avec la pommade stibiée, ou à l'application des moxas à l'épigastre.

GASTRO - ENTÉRO - MÉNINGITE (*Path.*), s. f., *gastro-entero-meningitis*, de γαστὴρ, estomac ; ἔντερον, intestin, et μήνιγξ, membrane ; inflammation de l'estomac, des intestins et des méninges à la fois.

GASTRORRHÉE, s. f., *gastrorrhæa*, de γαστὴρ, estomac, et ῥέω, je coule ; vomissement chronique de matières muqueuses.

GASTRO-TUBOTOMIE (*Chir.*), s. f., de γαστὴρ, ventre, *tubus*, tube, et τέμνω, je coupe ; incision de l'abdomen et de la trompe ou de l'ovaire pour extraire le fœtus dans le cas de grossesse extra-utérine.

GAZOLYTES (*Chim.*), s. m.; corps simples ou élémentaires, susceptibles de former des gaz permanens par leur combinaison avec plusieurs d'entre eux; ils constituent le premier ordre des corps simples (méthode Ampère), et renferment les genres *Borides*, *Anthracides*, *Aërides*, *Thionides* et *Arsenides*.

GENTIANIN (*Chim.*), s. m.; principe extrait de la gentiane, et qui se présente sous forme de petites aiguilles cristallines d'un beau jaune. Il est sans usage.

GINGIVITE (*Path.*), s. f., de *gingiva*, gencive; inflammation des gencives.

GLAIRINE (*Chim.*), s. f.; matière gélatineuse, végétale selon quelques chimistes, et pseudorganique selon d'autres, qu'on trouve dans les eaux sulfureuses naturelles.

GLANDÉ (*Méd. vétér.*), adj., *glandulosus;* s'entend d'un cheval qui a les ganglions lymphatiques sous-linguaux ou les glandes de la ganache tuméfiés et durs, ce qui arrive dans la morve, et passagèrement dans quelques-unes des irritations des muqueuses des organes de la respiration.

GLIADINE (*Chim.*), s. f.; nom donné par Einhoff à un principe immédiat particulier qu'on trouve dans les pois, les lentilles et les fèves. Cette substance paraît être un des principes constituans du gluten.

GLOTTITE (*Path.*), s. f., *glottitis*, de γλωττὶς, glotte; inflammation de la glotte.

GLYCÉRINE (*Chim.*), s. f.; nom donné par Chevreul à une substance qui se forme quand on traite la plupart des substances grasses par les bases. Elle n'a point d'usage. On la nommait autrefois *principe doux de Scheèle*.

GLYCYRRHIZINE (*Chim.*), s. f.; substance découverte par Robiquet dans la racine de réglisse. (*Glycirrhiza glabra.*) Elle est solide, d'un jaune doré, et présente la saveur de la réglisse. Elle est soluble dans l'eau bouillante et l'alcool. Elle n'a été jusqu'à présent d'aucune utilité.

GNATHITE (*Path.*), s. f., *gnathitis*, de γνάθος, joue; inflammation de la joue.

GNATHOPLÉGIE (*Path.*), s. f., *gnathoplegia*, de γναθος, joue, et πλήσσω, je frappe; paralysie des joues.

GNATHOSPASME (*Path.*), s. m., de γνάθος, joue; σπάω, je tire; spasme, contraction de la joue: trismus.

GOITRE DES MOUTONS (*Méd. vét.*); tumeur plus ou moins grosse remplie d'eau, qui se forme sous la mâchoire des bêtes à laine, et qui paraît et disparaît, dit-on, selon qu'il fait humide ou sec, que l'animal est fatigué ou reposé. On lui donne aussi le nom de bourse, bouteille, game, ganache, etc. C'est un des symptômes de la pourriture. *V.* ce mot.

GOUTTES NOIRES (*Thérap.*). *V.* Black-Drops.

GRYPOSE (*Path.*), s. f., *gryposis*, de γρὺψ, griffon; courbure des ongles.

GYNÆCOTOMIE, s. f., *gynecotomia*, de γυνὴ, femme, et τεμνω, je coupe; dissection, anatomie de la femme.

H

HÆMANGIOTITE (*Path.*), s. m., *hæmangiotitis*, de αἶμα, sang; ἀγγεῖον, vaisseau; inflammation des vaisseaux sanguins.

HÆMATINE ou HÉMATINE (*Chim.*), s. f., de αἶμα, sang; nom donné par M. Chevreul à une matière colorante azotée extraite du bois de campêche, et qui se présente sous la forme de paillettes d'un blanc-rose. Elle a la propriété de passer au jaune et au rouge lorsqu'on la met en contact avec un acide, et peut ainsi servir de réactif.

HÆMODORACÉES (*Bot.*), s. f.; famille de plantes monocotylédones établie par Rob. Brown pour un certain nombre d'espèces de la Nouvelle-Hollande.

HÆMOPIS (*Zool.*); genre d'annélides de l'ordre des Hirudinées, famille des sangsues. Les Hæmopis ressemblent aux Bdelles, aux Sangsues, mais en diffèrent par plusieurs caractères assez tranchés. Ce genre a pour type l'hæmopis-sangsue de cheval, *H. sanguisorba*, ou *Hirudo sanguisugo*, L.

HALICTE (*Entom.*), s. m., *halictus;* genre d'insectes de l'ordre des Hyménoptères, section des porte-aiguillons, famille des Mellifères, tribu des Andrenètes, établi par Latreille aux dépens du genre Andrène.

On connaît plus de quarante espèces de ces abeilles.

HALIOTIDE ou OREILLE DE MER (*Zool.*, *Conchyl.*), s. m., *haliotis;* genre de mollusques de la famille des Macrostomes de Lamarck, et des Scutibranches non symétriques de Cuvier, ou de celle des *Otidées* de Blainville. Quelques grandes espèces de ce genre sont recherchées par les conchyliologistes à cause de la beauté de la nacre intérieure de leur coquille, qui est souvent colorée de la manière la plus brillante.

HALOGÈNE (*Chim.*), adj., de ἅλος, sel; γίνομαι, j'engendre; générateur des sels.

HALOÏDE (SEL), (*Chim.*), de ἅλος, sel; composé d'un corps halogène, c'est à dire de chlore, de brôme, d'iode, de fluor ou de cyanogène et d'un métal électropositif.

HAMAMÉLIDÉES (*Bot.*), s. f.; famille de plantes proposée par R. Brown pour plusieurs espèces trouvées en Chine, et dont l'*Hamamélie* sert de type. Elle renferme aussi les genres *Dicoryphe* et *Dahlia.*

HÉLICONIE (*Bot.*), s. f.; genre de plantes de la famille des *Musacées* et de la pentandrie monogynie, L.

HELMINTHIE (*Bot.*), s. f., *helminthia;* genre de plantes de la famille des chicoracées et de la syngénésie égale, dont l'*Helminthie fausse vipérine* est le type.

HÉLOPS (*Entom.*), s. m.; genre d'insectes de l'ordre des Coléoptères, famille des Sténélytres, renfermant un grand nombre d'espèces, et dont l'Hélops lamipède est le type.

HELVELLE (*Bot.*), s. f., *helvella;* genre de champignons dont quelques espèces sont comestibles.

HÉMACÉLINOSE (*Path.*), s. f., *hæmacelinosis,* de αἶμα, sang; κηλὶς, tache, et νόσος, maladie; maladie tachetée de Werlhoff.

HÉMATHROSE (*Path.*), s. f., *hæmathrosis*, de αἶμα, sang; θρόμβος, grumeau; épanchement de sang hors des vaisseaux, et accumulation de ce fluide dans l'épaisseur des parties ou dans une cavité du corps.

HÉMATONOSE (*Path.*), s. f., *hæmatonosis*, de αἶμα, sang, et νόσος, maladie; présence du sang dans la substance des organes ou dans les cavités.

HÉMATOPISIE (*Path.*), *hæmatopisis*, de αἶμα, sang; ὤψ, aspect; collection sanguine.

HÉMATORINE (*Chim.*), s. f., de αἶμα, sang; matière colorante du sang.

HEMATOSIQUE (*Physiol.*), adj.; *sens hématosique* (prof. Récamier), celui qui préside à l'hématose.

HÉMÉROBE (*Entom.*), s. m., *hemerobius;* genre d'insectes de l'ordre des névroptères, famille des Planipennes, tribu des Hémérobins. Les espèces qui le composent portent aussi le nom de Demoiselles terrestres, et sont très communes dans les jardins, répandent une forte odeur d'excrémens, dont les doigts restent longtemps imprégnés lorsqu'on les touche.

HÉMIOPIE (*Path.*), s. f., *visus dimidiatus*, de ἥμισυς, demi, et ὄπτομαι, voir; affection de l'organe de la vue, dans laquelle on ne distingue qu'une partie des objets. Elle est assez rare, et précède assez souvent l'amaurose, dont le traitement lui est d'ailleurs applicable.

HEMI-RACHIALGIE (*Path.*), s. f., *emirachialgia*, de ἥμισυς; demi, ῥάχις, colonne vertébrale, et ἄλγος, douleur; douleur siégeant dans un côté du rachis.

HÉMITROPIES (*Minér.*), s. f.; nom donné par Haüy à une sorte de macle (*V.* ce mot) formée par deux cristaux semblables qui se réunissent en sens inverse, de sorte que l'un est censé avoir fait une demi-révolution pour se placer sur l'autre. On remarque très souvent cette disposition dans l'étain oxidé, le feldspath, etc.

HÉMOPHTHALMIE (*Path.*), s. f., *hemophthalmia*, *de* αἶμα, sang, et ὀφθαλμός, œil; épanchement de sang dans la chambre de l'œil.

HÉMOPTOSE, HÉMOPTISME (*Path.*), s. f., de αἶμα, sang, et πτύω, je crache; synonymes d'*hémoptysie;* crachement de sang.

HÉMORACHIS (*Path.*), s. m., *hæmorachis*, de αἶμα, sang; ῥάχις, colonne vertébrale; épanchement de sang dans le canal vertébral ou la moelle épinière.

HÉMOSTATIQUE (*Thérap.*), adj., *hæmostasis*, de αἶμα, sang, et σταω, je m'arrête; se dit des moyens propres à arrêter les hémorrhagies.

HÉMOTHORAX (*Path.*), s. m., de αἶμα, sang; θώραξ, poitrine; épanchement de sang dans les cavités des plèvres.

HERMELLE (*Entom.*), s. f., *hermella;*

genre d'annélides marines de l'ordre des Serpulées, famille des Amphitrites. (Savigny.)

HÉMATINE. *V.* Hematine.

HERPÈS (*Path.*), s. m., mot grec (ἕρπης) dérivé de ἕρπειν, ramper. Ce mot, employé depuis long-temps comme synonyme de *dartre*, est aujourd'hui exclusivement réservé à un genre particulier formé par Willan, et adopté par MM. Biett et Cazenave. Ce genre est caractérisé par une éruption de vésicules constamment rassemblées en groupes sur une base enflammée, de manière à présenter une ou plusieurs surfaces parfaitement circonscrites, séparées les unes des autres par des intervalles plus ou moins grands dans lesquels la peau est entièrement saine. Les différentes espèces d'*herpès* ont en général une marche aiguë, sont de peu de durée et peu graves; elles ne réclament ordinairement qu'un traitement émollient très simple. Ces espèces ont reçu, d'après leur siége et leur forme, les noms de 1° *Herpès phlyctenodes*, comprenant l'*H. labialis* et l'*H. preputialis*: 2° l'*Herpès zoster* ou *zona*, l'*H. circinnatus* ou en anneau, et l'*H. iris*, dans lequel les groupes vésiculeux sont entourés exactement de quatre anneaux érythémateux de nuances différentes.

Le genre *Herpès* correspond à la *dartre phlycténoïde* de M. Alibert.

HÉTÉROCÈRE (*Entom.*), s. m.; genre d'insectes de l'ordre des Coléoptères, section des Pentamères, famille des Clavicornes; l'*hétérocère bordé*, la seule espèce des environs de Paris, peut servir de type.

HÉTÉROCRINIE (*Path.*), *heterocrinia*, de ἕτερος, autre, et κρίνω, je trie; sécrétion anormale.

HÉTÉRODERMES (*Zool.*); famille de reptiles ophidiens dont le principal caractère consiste dans la diversité des écailles. La vipère, le boa, la couleuvre en font partie.

HÉTÉROMORPHES (*Zool.*), *heteromorpha*. Blainville propose sous ce nom l'établissement d'un sous-règne composé d'êtres qui ne paraissent point avoir de formes symétriques ou déterminées, tels que les éponges, les corralinées et les infusoires.

HÉTÉROPLASIE, s. f., *heteroplasis*, de ἕτερος, autre, et πλάσσω, je forme; formation de substances étrangères à l'état normal.

HIPPOCASTANÉES (*Bot.*); famille de plantes dicotylédones polypétales hypogynes indiquée par Decandolle. L'hippocastane vulgaire, *Æsculus hippocastanum*, ou marronnier d'Inde, en est l'espèce type.

HIRCINE, s. f., de *hircus*, bouc; nom donné par M. Chevreul à un principe immédiat gras contenu dans les graisses de bouc et de mouton. Ce corps, uni à l'oléine, constitue la partie liquide du suif.

HIRCIQUE (Acide) (*Chim.*); acide découvert pas M. Chevreul en traitant la graisse de mouton par l'alcool.

HIRUDINÉES (*Zool.*), *hirudineæ*; ordre quatrième de la classe des Annelides. Cet ordre comprend une seule famille, désignée par Savigny sous le nom de *sangsues*, *hirudines*, et à laquelle la plupart des naturalistes donnent celui de Hirudinées.

HOMOEOPATHIE, s. f., *homœopathia*; de ὅμοιον, semblable; πάθος, affection; action d'un médicament qui guérit en produisant une affection semblable à celle qu'elle doit faire cesser. *V. Méthode homœopathique.*

HOMOEOPLASIE, s. f., *homœoplasis*, de ὅμοιον, semblable, πλάσσω, je forme; formation de tissus accidentels analogues aux tissus naturels.

HOMOEOPLASTIQUE, adj.; se dit des tissus analogues à ceux de formation normale.

HORNPOX, s. m.; variole cornée. Nom anglais de la variole pustuleuse ombiliquée.

HUILE DE CAJEPUT (*Mat. méd.*); huile très volatile, d'une belle couleur verte, d'une odeur de camphre et de cardamome, qu'on obtient par la distillation d'une plante appelée en langue malaise Caju-Puti, ou arbre blanc, qui est le *Melaleuca leucadendrum* des botanistes. Cette huile, employée assez fréquemment dans le nord de l'Europe, et rarement en France, est un stimulant diaphorétique très énergique, et un puissant anti-spasmodique. Aussi est-elle mise en usage dans les cas de névroses des organes digestifs, d'hystérie et autres affections nerveuses, ainsi que pour apaiser les douleurs des rhumatismes chroniques et de la goutte. Quelques médecins allemands l'ont, dit-on, associée avec beaucoup de succès aux excitans cutanés dans le traitement du *cholera-morbus* spasmodique. A l'intérieur on donne ce médicament à la dose de quatre, huit, douze gouttes et même plus, sur du sucre, ou dissoute dans de l'alcool, dans une potion. A l'extérieur on l'administre en frictions mêlée avec partie égale d'huile d'olive. En outre de ses propriétés médicinales l'huile de cajeput est une substance conservatrice des collections d'insectes. Quelques gouttes placées dans les boîtes renfermant des papillons ont suffi pour préserver ceux-ci des attaques des larves de Dermestes.

HUILE DE CROTON TIGLIUM. *V.* CROTON TIGLIUM.

HYALÉON (*Anat.*), s. m., de ὕαλος, verre; humeur vitrée ou gélatineuse de l'œil ou de l'oreille.

HYDRIODATE (*Chim.*), s. m.; genre de sels composés d'une base et d'acide hydriodique. Le seul de ces sels employé en médecine est l'*Hydriodate de potasse*.

HYDRIODATE DE POTASSE (*Chim.*); sel composé d'acide hydriodique et de potasse, quand il est dissout; car, suivant M. Gay-Lussac, il se transforme en *iodure de potassium* lorsqu'il est cristallisé. On obtient ce sel en délayant l'iode dans six fois son poids d'eau distillée, en faisant tomber à très petites doses de l'hydrosulfate de potasse, et en agitant fréquemment. L'hydriodate de potasse est surtout employé à l'extérieur dans les engorgemens scrofuleux.

HYDRIODIQUE (ACIDE) (*Chim.*); acide gazeux découvert par M. Gay-Lussac dans la soude fournie par certains *fucus*. On ne l'emploie en médecine que combiné avec des bases salifiables.

HYDRIOBROMATE DE POTASSE (*Chim.*); sel résultant de la combinaison de l'acide hydriobromique et de la potasse. On peut l'employer à la dose de 4 à 8 grains par jour pour résoudre les engorgemens scrofuleux.

HYDROPNEUMOTHORAX (*Path.*), s. m., *hydropneumothorax*, de ὕδωρ, eau; πνεῦμα, air, et θώραξ, poitrine; épanchement de sérosité et de gaz dans la poitrine.

HYALOIDITE (*Path.*), s. f., *hyaloïditis*, de ὕαλος, verre; inflammation de la membrane du corps hyaloïde.

HYBRIDITÉ (*Bot.*), s. f., *hybriditas*; acte par lequel une espèce de plante est fécondée par une autre, et qui pour résultat donne naissance à des individus intermédiaires. Ceux-ci sont appelés mulets ou hybrides végétaux. Les jardiniers tirent parti de ce phénomène et en facilitent la production soit en plaçant un grand nombre de variétés ou d'espèces congénères dans un endroit très resserré et en laissant agir la nature, soit en portant immédiatement le pollen sur le stigmate d'une autre. Ainsi que chez les animaux, on ne remarque point de fécondation dans les plantes entre des espèces dont les rapports sont très éloignés dans l'ordre naturel; mais il n'est point certain que les végétaux hybrides soient de même que les mulets animaux frappés de stérilité.

HYBRIDES; synonyme de *métis*. *V.* HYBRIDITÉ.

HYDRALCOOLATURE (*Pharm.*), s. f., de ὕδωρ, eau, et *alcool*, alcool; teinture hydroalcoolique.

HYDRANOSE (*Path.*), s. f., de ὕδωρ, eau, et νόσος, maladie; infiltration ou épanchement de sérosité.

HYDRARGYRIE (*Path.*), *hydrargyria*, de ὑδράργυρος, mercure; éruption cutanée produite par l'emploi du mercure.

HYDRE (*Erpéth.*); genre de reptiles ophidiens vivant dans l'eau, et dont les plus belles espèces habitent les mers de la Nouvelle-Hollande.

HYDRÉON (*Anat.*), s. m., *hydreon*, de ὕδωρ, eau; humeur aqueuse de l'œil ou de l'oreille.

HYDROCHARIDÉES (*Bot.*); famille naturelle de plantes exotiques monocotylédones à étamines épigynes, établie par Richard.

HYDROCHLORATE DE BRUCINE (*Chim.*); sel obtenu par la dissolution à l'aide de la chaleur de la brucine pure. Il cristallise en prismes rhomboïdaux, est très soluble dans l'eau et dans l'alcool, a une saveur très amère et rougit fortement par l'acide nitrique. Il n'est point employé en médecine.

HYDROCHLORATE DE CINCHONINE (*Chim.*); sel obtenu en faisant dissoudre la cinchonine dans un mélange d'acide hydrochlorique et d'eau; il cristallise en prismes très déliés ou en aiguilles réunies, est très soluble dans l'eau et dans l'alcool et très peu dans l'éther.

HYDROCHLORATE DE MORPHINE (*Chim. Thérap.*); sel résultant de la combinaison de la morphine et de l'acide hydrochlorique. Il se présente en cristaux aiguillés, radiés, très beaux, solubles dans l'alcool et l'eau, plus à chaud qu'à froid, amers, rougissant par l'acide nitrique, donnant une couleur bleue avec l'hydrochlorate de peroxide de fer. Ce sel jouit des mêmes propriétés médicinales que les autres sels de morphine.

HYDROCONION, s. m., *hydroconion*, de ὕδωρ, eau, et κόνιον, poussière ; bain de pluie. Bain par affusion dans lequel l'eau versée au moyen d'une espèce d'arrosoir tombe d'un lieu élevé sous forme de pluie.

HYDROL (*Pharm.*), s. m., de ὕδωρ, eau ; eau minérale.

HYDROLAT (*Chim.*), s. m. ; eau distillée. Les *Hydrolats* sont des médicamens composés d'eau et de principes volatils qui y sont unis par la distillation.

HYDROLATIF, s. m. ; lotion, injection, lavement, douche, bain, pédiluve, collyre, gargarisme.

HYDROLATURE (*Pharm.*), s. f. ; infusion ou décoction.

HYDROLÉ (*Pharm.*), s. m. ; solution aqueuse. Les *hydrolés* sont des médicamens composés d'eau et de divers principes qui y sont unis par solution. On les divise en *hydrolés minéraux*, *végétaux* et *animaux*, suivant la nature des substances qui s'y trouvent dissoutes ou qui y dominent. L'eau de Goulard, l'eau de chaux, l'eau phagédénique, la liqueur de Van-Swiéten, les eaux minérales artificielles, sont des *hydrolés minéraux*. Les *hydrolés végétaux* comprennent un grand nombre de médicamens qui ont reçu les noms de boissons, tisanes, apozèmes, injections, lavemens, bains, douches, fomentations, gargarismes, mixtures, potions, loochs, médecines, etc., etc. Les *hydrolés animaux* sont des médicamens qui résultent de la décoction dans l'eau de la chair ou d'autres parties animales auxquelles on ajoute souvent par infusion quelques matières végétales aromatiques ou adoucissantes ; on les nomme vulgairement *bouillons*.

HYDROMANIE (*Path.*), de ὕδωρ, eau; μανία, manie; délire assez ordinaire chez les pellagreux, qui les porte à se jeter dans l'eau.

HYDRO-MÉNINGITE (*Path.*), s. f., *hydro-meningitis*, de ὕδωρ, eau, et μῆνιγξ, membrane ; synonyme d'*hydrocéphale*. Hydropisie encéphalique, méningite avec épanchement de sérosité.

HYDRO-PÉRITOINE (*Path.*), s. m., *hydroperitoneum*, de ὕδωρ, eau, et *peritoneum*, péritoine ; synonyme d'*ascite*. Épanchement séreux dans la cavité du péritoine.

HYDROPHIS ou HYDROPHYDE (*Erpéth.*) ; serpent d'eau ; sous-genre d'*Hydre*. *V.* ce mot.

HYDROPHYTES (*Bot.*) ; genre de plantes cryptogames purement aquatiques, se distinguant des plantes terrestres par leur organisation et leur reproduction. Ces plantes, autrefois appelées *Algues*, sont réparties dans plusieurs familles désignées sous les noms de *Chaodinées*, *Conferves*, *Ceramiacées*, *Fucacées*, *Ulvacées*, *Dyctyotées*, *Floridées* et *Characées*.

HYDROPLÈVRE (*Path.*), s. f., *hydropleura*, de ὕδωρ; eau, et πλευρά, plèvre ; synonyme d'*hydrothorax*. Hydropysie de poitrine, épanchement séreux dans la plèvre.

HYDRORCHITE (*Path.*), s. f., *hydrorchitis*, de ὕδωρ, eau ; ὄρχις, testicule ; inflammation de la tunique vaginale avec épanchement.

HYGRENTÉRÉON, s. m. *hygrentereon*, de ὑγρὸς, humide, et ἔντερον, intestin ; matière de la transpiration cutanée interne.

HYGREXTÉRÉON, s. m., *hygrextereon*, de ὑγρὸς, humide, et ἐκτὸς, dehors; matière de la transpiration cutanée externe.

HYPÉRENDOSMOSE (*Physiol.*), s. f. ; nom donné par M. Dutrochet à l'exagération ou l'exaltation du phénomène de l'endosmose, c'est à dire à l'*inflammation*.

HYPERCRINIE, s. f., *hypercrinia*, de ὑπὲρ, au-delà, et κρίνω, je trie ; augmentation de quantité des sécrétions.

HYPERDIACRISIE, s. f., *hyperdiacrisis*, de ὑπὲρ, au-delà, et διακρίνω, je sépare ; excès de sécrétion.

HYPÉRÉMIE (*Path.*), s. m., *hyperæmia*, de ὑπέρ, au-delà, et αἷμα, sang ; augmentation de quantité ou congestion de sang. (Andral.) *Hypérémie sthénique* ou par irritation ; — *asthénique*, ou par diminution de tonicité des vaisseaux capillaires ; — *mécanique*, ou par obstacle à la circulation veineuse ; — *cadavérique*, celle qui se produit après la mort.

HYPÉRENDOSMOSE (*Path.*), s. f., *hyperendosmosis*, de ὑπὲρ, au-delà, ἔνδον, dans, et ὠσμὸς, impulsion ; excès d'endosmose. Inflammation. *Hyperendosmose morbide*, synonyme d'*inflammation*.

HYPERGHEUSTIE (*Path.*), *hypergeustia*, de ὑπὲρ, au-delà, et γεῦσις, goût; excès de sensibilité dans l'organe du goût.

HYPERKÉRATOSE (*Path.*), s. f., *hyperkeratosis*, de ὑπέρ, au-delà, et κέρας, corne; synonyme de *staphylôme de la cornée.*

HYPERPHLOGOSE (*Path.*), *hyperphlogosis*, de ὑπέρ, sur, et φλόγωσις, inflammation; quatrième et dernier degré de l'inflammation. (Lobstein.)

HYPERTONIFICATION, s. f., de ὑπέρ, au-delà; *tonus*, ton; action des toniques poussée au plus haut degré.

HYPNOPHOBIE, s. f., *hypnophobia*, de ὕπνος, sommeil, et φόβος, crainte; terreur pendant le sommeil.

HYPOMUQUEUX, adj., de ὑπό, sous, *mucus*, mucus; le *tissu hypomuqueux* est le tissu cellulaire parenchymateux.

HYPONARTHÉCIE (*Chir.*), s. f., de ὑπό, sous; ναρθηκ[illegible], attelle; nom donné par M. Mathias Mayor à certain mode de traitement des fractures des membres, à l'aide d'une simple planchette suspendue, pour tout appareil.

HYPOPHYSE (*Path.*), s. f., *hypophysis*, de ὑπό, sous; φυσάω, enfler peu à peu; dépilation des paupières. On donne aussi ce nom, en anatomie, à cette portion de substance cérébrale qui recouvre l'infundibulum.

HYPOSCLÉREUX (*Anat.*), adj., *hyposclerosus*, de ὑπό, sous; σκληρός, dur; tissu fibreux, ligamenteux, desmeux, tendineux.

HYSTÉROSCOPE (*Chir.*), s. m., *hysteroscopus*, de ὑστέρα, matrice, et σκοπέω, j'examine; instrument à l'aide duquel on peut examiner le col de l'utérus.

HYSTÉROTOME (*Chir.*), s. m., *hysterotomus*, de ὑστέρα, matrice, et τέμνω, je coupe; instrument propre à pratiquer la section du col de l'utérus.

I

IATROMATHÉMATIQUE, adj.; dénomination appliquée à une secte de médecins qui, à l'exemple de Borelli, expliquaient tous les phénomènes de l'économie d'après les lois de la statique et de l'hydraulique, et prétendaient soumettre ces phénomènes à la rigueur du calcul.

ICHTHYOSAURE (*Erpéth.*); genre curieux de reptiles sauriens, dont les débris fossiles ont révélé l'existence et fourni au célèbre Cuvier les moyens de représenter l'animal dans son état primitif. Ce genre, malgré les anomalies de structure qui le caractérisent, se rapproche des lézards ou du moins des crocodiliens. Cuvier représente les ichthyosaures avec un museau de dauphin, des dents de crocodile, une tête et un sternum de lézard, des pates de cétacés, mais au nombre de quatre, et des vertèbres de poisson; vivant dans la mer, mais respirant l'air pur et pouvant à peine ramper comme les phoques. On en distingue quatre espèces, dont la plus grande a dû avoir jusqu'à trente pieds.

ICTHYOSE (*Path.*), s. f.; maladie de la peau caractérisée par le développement sur une ou plusieurs parties des tégumens, et le plus ordinairement sur presque tout le corps, de squammes plus ou moins larges, dures, sèches, d'un blanc grisâtre, comme imbriquées, formées par l'épiderme épaissi, ne reposant jamais sur une surface enflammée, ne s'accompagnant d'aucune chaleur, d'aucune douleur, d'aucune démangeaison, et constamment liées avec une altération profonde des couches sous-jacentes de la peau. L'icthyose se développe de préférence sur les faces externes des membres, surtout aux articulations, au coude, au genou, au cou, sur les parties postérieures du tronc, aux régions où la peau est habituellement plus épaisse. L'icthyose est le plus souvent générale; quelquefois cependant elle est bornée à une région plus ou moins étendue. Elle dure ordinairement toute la vie, qu'elle soit congéniale ou accidentelle. Ses symptômes, dans les cas les mieux caractérisés, sont les suivans: la peau épaissie, fendillée, est recouverte de véritables écailles sèches, dures, résistantes, grises et quelquefois d'un blanc nacré, souvent très luisantes et entourées plusieurs fois d'un cercle noirâtre. Les unes sont petites et environnées d'une foule de petits points farineux qui correspondent aux sillons sans nombre et entrecroisés qui partagent l'épiderme; les autres sont plus larges et recouvrent dans une étendue plus ou moins grande les surfaces sillonnées. Ces squammes peuvent être arrachées sans douleur, si ce n'est quand elles sont très larges. Elles donnent au toucher la sensation que produit la peau de chagrin ou celle qu'on éprouverait en passant la main sur le dos de quelque poisson. Du reste, quelle que soit son étendue, l'icthyose ne détermine aucune altération notable de l'économie. Celle qui est congéniale se transmet assez souvent par hérédité; elle semble être la conséquence d'une impression morale très vive éprouvée par la mère. On ne connaît pas encore les causes de l'icthyose accidentelle. Il n'est pas possible de guérir cette maladie, mais on peut en diminuer les inconvéniens en faisant usage d'applications émollientes et de bains pour amolir l'épiderme. On a conseillé contre l'icthyose accidentelle l'emploi du goudron; mais des expériences récentes ont démontré l'inefficacité de ce moyen.

ICTIDE (*Zool.*); genre de mammifères carnassiers plantigrades, fondé par Valenciennes. Les ictides se rapprochent, par la forme de leurs dents, des ratons, des civettes et des paradoxures. Ils habitent Sumatra et Malaca.

ILÉITE (*Path.*), s. f., *ileitis*, de εἰλέω, j'entortille; inflammation de l'iléon.

ILÉO-CAPSULO-TROCHANTIN (*Anat.*), adj.; se dit d'un petit faisceau musculaire qui s'étend de l'épine antéro-inférieure de l'os des îles à la capsule de la tête du fémur et au petit trochanter. Ce muscle manque souvent.

ILICINE (*Chim.*); principe extrait du houx (*Ilex aquifolium*), et qui jouit, dit-on, des mêmes propriétés médicales que le sulfate de quinine.

IMPARIPENNÉ (*Bot.*), adj.; on dit d'une feuille qu'elle est imparipennée, ou pennée avec impaire, quand elle se compose d'un nombre plus ou moins considérable de paires de folioles, et qu'elle se termine à son sommet par une seule foliole impaire; telles sont celles de l'acacia, du frêne, etc.

IMPENNES (*Ornith.*); famille d'oiseaux caractérisée par la brièveté des ailes, qui sont recouvertes de petites écailles au lieu de plumes. Elle se compose du seul genre Manchot.

IMPÉTIGO (*Path.*), de *impetus*, effort, violence; on a désigné sous ce nom plusieurs affections de la peau très différentes. Willan et Bateman, et après eux MM. Cazenave et Schedel, Biett, Rayer, ont spécialement appliqué cette dénomination à une maladie non contagieuse, caractérisée par une éruption de pustules psydraciées, le plus souvent très rapprochées les unes des autres, qui forment des croûtes en général épaisses, rugueuses, jaunâtres. L'on reconnaît deux variétés de cette affection. Dans la première, qui porte le nom d'*impetigo figurata* (dartre crustacée flavescente d'Alibert), les pustules sont agglomérées sur une surface plus ou moins étendue, mais circonscrite de manière à figurer un ovale, un rond. Dans la seconde, désignée sous le nom d'*impetigo sparsa*, les pustules sont disséminées et n'affectent dans leur ensemble aucune forme particulière.

L'*impetigo figurata* occupe le plus souvent les joues, se développe particulièrement au printemps et chez les enfans et les femmes. Il forme des croûtes jaunâtres semi-transparentes, qui ressemblent au miel desséché ou au suc gommeux de quelques arbres.

L'*impetigo sparsa* se montre surtout en automne, donne lieu également à des croûtes d'un jaune verdâtre, et se développe particulièrement aux membres et surtout aux plis des articulations. (La teigne muqueuse ne paraît être autre chose qu'un *impetigo sparsa*.)

Lorsque l'impétigo est peu étendu et s'accompagne de peu d'irritation, des lotions émollientes et des boissons rafraîchissantes suffisent pour le guérir. Mais quand il est bien étendu il devient nécessaire de recourir aux évacuations sanguines locales ou générales, auxquelles on peut associer avec avantage quelques laxatifs et les bains à 25 ou 27 degrés R. Dès que l'inflammation est apaisée on remplace les lotions émollientes par les lotions légèrement alumineuses. Lorsque la maladie persiste on doit administrer les purgatifs, tels que les sels d'Epsom, de Glauber, le calomel, le jalap, l'huile de Ricin, et pour boisson ordinaire de la limonade sulfurique légère. On prescrit en même temps des solutions et des bains rendus alcalins par l'addition de sous-carbonate de soude ou de potasse. On peut alterner les lotions alcalines avec des lotions acidulées, et surtout avec l'acide hydrocyanique médicinal à la dose de deux ou trois gros dans une demi-livre d'eau distillée, avec addition d'une demi-once d'alcool rectifié. Passée à l'état chronique, cette maladie réclame l'emploi des préparations sulfureuses à l'intérieur et en bain. Ce n'est que dans les cas où ces différens moyens ont échoué, qu'on doit cautériser les surfaces malades. On se sert pour cela d'une dissolution de nitrate d'argent portée à l'aide d'une plume qu'on promène légèrement, et aussitôt après on asperge abondamment d'eau simple la surface cautérisée. Le protonitrate de mercure a été, dans ces cas, de la plus grande utilité employé en pommade à la dose d'un scrupule à un gros par once d'axonge. On a eu recours aussi avec succès à l'application d'un vésicatoire sur la surface malade.

IMPRESSIONABILITÉ (*Physiol.*), s. f.; faculté de recevoir ou d'éprouver une impression. Terme générique employé d'abord par Hallé pour désigner l'ensemble des forces dites sensitives départies aux corps vivans. De toutes les impressions venues du dehors, les unes sont perçues et dérivent de la sensibilité; celles non perçues, c'est à dire qui n'affectent pas le *moi*, appartiennent à l'impressionabilité sans conscience, à l'*impressionabilité* proprement dite.

IMPRESSIONS MUSCULAIRES (*Zool.*); empreintes formées dans l'intérieur des valves des conchifères par les muscles de l'animal. Lamarck s'est servi de ces impressions musculaires pour établir ses corps de premier ordre. Parmi les conchifères, les uns sont nommés *dymiaires*, ou à deux muscles, les autres *monomyaires*, ou à un seul muscle.

INCITABILITÉ (*Physiol.*), s. f.; synonyme d'*excitabilité*. (Brown.)

INCITANT (*Physiol.*), adj.; synonyme d'*excitant*. (Brown.)

INCITATION (*Physiol.*), s. f.; synonyme d'*excitation*. (Brown.)

INCURVATIBILITÉ (*Physiol. végét.*), s. f.; force élastique qui, selon M. Dutrochet, donne aux végétaux la faculté de se redresser, et qui est soumise à la présence d'une certaine quantité d'eau, sans laquelle elle diminue ou cesse complètement.

INCURVATION (*Path.*), s. f.; synonyme de *courbure*. Incurvation de la colonne vertébrale.

INCURVATION (*Physiol. végét.*); courbure du tissu végétal par suite d'une force élastique nommée *incurvatibilité* par M. Dutrochet.

INCURVATION SINUEUSE FIXE (*Physiol.*); élasticité de la fibre. Contractibilité de tissu.

INCURVATION SINUEUSE OSCILLATOIRE DES MUSCLES (*Physiol.*); contractilité organique. L'irritabilité.

INCURVATION SINUEUSE OSCILLATOIRE DES ORGANES MUSCULAIRES (*Physiol.*); contractibilité organique insensible.

INFUSOIRES (*Zool.*); on a donné ce nom, assez impropre, à un ordre de la classe des vers de Linné. Ces animaux, dont un grand nombre ne vit pas dans les infusions, sont mieux nommés *microscopiques* parce qu'ils sont tous invisibles à l'œil nu.

INGURGITATION (*Art. vétér.*), s. f., *ingurgitatio*; réplétion excessive de tout viscère creux, telle que celle du rumen par surcharge d'alimens dans le cas de météorisation gazeuse compliquée. On a encore employé ce mot pour désigner la présence de corps étrangers arrêtés dans l'œsophage et le pharynx des animaux herbivores et carnivores.

INNERVATION (*Physiol.*), s. f., *innervatio*, de *in*, dans; *nervus*, nerf; influence nerveuse.

INODULES. *V.* CORPS INODULAIRES.

INTEMPÉRIE NERVEUSE (*Path.*); disposition particulière, permanente ou passagère de toute l'économie ou de plusieurs organes, caractérisée par l'exaltation ou la diminution des forces vitales, et qui dépend essentiellement de la force nerveuse. (Lobstein.)

INTERTRIGO (*Path.*), s. f.; rougeur, excoriation produite par le frottement de deux portions de peau l'une contre l'autre, ou par le contact de l'urine ou des matières fécales. Variété de l'*érythème*.

INTESTINAUX (*Zool.*); on nomme vers intestinaux, vers des intestins, Helminthes et Entozoaires, des animaux invertébrés, dépourvus de membres, d'organes de circulation et de respiration, dont les seuls caractères communs sont de naître, vivre, engendrer et mourir dans le corps d'autres animaux vivans. Le nombre des espèces de vers intestinaux connus est d'environ douze cents. Ces vers occupent ordinairement les organes creux, et surtout les voies digestives des animaux; mais on en trouve dans toutes les parties, excepté dans les cartilages, les tendons, les ligamens et les os. L'homme est celui des animaux dans lequel on rencontre le plus grand nombre de vers intestinaux; on en a observé chez lui seize espèces. Dans la division adoptée par Rudolphi, les Entozoaires sont répartis en cinq ordres : 1° Les NÉMATOÏDES, renfermant douze genres, parmi lesquels le *Strongle*, le *Trichocéphale* et l'*Ascaride*; 2° les ACANTOCÉPHALES, pour le seul genre *Echinorynque*;

3° les **Trématodes**, six genres; 4° les **Cestoïdes**, comprenant huit genres, au nombre desquels le *Tænia;* 5° les **Cysticerques**, qui renferment les genres *Floriceps*, *Cysticerque*, *Cœnure* et *Echinocoque*.

INTORSION (*Path.*), s. f., de *intorsio*, flexion: courbure vers la ligne médiane du corps d'une partie dont la direction est vicieuse.

INTROPELVIMÈTRE, s. m., de *intro*; dedans; *pelvis*, bassin, et μέτρον, mesure; mesure pour l'intérieur du bassin, proposée par Madame Boivin.

INTRORSES (*Bot.*); les étamines introrses sont celles dont la face est tournée vers le centre de la fleur. On se sert de ce mot par opposition à celui d'*extrorses*.

IODIDE (*Chim.*), s. m.; combinaison de l'iode avec des corps moins électro-négatifs que lui. (Berzélius.)

IODIDE D'HYDROGÈNE ou IODIDE HYDRIQUE (*Chim.*); synonyme d'*acide hydriodique*.

IODIQUES (*Chim.*); composés binaires qui ont l'iode pour principe électro-négatif. Quelques-uns sont acides, comme l'iodide d'hydrogène; mais la plupart sont neutres ou alcalins. Les uns sont insolubles dans l'eau, tels que les iodures d'argent, de bismuth, de cuivre, de mercure, de plomb; d'autres y sont solubles; comme ceux de barium, de strontium, de calcium, de magnésium, de potassium, de fer, de zinc.

IODURE (*Chim.*), s. m.; combinaison de l'iode avec les métaux électro-positifs, dans laquelle les rapports sont les mêmes que dans les bases. (Berzélius.)

Tous les iodures sont décomposés par le chlore qui s'empare de leur élément positif et met l'iode à nu, et par les acides sulfurique et nitrique concentrés qui, en oxidant le radical et devenant acides sulfureux et nitreux, mettent également l'iode en liberté. Quelques iodures sont employés en médecine; ce sont l'*iodure d'arsenic* pour certaines dartres rongeantes tuberculeuses; l'*iodure de barium* pour les engorgemens scrofuleux; l'*iodure de plomb*, contre les scrofules, les tumeurs squirrheuses, etc.; l'*iodure de soufre* et celui de zinc, qui sont employés dans les cas d'engorgemens scrofuleux, et, comme eux, seulement à l'extérieur. De tous les iodures que les médecins mettent en usage, les plus importans sont le *proto-iodure* et le *deuto-iodure de mercure*. Ils sont administrés à très petite dose à l'intérieur, et plus souvent à l'extérieur, dans le traitement des affections scrofuleuses compliquées de syphilis, des engorgemens des ganglions, etc.; leur emploi exige la plus grande surveillance.

IPO (*Bot.*), synonyme d'*Upas;* poison végétal le plus violent de tous ceux que fournissent les végétaux. *V.* N. D. M.

IPS (*Entom.*), s. m.; genre d'insectes Coléoptères, section des Pentamères, famille des Clavicornes, tribu des Peltoïdes. L'espèce la plus commune et le type de ce genre est l'Ips cellerier ou *Dermeste du fumier*, de Geoffroy.

IRIDITE (*Path.*), s. f., *iriditis*, de ἶρις, iris; inflammation de la membrane iris.

IRRÉSISTIBILITÉ (*Path.*), s. f.; forme de la folie qui consiste dans une propension à certaine action tellement forte, que la volonté et la raison, bien qu'intactes sous tout autre rapport, sont sans influence sur elle.

ISCHIO-ANAL (*Path.*), adj., *ischio-analis*, de ἰσχίον, ischion, et *anus*, anus; se dit du muscle releveur de l'anus.

ISCHNOTIE, s. f., *ischnotes*, *de* ἰσχνὸς, maigre; synonyme de *maigreur*.

ISOPODES (*Zool.*), s. m., *isopoda;* cinquième ordre de la classe des crustacés, ayant pour caractères essentiels: mandibules sans palpes, pieds uniquement propres à la locomotion; deux paires de mâchoires représentant par leur réunion une lèvre inférieure, pieds antérieurs portés par un segment distinct de la tête; branchies situées sous la queue; corps déprimé; tronc divisé communément en sept segmens; quatorze pieds; un à six segmens postérieurs formant une queue.

IULE (*Entom.*), s. m., *iulus;* genre d'insectes de l'ordre des Myriapodes, famille des Chilognathes.

J

JACANA (*Ornith.*); genre d'oiseaux de l'ordre des Gralles, auquel on a aussi donné le nom de *Chirurgien*, à cause de la ressemblance qu'on a cru trouver entre les pointes acérées dont les poignets et les ongles de ces oiseaux sont garnis, et des lancettes.

JAGGRÉE (*Hyg.*), s. f.; sorte de sucre que les habitans de Sumatra retirent de la liqueur qui découle de l'aréquier.

JAMBE ARQUÉE (*Med. vétér.*); les vétérinaires désignent ainsi vulgairement le défaut d'aplomb d'un membre dans lequel l'avant-bras est fléchi sur le bras et le genou porté en avant.

JARRET CERCLÉ (*Méd. vétér.*); jarret sur lequel on distingue à la fois l'éparvin, la courbe, la jarde et le vessignon, et quelquefois même l'enkylose de cette articulation.

JARDE, JARDON (*Méd. vétér.*); tumeur osseuse développée à la face latérale externe du jarret sur la tête du péroné du métatarsien, ou os du canon.

JAQUIER (*Bot.*), *artocarpus*; genre de la famille des Urticées, section des Artocarpées, et de la monœcie monandrie de Linné, qui se compose de plusieurs espèces arborescentes, toutes fort intéressantes, à cause de leurs fruits qui sont un aliment précieux, ce qui les a fait désigner sous le nom vulgaire d'*arbres à pain*. Ces fruits sont tout à fait analogues à celui du mûrier, mais plus grands; ils présentent une espèce de baie composée très charnue, dont la surface externe offre une infinité de petites saillies irrégulièrement hexagonales, formées par le sommet de chaque fleur. Le centre de cette baie est occupé par un axe très renflé et fibreux.

JAVART CARTILAGINEUX (*Méd. vétér.*). *V.* FIBRO-CHONDRITE.

JÉCORAL, adj., de *jecur*, foie; le *son jécoral* est celui qu'on obtient par la percussion sur la région hépatique.

JUSAM, s. m.; nom arabe de l'éléphantiasis.

K

KÉLOÏDE (*Path.*), s. f.; dénomination nouvellement imposée par M. Alibert à la maladie désignée d'abord par lui sous le nom de *cancroïde*. N. D. M.

KÉRACÈLES (*Méd. vét.*), de κέρας, corne, et de χηλή, tumeur; nom donné par M. Vatel aux tumeurs de la face externe de la muraille du sabot, connues jusqu'à présent sous les noms de *cercles*, *cordons*, etc. Cet auteur en reconnaît deux espèces, le kéracèle cycloïde, ou en forme de cercle (vulgairement *pied cerclé*), et le kéracèle stélidioïde, ou en forme de petite colonne.

KÉRAPHYLLOCÈLE (*Méd. vétér.*), de κερας, corne; φυλλον, feuille, et de χηλὴ, tumeur; tumeur des feuillets de la face interne de la muraille du sabot du cheval, maladie décrite pour la première fois par M. Vatel. Cette tumeur cornée, en forme de colonne, souvent conique, et dont la grosseur varie depuis celle d'une petite plume jusqu'à celle du doigt, s'étend dans beaucoup de cas depuis la cavité cutigérale jusqu'au bord inférieur de la paroi. Quelquefois pleine, plus souvent creuse, elle donne, dans ce dernier cas, écoulement à une matière noirâtre de mauvaise odeur. Le traitement de cette affection consiste dans l'ablation de la muraille correspondante.

KÉRAPSEYDE (*Méd. vétér.*), de κερας, corne, et ψευδὴς, faux; nom donné par M. Vatel, dans sa *Pathologie vétérinaire*, à toute corne fendillée, raboteuse, d'épaisseur inégale, sèche et cassante, sécrétée par la cutidure ainsi qu'à toute portion de muraille altérée provenant de la cutidure et recouvrant une autre couche de corne sécrétée à la surface du tissu réticulaire. Quand ce dernier cas existe il y a deux parois séparées l'une de l'autre par une cavité. Les kérapseydes se remarquent le plus ordinairement en pince ou en quartiers; dans ce dernier cas ils portent le nom de *faux quartiers*.

KIRRONOSE (*Path.*), s. f., *kirronosis*, de κιῤῥός, jaune, et νόσος, maladie; état pathologique de l'embryon et du fœtus, qui constitue une sorte d'ictère interne occupant exclusivement le péritoine, les plèvres, le péricarde, l'arachnoïde et la substance médullaire de l'encéphale et des nerfs.

KRAMÉRIE (*Bot.*); genre de plantes ayant de grands rapports avec la famille des Polygalées, et faisant partie de la tétrandrie monogynie. Les espèces de ce genre, toutes originaires de l'Amérique méridionale, sont des arbustes rameux. Les racines de plusieurs d'entre elles, qui croissent au Pérou, sont employées en médecine comme astringentes sous le nom de *ratanhia*.

KWASS, s. m.; boisson fermentée préparée avec la farine de seigle, le seigle germé et l'eau.

L

LACCIQUE, adj., *acide laccique* ; celui qu'on extrait de la laque.

LACTIVORE (*Zool.*) ; quelques naturalistes nomment ainsi la période de développement qui succède, chez les mammifères, à celle dite *fœtale*, et qui comprend le temps durant lequel ces jeunes animaux sont allaités par leur mère.

LACUNES (*Bot.*), s. f., *lacunæ* ; espaces vides plus ou moins réguliers existant dans le tissu cellulaire de certaines plantes, et en particulier de celles qui vivent dans l'eau. Les unes ont pour orifice extérieur un des pores corticaux, et communiquent avec l'air extérieur. Les autres n'ont aucune communication externe. Quelques naturalistes les regardent comme résultant uniquement de la rupture accidentelle des cellules du tissu aréolaire.

LADRERIE (*Méd. vétér.*) ; maladie particulière au cochon domestique, caractérisée par le développement dans le tissu cellulaire de vésicules dites *ladres*, qui ne sont autre chose que le ver désigné par Rudolphi sous le nom de Cysticerque ladrique. (*Cysticercus cellulosa.*)

LAMELLIBRANCHES (*Zool.*) ; nouvelle dénomination créée par Blainville pour rassembler en une seule division tous les animaux mollusques dont les branchies, par paires très larges et en lames aplaties, sont placées entre le corps et le manteau. Presque tous les conchifères ou coquilles bivalves doivent entrer dans cette division.

LAMELLICORNES (*Entom.*) ; famille d'insectes de l'ordre des coléoptères, section des pentamères, dont le trait entomologique le plus saillant qui la distingue des autres est d'avoir les antennes terminées en une massue composée de petites lames disposées soit en éventail, soit comme les dents d'un peigne, ou bien ayant la forme cupulaire, et emboîtées les unes dans les autres. Cette famille est une de celles qui renferment les insectes les plus nombreux et les plus grands ; elle est divisée en deux tribus, les *Scarabéides* et les *Lucanides*.

LAMELLIROSTRES (*Ornith.*) ; famille d'oiseaux qui renferme la plupart des Palmipèdes, et dont le caractère principal consiste en un bec épais, revêtu d'une peau molle plutôt que d'une corne.

LAMPYRE (*Entom.*) ; genre d'insectes de l'ordre des coléoptères, section des Pentamères, famille des Serricornes, tribu des Lampyrides. Les lampyres sont remarquables par la lueur phosphorique que les femelles répandent pendant la nuit. On en reconnaît soixante espèces : celles qu'on peut considérer comme les types de ce genre sont le Lampyre luisant, *L. noctiluca*, dont la femelle est vulgairement nommée *ver luisant*, et le Lampyre d'Italie, *L. italica*, dont la femelle est ailée.

LANGOUSTE (*Zool.*), *palinurus* ; genre de crustacés de l'ordre des Décapodes, famille des Macroures. La principale espèce et la plus commune en France est la Langouste commune, *Palinurus vulgaris*, dont on fait une grande consommation comme aliment.

LARYNGALGIE (*Path.*), de λάρυγξ, larynx, et ἄλγος, douleur ; douleur ayant son siége dans le larynx.

LARYNGOPHONIE (*Path.*), de λάρυγξ, larynx, et φωνή, voix ; résonnance de la voix dans le larynx.

LARYNGORRHAGIE (*Path.*), de λάρυγξ, larynx, et ῥήγνυμι, je sors avec violence ; hémorrhagie du larynx, hémoptysie laryngée.

LAVES (*Minér.*) ; on donne ce nom à toutes les substances minérales en masse qui ont éprouvé l'action des feux volcaniques, et sont sorties de la terre en se répandant à sa surface sous la forme de courans embrasés. Les laves ne sont composées que d'un petit nombre de substances minérales formant un tissu de grains ou cristaux microscopiques que caractérise la présence constante du fer titané ; le feldspath, le pyroxène en forment aussi les principes essentiels.

LAZARET, s. m. ; lieu où l'on renferme les personnes et les choses venant d'un pays où règne une maladie contagieuse.

LÉMOSITÉ (*Path.*), s. f. ; *lemositas* ; larmoiement ; écoulement continuel des larmes par l'angle des paupières.

LENTIGO (*Path.*), s. m., *lentigo* ; TACHES DE ROUSSEUR ; ÉPHÉLIDE LENTIFORME d'Alibert ; petites taches ordinairement d'un jaune fauve, assez exactement arrondies, répandues sans ordre, et laissant entre elles des intervalles dans lesquels la coloration de la peau est naturelle. Elles sont ordinairement congéniales, et durent toute la vie. Elles sont plus prononcées à certaines époques, et se montrent sur les parties qui sont habituellement exposées à la lumière. On ne connaît aucun moyen propre à les faire disparaître.

LÉPIDIER (*Bot.*), s. m., *lepidium;* genre de plantes de la famille des crucifères et de la tétradynamie siliculeuse, L., établi par Decandolle, qui distribue ses nombreuses espèces en sept sections. Parmi ces espèces, les plus intéressantes sont le *Lepidium sativum*, L., vulgairement cresson alénois, et le *Lepidium oleraceum* de la Nouvelle-Zélande, plante potagère anti-scorbutique comme la précédente, et à l'usage de laquelle l'équipage du capitaine Cook dut la guérison de la maladie qui le désolait pendant une longue traversée.

LÉPISOSTÉE (*Ichthyol.*); genre de poissons de la famille des Clupes, de l'ordre des Malacoptérygiens abdominaux. Cuv. Les Lépisostées sont des poissons d'eau douce, habitant les fleuves et lacs d'Amérique; ils sont remarquables par leur force, leur voracité, et surtout par les écailles dures, épaisses et osseuses dont toute leur surface est revêtue, et qui les rendent presque inattaquables. On les recherche à cause de la bonté de leur chair.

LICHEN (*Path.*), s. m.; affection papuleuse de la peau, caractérisée par des élévations pleines, solides, ordinairement très petites, quelquefois légèrement rouges, mais le plus souvent de la couleur de la peau, agglomérées et accompagnées de prurit, occupant dans la plupart des cas les mains, les avant-bras, le cou et la face. On en distingue deux espèces, le *Lichen simplex* et le *Lichen agrius*.

Le Lichen simplex consiste en des papules très petites, agglomérées. A l'*état aigu* ces papules sont rouges, enflammées, s'accompagnent de douleur et d'un prurit incommode, et se terminent par une légère desquammation furfuracée. A l'*état chronique*, comme on les observe le plus fréquemment, les papules ont la couleur de la peau, et sont surtout appréciables au doigt, qui, promené sur l'éruption, perçoit la sensation de petits corps durs dont la peau paraît comme hérissée. Ces papules restent stationnaires pendant un temps infini; de nouvelles se développent successivement; et la maladie peut ainsi durer plusieurs mois. Le lichen simplex chronique s'accompagne toujours d'un épaississement de la peau, et donne lieu à une exfoliation abondante : c'est surtout à la face dorsale des mains qu'on l'observe, tandis qu'à l'état aigu le lichen occupe plus souvent la face et le tronc. Le lichen simplex présente en outre deux variétés très distinctes. Dans l'une, qui a reçu le nom de *lichen urticatus*, les papules sont larges, enflammées, saillantes, comme confluentes et semblables aux piqûres de l'ortie, se développent au cou et à la face chez de jeunes sujets, durent peu de temps et se terminent par résolution ou desquammation furfuracée. Dans la seconde espèce, ou *lichen strophulus*, qu'on observe presque exclusivement sur les enfans à la mamelle, les papules sont ou plus rouges ou plus blanches que la peau. Dans le premier cas elles sont très enflammées, larges et discrètes ou bien très petites et confluentes, occupant une large surface (*Strophulus confertus*), ou disposées par petits groupes assez irrégulièrement arrondis (*Strophulus volaticus*). Dans le second cas, c'est à dire quand elles sont blanches, on les voit apparaître à l'époque de la première dentition, et assez souvent liées à quelque phlegmasie des organes intérieurs; mais elles constituent une affection de peu de durée et sans danger, qui disparaît souvent spontanément.

Le Lichen agrius se manifeste par une foule de petites papules rouges très enflammées, développées sur une surface érythémateuse; elles sont petites, réunies en grand nombre, saillantes, comme acuminées; la peau qui les entoure est rouge, enflammée, tendue et douloureuse; vers le quatrième jour l'inflammation augmente; le sommet des papules devient le siége de petites ulcérations d'où s'écoule un liquide séro-purulent qui se concrète et forme de véritables croûtes jaunâtres, proéminentes, molles et peu adhérentes; ces croûtes tombent et sont remplacées par des squammes assez minces. Quelquefois l'inflammation s'apaise, la desquammation s'opère et la maladie cesse au bout de douze à quinze jours; mais plus souvent à mesure que les squammes tombent, elles sont remplacées par de nouvelles, et l'affection peut durer ainsi plusieurs septénaires, ou même passer à l'état chronique; dans ce cas les squammes deviennent de plus en plus sèches, plus minces, sont remplacées par une exfoliation farineuse et la peau s'épaissit. Le *Lichen agrius* succède assez souvent au *Lichen simplex*, et ce passage se manifeste par le développement de phénomènes inflammatoires et l'augmentation brusque du nombre des papules, qui deviennent confluentes.

Dans le traitement du *Lichen simplex* comme dans celui du *Lichen agrius*, on doit débuter par l'emploi des antiphlogistiques : la saignée générale ou les sangsues appliquées loin du lieu de l'éruption, sont indiquées quand le sujet est jeune et l'inflammation de la peau très vive. Dès que les phénomènes d'irritation ont disparu et que la maladie est passée à l'état chronique, on remplace les lotions émollientes par des lotions contenant demi-once à une once de sous-carbonate de potasse, ou par des bains sulfureux ou alcalins; on couvre les parties malades d'une légère couche de pommade contenant, par once d'axonge, demi-gros de calomel et douze grains de camphre ou douze à vingt-quatre grains de *proto-iodure de mercure*; en même temps on administre quelques purgatifs, le calomel ou l'huile de ricin, à petites doses, deux ou trois fois par semaine. Quand la maladie persiste, il faut avoir recours aux préparations arsenicales, à la solution de *Fowler*, dont la dose, de cinq gouttes d'abord, est augmentée tous les huit jours de cinq gouttes jusqu'à vingt-cinq. On a souvent employé avec succès les *pilules asiatiques*, dont on donnait une par jour pendant un mois. On est obligé quelquefois, dans le cas de *Lichen agrius* chronique, de faire des frictions locales avec la pommade de *deuto-iodure de mercure* contenant douze à vingt grains de ce sel par once d'axonge.

LIGULE (*Bot.*), s. f. On nomme ainsi dans les graminées la petite lamelle qui naît du sommet ou bord libre de la gaîne de la feuille. Quelquefois la ligule est formée par des poils. Cet organe sert en botanique à distinguer certaines espèces.

LIGULÉE (Corolle) (*Bot.*), adj.; se dit d'une corolle monopétale qui commence par un tube et va ensuite en s'élargissant et formant une languette plane et latérale, comme dans toutes les Chicoracées et dans les fleurs de la circonférence dans les Radiées. La fleur qui offre une semblable corolle est appelée un *demi-fleuron*.

LIMACE (la) (*Méd. vétér.*); maladie particulière aux pieds des bœufs, consistant dans une inflammation de la peau de l'intervalle interdigité, donnant naissance à une crevasse, une ulcération qui se propage souvent au ligament interdigité. Il y a douleur de la partie, l'animal ne peut s'appuyer sur son pied; il est triste, abattu; il y a fièvre. Le repos, la propreté, les bains et les cataplasmes émolliens, puis après la disparition de l'inflammation, l'application d'onguens excitans, et même la cautérisation avec un cautère en pointe, sont les moyens indiqués.

LIMAÇONS (*Zool.*). Cette expression est synonyme d'*Hélice*, et a été employée par beaucoup d'auteurs pour désigner toutes les coquilles enroulées, soit marines, soit terrestres. Les plus modernes ne l'appliquent plus qu'à ces dernières.

LIMULE (*Zool.*); genre de crustacés de l'ordre des Xyphosures, famille des Branchiopodes, section des Pæcilopes, Cuv. Les limules habitent les mers des deux Indes, sont communs dans le golfe du Mexique, aux Moluques, dans les mers du Japon et de la Chine. Leur chair est bonne à manger et leurs œufs très délicats. Ils sont armés d'une queue cornée très aiguë, dont les sauvages se servent en guise de fer de flèche. On la redoute dans l'Inde parce qu'on croit sa piqûre venimeuse. On connaît quatre ou cinq espèces, de ce crustacé parmi lesquelles le *Limule polyphème*, qui peut servir de type.

LIPAROÏDE (*Pharm.*), de λίπος, graisse; graisse, pommade, onguent non résineux avec excipient composé.

LIPAROL (*Pharm.*), de λίπος, graisse; graisse.

LIPAROLÉ (*Pharm.*), s. m., de λίπος, graisse; pommade non résineuse; graisse médicamenteuse. Les liparolés sont des médicamens qui résultent de la mixtion d'une graisse animale avec une ou plusieurs substances. Cette graisse est ordinairement celle de porc.

LIQUEUR DE LABARRAQUE ou LIQUEUR DÉSINFECTANTE (*Chim.*, *Hyg.*); nom donné au chlorure de soude. *V.* Chlorures.

LITHOCÉNOSE (*Chir.*). M. Heurteloup a donné ce nom à l'opération qui a pour but de faire rendre artificiellement les fragmens de calculs après l'action des instrumens lithotriteurs. Cette opération est pratiquée au moyen de la *sonde évacuatrice* et du *stylet brisé*. La sonde est courbée comme les algalies ordinaires, se termine à son extrémité vésicale par une espèce de dé long de cinq à six lignes, et au-devant duquel (à cinq pouces environ) sont placés deux yeux larges, ovalaires, à bords mousses et placés latéralement et exactement vis-à-vis l'un de l'autre. Le stylet brisé est une tige d'acier solide dont l'extrémité vésicale est une suite de pièces d'acier mobiles goupillées l'une avec l'autre et formant une tige flexible, se terminant par une dernière qui est coupée carrément. L'extrémité vésicale de ce stylet porte une pièce de métal arrondie qui peut permettre d'appuyer avec force la paume de la main sans éprouver de douleur. Quand la sonde a été introduite dans la vessie, et qu'une injection a été faite, on ouvre l'instrument pour laisser écouler le liquide : tous les petits fragmens sont entraînés par celui-ci, et les plus gros s'engagent dans les yeux de la sonde. Alors le stylet brisé qu'on y introduit est bientôt arrêté par la saillie du fragment dans l'intérieur de la sonde ; en le faisant agir on coupe ce fragment sur le bord supérieur de l'œil qui lui a donné passage.

LITHODRACIQUE (*Chir.*), adj., *Pince lithodracique* ; instrument inventé par Meirieu pour saisir les calculs dans la vessie

LITHOGÈNE, s. f., de λίθος, pierre ; γεννάω, j'engendre ; action organique ou chimique qui a pour résultat la formation des calculs.

LITHOGÉNÉSIE (*Minér.*) ; partie de la lithologie qui a pour objet la recherche des causes qui ont donné naissance aux substances pierreuses, et des lois qui président à leur formation.

LITHOÏDE, s. m. ; *lithoïdes*, de λίθος, pierre ; εἶδος, ressemblance ; qui a l'apparence d'une pierre.

LITHOLABE (*Chir.*), *litholabus*, de λίθος, pierre, et λαβή, prise ; nom donné par M. Civiale à une pince propre à saisir les calculs dans la vessie afin d'en opérer le broiement. (*V.* LITHOTRITIE.) Cet instrument se compose de deux pièces principales, une sonde droite, ouverte aux deux bouts, et un tube offrant à l'une de ses extrémités trois ou quatre branches élastiques glissant dans la sonde et formant par leur réunion, quand l'instrument est fermé, un bouton qui représente le bec d'une algalie ordinaire. Pour se servir du litholabe on l'introduit fermé dans la vessie, puis on pousse doucement l'extrémité extra-vésicale de la pince en tenant la canule extérieure immobile ; alors les branches de la pince devenues libres s'écartent par leur propre ressort et saisissent le calcul, qu'il est ensuite facile de fixer en ramenant vers soi, comme si l'on voulait la fermer, la pince qu'on avait poussée dans le sens contraire. Quand le calcul est ainsi embrassé par la pince, on empêche celle-ci de glisser en la fixant dans la canule au moyen d'une vis de rappel placée à l'extrémité extérieure de l'instrument.

LITHOLOGIE (*Minér.*) ; partie de la minéralogie qui s'occupe plus spécialement des pierres. Peu usité.

LITHOPHAGES (*Zool.*). On a donné ce nom à certains mollusques acéphales ou conchifères qui ont la propriété de ronger les pierres calcaires pour se loger et se mettre à l'abri des chocs extérieurs.

LITHOPRIONE (*Chir.*), s. m., de λίθος, pierre ; πρίω, je scie ; instrument imaginé par M. Leroy d'Étioles pour saisir les calculs dans la vessie et faciliter leur destruction. Il consiste en une sonde dans laquelle glissent quatre ressorts de montre unis par leur extrémité vésicale, et qui, en s'écartant, représentent une espèce de cage dans laquelle le calcul peut être engagé et maintenu assez solidement. Cet instrument est remplacé avec avantage par la pince à branches libres que la plupart de lithotristes emploient, et dont le tire-balle d'Alph. Ferri a fourni le premier modèle.

LITHORINEUR (*Chir.*), s. m., de λίθος, pierre, et ῥίνη, lime ; instrument imaginé par Meirieu pour détruire les calculs vésicaux saisis par la pince lithodracique, en les usant de dehors en dedans. Le lithorineur se compose d'un tube d'acier dont l'extrémité vésicale est armée de deux petites limes mobiles pouvant être écartées l'une de l'autre à volonté, et découvrant alors un foret qui favorise leur action en fixant l'instrument sur le calcul. Pour se servir de cet instrument on l'introduit dans le tube de la pince, et quand son extrémité est arrivée sur le calcul on tourne la roue du régulateur, qui a pour fonction d'écarter les limes, puis on met le lithorineur en mouvement au moyen d'une manivelle qu'on a adaptée à son extrémité.

LITHOTRIBE (*Chir.*). C'est un des noms donnés à l'instrument dont on se sert pour saisir et détruire les calculs dans la vessie. *V.* LITHOLABE, LITHOTRITEUR.

LITHOTRIPSIE (*Chir.*); synonyme de *lithotritie*. *V.* ce mot.

LITHOTRITEUR (*Chir.*), s. m., de λίθος, pierre, et τρίβω, je broie. Ce nom a été donné par M. Civiale à l'instrument qui, dans l'opération de la lithotritie, est destiné à détruire le calcul saisi par la pince litholabe. Cet instrument, espèce de foret à tête armée de dents, est mis en mouvement au moyen d'un archet, et agit sur la pierre en la perforant. Il diffère en cela surtout du *lithotriteur* de Meirieu, qui use le calcul de dehors en dedans.

LITHOTRITIE (*Chir.*), s. f., *lithotritia*, de λίθος, pierre, et τρίβω, je broie; opération qui a pour but de briser et d'extraire par des moyens mécaniques les calculs renfermés dans la vessie.

Cette opération, d'invention moderne, et dont la chirurgie française revendique l'honneur, paraît cependant avoir été conçue, si non pratiquée, par les anciens. Albucasis en effet enseigne qu'on peut aller chercher les calculs jusque dans la vessie au moyen d'un instrument courbe introduit dans l'urètre, qu'on peut les y diviser s'ils sont friables; il ajoute que s'ils ne peuvent être ainsi brisés, on doit les extraire au moyen de la taille. Alexander Benedictus parle d'un procédé semblable, mais pour le blâmer; enfin au commencement du dix-septième siècle, Sanctorius fait connaître un instrument propre à extraire la pierre par l'urètre. Mais les renseignemens fournis par ces auteurs sont tellement obscurs, tellement vagues, qu'il est impossible qu'on ait pu être conduit par eux sur la voie de la lithotritie. On ne saurait non plus découvrir les élémens de cette opération ni dans le procédé si original et si heureusement mis en pratique par ce moine de Cîteaux qui s'ingéra d'introduire dans sa vessie, au moyen d'une canule, un petit ciseau d'acier, et de le faire agir sur la pierre en le frappant avec un maillet, ni dans cet autre également couronné de succès d'un major anglais résidant à Calcutta et qui consistait à réduire la pierre en poudre en la frottant avec une espèce de lime portée dans la vessie à l'aide d'une sonde courbe. Il faut pour découvrir les idées mères de la lithotritie arriver jusqu'en 1813. A cette époque le docteur Gruithuisen, médecin bavarois, fit connaître le procédé qu'il avait imaginé pour aller saisir les calculs dans la vessie au moyen d'un instrument droit introduit dans l'urètre, et pour les perforer afin d'en faciliter la destruction à l'aide d'agens chimiques. Ce procédé était, il est vrai, bien imparfait, inapplicable même, mais il renfermait les germes de l'opération qu'on imagina plus tard en France, et qu'on désigna sous le nom de *lithotritie*.

Ce fut seulement de 1822 à 1823 que MM. Leroy et Civiale, qui se disputent encore le mérite de l'invention, parvinrent à obtenir quelques résultats sérieux de leurs recherches; le premier en affectant à cette opération une pince imitée du tire-balle d'Alph. Ferri; le second en pratiquant pour la première fois la lithotritie sur le vivant; observons toutefois que ces résultats furent la conséquence de cette remarque faite et publiée par M. Amussat, que le canal de l'urètre, quoique courbe, pouvait être traversé sans beaucoup de difficultés par une sonde tout à fait droite, ce qu'on ne savait pas, ou plutôt ce qu'on avait oublié, car l'observation en avait été faite depuis long-temps. Dès lors le sort de la lithotritie fut fixé; cette opération était appelée à recevoir bientôt des perfectionnemens capables de la rendre non seulement applicable, mais encore utile à l'humanité; à remplacer enfin, si non constamment, du moins dans bien des cas, l'effrayante opération de la taille.

La lithotritie consiste à saisir les calculs dans la vessie au moyen d'instrumens introduits par l'urètre, à les y réduire en fragmens assez petits pour pouvoir traverser le canal, et enfin à provoquer l'expulsion complète de ces fragmens. Pour remplir ces diverses indications une foule de moyens ont été imaginés. Les plus ingénieux, les seuls usités appartiennent aux chirurgiens français. Les limites qui nous sont imposées ne nous permettant pas de faire connaître cette opération dans tous ses détails; nous nous bornerons à indiquer sommairement les différens procédés mis en usage dans chacun de ses temps.

Moyens préparatoires. — Le malade chez lequel on a constaté la présence d'un ou de plusieurs calculs, ainsi que la possibilité de faire parvenir dans l'urètre un instrument droit, doit être mis, au moyen d'un régime convenable, comme avant toute autre opération, dans l'état le plus favorable, c'est à dire le moins propre au développement des accidens inflammatoires ou nerveux. Quelquefois il est nécessaire de dilater préalablement l'urètre, ou même de le redresser en déprimant sa portion prostatique. On remplit la première indication en faisant porter au malade, pendant quelques jours, des sondes d'un diamètre croissant. Pour remplir la seconde on a conseillé plusieurs moyens.

Meirieu avait imaginé une sonde articulée adoptée depuis par M. Tanchou, et qui, introduite courbée dans le canal, était redressée au moyen d'une vis de rappel. MM. Rigal, Leroy et Pravatz se servent dans le même but d'une sonde flexible introduite au moyen d'un mandrin courbe, et redressée par degrés à l'aide d'un mandrin droit taraudé dans le tiers de son étendue, et dont les filets en spiral s'engagent dans un pas de vis pratiqué *ad hòc* dans la cavité de la sonde. Enfin M. Tanchou, au lieu d'abaisser la paroi inférieure de l'urètre, conseille, lorsque le bas-fond de la vessie se trouve beaucoup au-dessous du niveau de l'ouverture du canal, de relever ce bas-fonds pour rendre la préhension du calcul plus facile, en introduisant dans l'anus une poche en baudruche qu'il distend par l'insufflation. Le malade, ainsi préparé est placé sur le lit dans la position semblable à celle qui est indiquée pour la lithotomie, et la plupart des opérations qui se pratiquent sur les organes du bassin. MM. Heurteloup, Leroy, Rigal et Tanchou se servent d'un lit (Voy. *lit rectangle*, *lit pupitre*, *lit support*), dessiné à maintenir le malade à peu de chose près dans cette même position, et le reçoit sur un double plan incliné destiné à soutenir la région du sacrum d'une part, les épaules de l'autre, et à lui fournir un point d'appui pour ses membres inférieurs, à l'aide de deux sandales placées en avant. MM. Civiale, Pravatz et autres ne regardent pas le secours de ce lit comme indispensable.

Moyens de préhension du calcul. — Depuis l'emploi fait par M. Leroy de la pince à trois branches imitée du tire-balle, et malgré plusieurs inventions ingénieuses récentes, la plupart des lithotritistes paraissent admettre de préférence ce système de pince. (*V.* LITHOLABE.) Cette pince, pour être introduite dans le canal, doit être fermée. Elle représente alors une grosse sonde droite de deux à trois lignes de diamètre. Dès que son extrémité a pénétré dans la vessie et se trouve en présence du calcul, on la développe en faisant glisser d'avant en arrière le tube intérieur qui porte les branches de la pince. Quand on croit avoir saisi le corps étranger on cherche à le fixer solidement en le serrant entre les mors de l'instrument. Il n'y a pour cela qu'à ramener d'arrière en avant le tube intérieur qu'on avait poussé dans le sens contraire. Cela fait, et pour que la pince ne se relâche pas et ne laisse échapper le calcul, on la fixe sur la canule extérieure, qui porte à cet effet une vis de pression. Un système de pince tout à fait différent de celui-ci a été imaginé par Meirieu, puis perfectionné par M. Tanchou: (*V.* LITHODRACIQUE.) Ici la pince est à branches multiples et représente, quand elle est développée, une cage conique dont la base ouverte reçoit le calcul, et qui se ferme sur celui-ci, quand il est saisi, à la manière d'une bourse, d'où les plus petits fragmens de pierre ne peuvent s'échapper qu'avec difficulté. Quel que soit le mode de préhension adopté, il est indispensable, avant de développer l'instrument, que la vessie soit légèrement distendue par un liquide; on y injecte donc, soit avant d'introduire l'instrument, soit lorsqu'il l'est déjà, un liquide mucilagineux qui non seulement, écartant les parois de l'organe, prévient le pincement de la membrane muqueuse, mais amortit l'effet du frottement produit par le calcul ou l'instrument. La pierre saisie et fixée, on procède à sa destruction.

Moyens de destruction. — Ils sont assez nombreux, mais peuvent être rapportés à trois procédés. Dans l'un, celui de perforation, le calcul est détruit par des perforations successives, et les fragmens écrasés entre la tête du lithotriteur et les branches de la pince. (Civiale.) Dans le second, ou d'évidement, adopté par MM. Leroy, Heurteloup et Pravatz, le calcul, perforé d'abord, est ensuite creusé et réduit à une coque par le même instrument, puis écrasé au moyen d'une forte pince dont les mors glissent avec force l'une sur l'autre. Dans le troisième enfin, celui d'usure de l'extérieur à l'intérieur, dont Meirieu a eu la première idée, et qu'ont perfectionné MM. Tanchou et Rigal, on réduit la presque totalité du calcul en poudre fine ou au moins en petits fragmens, en l'usant de la circonférence au centre, soit au moyen d'une double lime dirigée par un foret central (Tanchou); soit après l'avoir fixé sur le perforateur, en le frottant contre les branches de la pince, puis en le faisant éclater, en écartant fortement les branches du perforateur dans la cavité qu'il s'est creusée. (Rigal.) (*Voyez* LI-

THOTRITEURS.) Ces différens agens de destruction sont mis en mouvement tantôt au moyen d'une manivelle simple (Meirieu) ou d'un rouet à manivelle (Pravatz), tantôt à l'aide d'un chevallet à main et d'un archet (Civial, Leroy, Rigal, Tanchou), tantôt enfin au moyen d'une machine à engrenage. (Pravatz, Rigal, Tanchou.) Par ces différens procédés la pierre, comme on le pense, ne saurait, en raison de sa forme irrégulière et excessivement variée, être réduite en poudre et même en fragmens très petits. Le procédé de M. Tanchou lui-même, qui semble devoir remplir le mieux cette indication, n'y satisfait qu'incomplètement. Il devient donc presque toujours nécessaire d'agir sur les fragmens qu'a faits le lithotriteur afin de réduire leur volume au diamètre du canal qu'ils doivent franchir. Aussi plusieurs brise-pierres ou brise-coques ont été inventés à cet effet; ils agissent tous, soit en pressant fortement le calcul entre leurs mors, soit en les écrasant par un double mouvement de pression et de glissement. Un nouvel instrument destiné au même objet vient d'être proposé par M. Heurteloup; il porte le nom de *percuteur courbe à marteau*; nous en donnons une idée au mot BRISE-PIERRE.

Moyens d'extraction des fragmens. — Dans beaucoup de cas il suffit de quelques injections dans la vessie pour entraîner le *détritus* de la pierre; mais assez souvent on est obligé d'en revenir à l'action du brise-pierre ou du *pêche-pierre*, qui est en général peu efficace; cependant l'instrument d'Asthley Cowper peut remplir parfaitement le but, au moins pour les petits fragmens. Ce temps de la lithotritie n'est pas sans importance; aussi M. Heurteloup en a fait pour ainsi dire une opération à part, et a imaginé un procédé particulier qu'il nomme *lithocénose*. *V.* ce mot.

L'impossibilité, dans quelques cas, de faire arriver un instrument droit dans la vessie, ou de ne pouvoir agir avec efficacité sur un calcul trop volumineux, a suscité à quelques médecins l'idée de pratiquer la lithotritie soit avec des instrumens courbes (Pravatz), soit en introduisant les instrumens lithotriteurs par une plaie faite à l'hypogastre comme dans la taille par le haut appareil (Cazenave); mais tout le mérite de ces procédés est uniquement dans la difficulté vaincue et non dans les résultats. Quant au second, qui enlève à la lithotritie le plus grand de ses avantages et ce qui en fait précisément tout le prix aux yeux des gens du monde, c'est-à-dire son caractere d'opération non sanglante, il ne parait pas devoir obtenir de crédit, bien que ses dangers ne soient pas plus redoutables que ceux de la taille hypogastrique, et qu'il pourrait bien dans quelques cas être le seul procédé de broiement praticable.

LITHOTRITISTE, de λίθος, pierre, et τρίβω, je broie; mot proposé par M. Tanchou pour désigner le chirurgien qui s'occupe spécialement de lithotritie. On pourrait, par syncope, dire *lithotriste*, qui s'entendrait également bien et serait moins dur à prononcer.

LIT ORTHOPÉDIQUE. On donne ce nom à des machines plus ou moins compliquées, destinées à opérer l'extension graduée de la colonne épinière dans le but de remédier à ses déviations. Les différences qui existent entre les divers modèles qui ont été proposés résident dans les agens à l'aide desquels l'extension est exercée. Ces agens sont tantôt des ressorts gradués, tantôt des poids abandonnés à leur pesanteur et attachés à des cordes qui glissent sur des poulies de renvoi fixées au chevet ou au pied du lit, tantôt enfin des poids portés par de petits chariots roulant sur des bascules que l'on peut incliner à volonté, et qui sont logés dans le fond du lit, au-dessous du châssis qui supporte le matelas. Quel que soit d'ailleurs le procédé d'extension (le plus simple sera toujours le meilleur entre des mains habiles), il faut que les tractions soient faibles en commençant, et qu'on puisse en apprécier rigoureusement la force; elles doivent agir sans secousse et dans une direction parallèle à l'axe naturel de la colonne vertébrale. Les lits orthopédiques doivent être considérés moins comme formant la base du traitement des difformités de la taille que comme un moyen accessoire. Sans le concours de la gymnastique ils ne peuvent être que nuisibles.

LIT-PUPITRE (*Chir.*); espèce de boîte de vingt pouces carré et de quatre pouces de hauteur, dont le fond et le couvercle sont mobiles et peuvent, en se développant, représenter deux plans inclinés, sur lesquels se trouve commodément placé le malade qu'on va soumettre à l'opération de la lithotritie. Ce lit, inventé par le docteur Rigal de Gaillac, est très portatif, et peut être applicable à l'opération de la taille et à la plupart de celles qu'on pratique sur les organes du bassin.

LIT RECTANGLE (*Chir.*); lit proposé

par M. Heurteloup pour faciliter l'opération de la lithotritie. Le malade s'y trouve couché sur le dos, a le bassin soulevé, la poitrine et la tête plus basses que le bassin et sur un plan incliné, les jambes fortement fléchies sur les cuisses, et les pieds posés sur deux sandales mobiles au moyen desquelles les talons peuvent être à volonté rapprochés ou éloignés du siége. Dans cette position la vessie a son col perpendiculairement au-dessus de la partie de cette cavité, qui est la plus déclive, et vers laquelle viennent se rendre le calcul ou ses fragmens, dont on peut s'emparer facilement.

LIT-SUPPORT (*Chir.*); espèce de lit-fauteuil inventé par M. Tanchou pour faciliter l'opération de la lithotritie. Le dossier de ce fauteuil est mobile, de manière à donner au tronc plus ou moins d'inclinaison. Ce lit porte à sa partie antérieure deux sandales destinées à recevoir les pieds du malade, qu'il soit assis ou couché, et un support propre à fixer l'instrument lithotriteur. Quand le malade est sur ce lit tout mouvement en avant ou en arrière lui est interdit; ses épaules et la région sacrée sont seules appuyées; le haut du bassin et la région lombaire, placés en défaut, creusent de telle sorte que le calcul tombe naturellement vers la partie postérieure et supérieure de la vessie, qui en est devenue alors la partie la plus déclive.

LOASÉES (*Bot.*); famille de plantes proposée par le professeur Jussieu pour les genres *Loasa* et *Mentzelia*. Les Loasées sont des herbes rameuses, souvent couvertes de poils hispidés, et dont la piqûre est brûlante comme celle des Orties.

LOGOMOTIVITÉ (*Physiol.*), de *locus*, lieu, et *motus*, mouvement; faculté de se mouvoir.

LOPHIE (*Icthyol.*); genre de poisson de l'ordre des branchiostèges de Linné. Ces poissons, qui habitent toutes les mers d'Europe, sont très voraces et ont un aspect bizarre, surtout la *Lophie Baudroie;* leur chair peut servir d'aliment, mais cependant est peu recherchée.

LORIS (*Zool.*); genre de mammifères quadrumanes lémuriens, très remarquables par certaines dispositions anatomiques des organes de la génération, et surtout par l'existence chez la femelle d'un clitoris aussi développé que la verge du mâle, et traversé dans toute sa longueur par le canal de l'urètre.

LOUPE AU COUDE, ou ÉPONGE (*Méd. vétér.*); tumeur quelquefois douloureuse au début, le plus souvent indolente, développée au coude du cheval qui se couche en vache; elle est ordinairement multiloculaire, à texture spongieuse, et contient alors une matière stéatomateuse, mélicérique ou athéromateuse.

LUBRIFICATION, s. f., *lubrificatio;* effet du mucus et de la synovie sur les parties qu'ils recouvrent, et qui a pour but de les rendre lisses et glissantes.

LUPULINE (*Chim.*), s. f.; substance trouvée dans le Houblon (*Humulus lupulus*), et à laquelle on attribue les propriétés médicinales de ce végétal.

LUPUS (*Path.*). Cette maladie de la peau, qui a aussi reçu les noms de *Dartre rongeante*, *Lupus vorax*, *exedens*, s'annonce tantôt par des taches d'un rouge violacé, tantôt et plus souvent par des tubercules plus ou moins volumineux, livides, indolens; elle est caractérisée surtout par sa tendance à détruire les parties environnantes et même les tissus sous-jacens sous la forme d'ulcères ichoreux, se recouvrant de croûtes brunâtres ordinairement très adhérentes, qui laissent voir à leur chute des destructions nouvelles. Le lupus siége le plus ordinairement à la face et surtout au nez; mais on l'a observé au cou, au voisinage des articulations, à la face externe de l'avant-bras et au dos de la main.

Le traitement du lupus est général ou local. Le traitement général consiste seulement dans quelques boissons amères, des bains, des soins hygiéniques bien entendus. Chez les sujets scrophuleux on doit recourir aux préparations martiales, à l'hydrochlorate de chaux, au régime tonique, etc. Dans quelques cas on s'est bien trouvé de l'emploi de l'huile animale de Dippel, de la décoction de Feltz, des pilules asiatiques, de la solution de Fowler. Le traitement local consiste : 1° dans des applications résolutives plus ou moins irritantes, à l'aide desquelles on se propose de modifier la vitalité de la peau et hâter la résolution des tubercules; 2° Dans des caustiques plus ou moins énergiques, ayant pour but de changer l'état des surfaces malades, de borner les ravages et d'obtenir des cicatrices solides.

Les préparations résolutives, préférables dans ce cas, sont les pommades de *proto* et de *deuto*-iodure de mercure ou d'iodure de soufre. Cette dernière substance, à la dose de quinze à vingt grains par once d'axonge, et employée en frictions, a produit des effets très avantageux. Souvent ces moyens sont impuissans; aussi, loin d'en continuer l'usage quand on n'en obtient pas de résultats satisfaisans, doit-on les abandonner et recourir à la cautérisation. L'huile animale de Dippel, le nitrate d'argent, la poudre arsenicale du frère Côme, ont été mis en usage avec des résultats variables; mais aucun de ces caustiques n'est préférable au nitrate de mercure. On le porte sur les parties malades à l'aide d'un pinceau de charpie qu'on promène légèrement, et l'on applique ensuite de la charpie rapée imbibée du même caustique. Il est prudent de ne cautériser à la fois que des surfaces peu étendues et de laisser entre chaque cautérisation le temps nécessaire pour que l'irritation produite par chacune d'elle ait entièrement cessé.

LYMPHADÉNITE (*Path.*), s. f., *lymphadenitis*, de *lympha*, lymphe, et ἀδήν, glande; inflammation des glandes lymphatiques. Synonyme de *scrofules* pour quelques auteurs modernes.

LYMPHANGITE, LYMPHANGIOLITE, *lymphangiolitis*, de *lympha*, lymphe, et ἀγγεῖον, vaisseau; inflammation des vaisseaux lymphatiques.

LYMPHITE, de *lympha*, lymphe; synonyme de *lymphangite*.

M

MACLE (*Minér.*); substance pierreuse assez dure pour rayer le verre, infusible, ayant pour forme primitive un prisme droit, rhomboïdal, et pouvant être considérée chimiquement comme un double silicate d'alumine et de potasse.

MACLE (*Cristallog.*). On désigne sous ce nom toute espèce de groupement régulier de cristaux. On distingue plusieurs sortes de macles d'après les diverses manières dont les cristaux simples peuvent se réunir entre eux.

MACROSTOMES (*Zool.*); famille de mollusques, comprenant les genres de coquilles qui offrent une très grande ouverture. (Lamk.)

MACROTROPIS (*Bot.*); genre de plantes de la famille des légumineuses, établi par Decandolle pour deux arbustes de la Chine, connus sous les noms d'*Anagyris fœtida* et *Anagyris inodora*.

MACROURES (*Zool.*); famille de crustacés de l'ordre des décapodes, renfermant une grande partie des *Canceres Macrouris*, L.

MACULES (*Path.*), *maculæ*. On nomme ainsi, en général, différentes maladies cutanées caractérisées par des altérations de couleur dépendant elles mêmes d'une altération du pigment de la peau. Les maladies rangées dans cet ordre sont divisées en *colorations* et *décolorations*. Les premières comprennent: 1° la *teinte bronzée de la peau*, qui a été assez souvent observée à la suite de l'administration à l'intérieur du nitrate d'argent; 2° le *lentigo*; 3° les *éphélides*; 4° les *nævi materni*. Les secondes ne renferment que deux variétés: l'*albinisme* ou décoloration générale et congéniale, et le *vitiligo* ou décoloration partielle de la peau.

MALAXIE (*Path.*), s. f., *malaxia*, de μαλακός, mou; perte de consistance, amollissement de la substance organique.

MALANDRES, SOLANDRES (*Méd. vét.*); nom vulgaire donné à de petites fissures ou crevasses ulcéreuses, longitudinales, qui se forment soit à la face postérieure du genou (Malandres), soit au pli du jarret (Solandres). On désigne les mêmes lésions sous le nom de *râpes* lorsque les entamures sont transversales. Elles dépendent ordinairement de la malpropreté et sont quelquefois la conséquence des dartres de ces régions.

MAL CÉLIAQUE (*Path.*), *malum cœliacum*; synonyme de *flux céliaque*.

MAL COXAL (*Path.*), *malum coxendicum*; synonyme de *coxalgie*.

MAL DE COTÉ (*Path.*), *morbus lateralis*; synonyme de *pleurodynie* ou de *pleurésie*.

MAL DES SAVANS (*Path.*), *morbus litteratorum*; synonyme d'*hypochondrie*.

MAL D'HERCULE (*Path.*), *morbus herculeus*; synonyme d'*épilepsie*.

MAL ISCHIATIQUE (*Path.*), *morbus ischiaticus*; synonyme de *sciatique*.

MAL MUQUEUX (*Path.*), *morbus mucosus*; nom d'une maladie épidémique décrite par Rœderer et Wagler, et dont le siége spécial paraissait être les membranes muqueuses.

MAMMITE (*Path.*), s. f., *mammitis*, de *mamma*, mamelle; inflammation des mamelles.

MANALGIE (*Path.*), *manalgia*; nom donné par Rush à l'engourdissement général du corps et de l'esprit.

MANDIBULÉS (*Entom.*); famille d'insectes aptères de l'ordre des Parasites. Ces insectes passent leur vie sur les mammifères et les oiseaux, dont ils sucent le sang et rongent les parties.

MANGUE (*Zool.*); genre de carnassiers voisin des Mangoustes et du Surikat, établi pour la seule espèce connue, *Crossarchus obscurus*, très joli animal originaire des côtes occidentales de l'Afrique.

MANGUE ou MANGO (*Bot.*); fruit du manguier. *V.* ce mot. N. D. M.

MANICULE (*Path.*), s. f., *manicula*, de μανια, folie; manie légère. (Rush.)

MANIE SANS DÉLIRE (*Path.*); synonyme d'*irrésistibilité*.

MANTEAU (*Zool.*). On donne ce nom à une peau plus ou moins mince dont les coquilles des animaux mollusques bivalves ou conchifères sont garnies à l'intérieur, et qui semble revêtir l'animal à peu près de la même manière que les manteaux dont nous nous couvrons. Latreille s'est servi de la forme du manteau et du nombre de ses ouvertures comme de moyen de division des Acéphales en plusieurs ordres.

MARCESCENT, adj.; se dit des organes foliacés qui se dessèchent sur la plante avant de s'en détacher: telles sont celles du chêne. On appelle *feuilles persistantes* celles qui restent attachées à l'arbre plusieurs années de suite sans se dessécher, comme dans les lauriers, les pins, les sapins.

MARÉMATIQUE, adj.; synonyme de *miasmatique*.

MARGE (*Bot.*), *margo*. On nomme ainsi la bordure qui entoure le disque des Lichens; elle fournit au botaniste d'excellens caractères spécifiques.

MASTITE (*Path.*), s. f., *mastitis*, de μαστὸς, mamelle; inflammation des mamelles. Cette inflammation chez les femmes en couche ou récemment accouchées porte vulgairement le nom impropre de *poil*. Elle a son siége dans le tissu cellulaire graisseux qui environne les glandes mammaires et présente les mêmes symptômes et les mêmes indications que le phlegmon en général.

MASTODONTE (*Zool. foss.*); genre de mammifères qui paraît ne plus exister sur la terre, et dont Cuvier a donné la description d'après l'examen de quelques os fossiles. Cet animal, nommé aussi *animal de l'Ohio*, *éléphant carnivore*, *mammouth*, paraît herbivore et avoir habité l'Amérique septentrionale. La taille de la plus grande espèce était de neuf pieds environ.

MASTORRHAGIE (*Path.*), s. f., *mastorrhagia*, de μαστὸς, mamelle, et ῥήγνυμι, je sors avec force; écoulement abondant de sang par les mamelles.

MATIÈRE SOUFFLÉE AUX POILS (*Méd. vetér.*); expression très usitée pour désigner la matière qui s'élève de l'intérieur du sabot, le long des feuillets, transsude et s'échappe par le biseau.

MÉGAPODE (*Ornith.*); genre d'oiseaux de l'ordre des Gallinacés, dont l'existence n'a été constatée qu'à l'époque de l'expédition du capitaine Freycinet. Ces animaux offrent de grandes ressources comme gibier délicieux, et en raison de leur excessive fécondité.

MÉIBOMINE (*Physiol.*), s. f.; produit de la sécrétion des glandes de Méibomius.

MÉLADERMÉE (*Path.*), s. f., de μέλας, noir, et δέρμα, peau; synonyme d'*ictère noir*. Coloration de la peau.

MELANHÈME (*Path.*), de μέλας, noir, et αἷμα, sang; matière noire rendue par le vomissement et les selles.

MÉLITAGRE (*Path.*), s. f., *melitagra*, de μέλι, miel, et αγρα, capture; dartre crustacée.

MELLÉOL (*Pharm.*), s. m., de *mellis*, miel; miel.

MELLÉOLÉ (*Pharm.*), s. m., de *mellis*, miel; mélange de miel et d'une poudre médicamenteuse.

MELLITE (*Pharm.*); médicament liquide, visqueux, formé par une solution concentrée de miel dans un liquide aqueux ou acéteux. Les derniers, qui ont le vinaigre pour excipient, portent le nom d'oximellites. Le *miel mercurial*, le *miel rosat*, le *miel scillitique*, sont des mellites.

MELON (*Path.*), s. m., *melon*, de μῆλον, pomme; hernie de l'iris, variété du staphylôme.

MEMBRANE PUOGÉNIQUE (*Anat. path.*; nom donné par M. Delpech au tissu membraneux qui se développe par l'effet de la phlogose, et qui est surtout apparent dans les plaies qui suppurent. Les pseudo-membranes qui recouvrent en certaines circonstances les séreuses ou les muqueuses enflammées sont des membranes puogéniques. C'est à cet organe de nouvelle formation que M. Delpech attribue la propriété de fournir le pus qui dans les plaies était regardé comme produit par les bourgeons charnus. Ce tissu, d'abord membraneux et pulpeux, acquiert peu à peu de la densité, et finit par passer à l'état fibreux. Il porte alors le nom d'*inodule* ou *corps inodulaire*. *V.* ces mots.

MENESPAUSIE (*Physiol.*), de μὴν, μηνός, mois, menstrues, et παυσις, cessation; cessation de la menstruation. On dit aussi *ménopause*.

MÉNINGO-CÉPHALITE DES ENFANS, de μήνινξ, membrane; κεφαλὴ, tête; synonyme d'*hydro-céphalite*, d'*hydrocéphale*.

MÉNINGO-GASTRALGIE (*Path.*), de μήνινξ, membrane; γαστήρ, estomac, et ἄλγος, douleur; douleur nerveuse, névralgie de l'estomac.

MÉNINGOGÈNE (*Path.*), de μήνινξ, membrane, et γεννάω, j'engendre; qui donne lieu à la production de fausses membranes.

MENTISME (*Path.*), s. m., de *mens*, esprit; activité morbide des facultés intellectuelles.

MÉRYCOLE, adj., de μερυκαζω, je remâche; synonyme de *ruminant*; qui est sujet à la rumination.

MÉSENTÈRE (*Physiol.*), de μέσος, moyen; ἔκτος, dehors; appareil locomoteur.

MÉSENTÉRÉSIE (*Path.*), de μέσος, moyen, et ἔντερον, intestin; maladie du mésentère.

MÉSOCÉPHALITE (*Path.*), *mesocephalitis*, de μέσος, milieu, et κεφαλή, tête; inflammation du méso-céphale ou protubérance cérébrale.

MÉTABOLÉLOGIE, s. f., *metabolelogia*, de μεταβολὴ, changement, et λόγος, discours; doctrine des changemens qui surviennent dans les maladies.

MÉTACHORÈSE, s. f., *metachoresis*, de μεταχωρέω, je passe d'un lieu dans un autre; déplacement d'une maladie.

MÉTAMORPHOPSIE (*Path.*), s. f.; altération de la vision dans laquelle les objets apparaissent autrement conformés qu'ils ne le sont réellement.

MÉTAPHLOGOSE (*Path.*), s. f., *metaphlogosis*, de μετὰ, au-delà, et φλόχωσις, inflammation; troisième degré de l'inflammation suivant Lobstein.

MÉTHODE ECTROTIQUE (*Thérap.*). *V.* ECTROTIQUE.

MÉTHODE ENDERMIQUE (*Thérap.*) *V.* ENDERMIQUE.

MÉTHODE HOMOEOPATHIQUE, de ὅμοιον, semblable, et πάθος, affection; méthode thérapeutique dans laquelle on a recours à des substances médicinales qui déterminent dans le corps des symptômes semblables à ceux de la maladie qu'on veut combattre. Suivant le docteur Hahnemann, de Leipsick, qui est l'auteur de cette doctrine, tout médicament a deux effets opposés, le rétablissement de l'homme malade et l'altération de l'homme sain; il en résulte que les médicamens deviennent remèdes en vertu de la faculté de produire des altérations dans les corps sains. Lorsque les effets spécifiques d'un médicament sont parfaitement semblables à la maladie naturelle, ils atteignent les organes occupés par celle-ci; mais comme des affections semblables ne sauraient exister simultanément dans un même point, et les affections déterminées artificiellement, étant plus intenses que les naturelles, celles-ci cèdent et sont remplacées par les premières, qui ne tardent pas à se dissiper. Ce changement s'opère à l'aide d'un mouvement intestin dans lequel l'organisme, modifié par le médicament homœopatique de la même manière que la maladie, réagit dans le sens opposé à celle-ci, c'est à dire en faveur de la santé.

Cette méthode exige que les doses des médicamens soient infiniment plus petites que celles qu'on a coutume d'employer, parce que les remèdes qui doivent agir homœopathiquement atteindront des parties déjà affectées par la maladie naturelle et n'auront pas besoin de beaucoup de force pour surpasser cette dernière. Une dose plus élevée produirait des accidens très graves. Les substances que nous donnons habituellement par grains ou même par gros sont administrés suivant la méthode de Hahneman par millionième, quadrillionième ou quintillionième partie d'un grain. C'est en solution aqueuse étendue à l'infini qu'on en fait usage. Les remèdes homœopathiques doivent être tirés des substances médicinales aussi pures que possible; aussi est-il nécessaire que le médecin les prépare et les administre lui-même.

On ne doit jamais administrer qu'une

seule substance médicamenteuse à la fois; sans cela il est impossible de combiner le rapport des symptômes que déterminera le médicament avec ceux de la maladie.

La méthode homœopathique est, comme on le voit, basée principalement sur la connaissance exacte de l'action des divers médicamens sur l'économie dans l'état de santé; aussi a-t-elle donné lieu à des recherches nombreuses sur ce sujet de la part de ses partisans; et si, comme cela a eu lieu jusqu'à présent, l'expérience ne sanctionne pas ces principes de l'école homœopathique, du moins cette étude de l'action spécifique des médicamens ne sera pas sans résultats pour la thérapeutique.

MÉTOSE (*Path.*), s. f., *métosis;* léger rétrécissement de la pupille qui n'interdit qu'en partie le passage des rayons lumineux.

MÉTRORRHÉE, s. f., *metrorrhœa*, de μετρα, matière, et ῥέω, je coule; écoulement muqueux utérin.

MÉTROSTÈRE (*Chir.*), s. m., de μήτρα, matrice, et στερεὸν, solidité; instrument destiné à fixer l'utérus.

MEZELLERIE (*Méd. vétér.*); synonyme de *ladrerie.*

MICROCÉPHALIE (*Anat. path.*), s. f., *microcephalia;* synonyme d'*anencéphalie.*

MICROPYLE (*Bot.*); ouverture extrêmement petite qu'on observe sur le tégument propre de certaines graines, sur le hile ou plus ou moins près de cette cicatrice. Cette ouverture est toujours placée en face de la base de l'embryon, c'est à dire de la radicule. R. Brown propose de considérer le micropyle comme servant à indiquer la base de la graine.

MICROSCOPIQUES (*Zool.*); nom proposé par Bory de Saint-Vincent pour désigner la classe d'êtres vivans appelés vulgairement *animalcules*, et depuis Müller *infusoires.* Ces animaux sont invisibles à l'œil désarmé, étant plus ou moins translucides; ils sont dépourvus de membres, paraissent n'avoir pas d'yeux; sont contractiles, évidemment doués du sens du tact et peuvent se nourrir exclusivement par absorption; leur génération paraît s'opérer par section ou par l'émission de gemmules quand elle n'est pas spontanée; ils vivent exclusivement dans l'eau.

MIMEUSE (*Bot.*), *mimosa;* genre de plantes de la famille des légumineuses, où il forme le type de la section des mimosées.

MIRE, s. m., de μύρον, onguent; dénomination des chirurgiens dans le moyen âge.

MOLLUSCUM (*Path.*), s. m., *molluscum*; maladie de la peau, caractérisée par des tubercules répandus sur divers points du système dermoïde: c'est le *pian fungoïde* d'Alibert. Cette affection, décrite pour la première fois par Battman, n'a point encore été observée en France.

MONILIFORME (*Bot.*), adj.; c'est a dire en forme de chapelet. Se dit, en botanique, des organes allongés, divisés en petites masses par des étranglemens rapprochés les uns des autres. C'est dans ce sens qu'on dit *vaisseaux moniliformes*, *poils et légumes moniliformes.*

MONIMIÉES (*Bot.*); famille de plantes qui a pour type les genres *Monimia* et *Ambora.*

MONOHISTE, s. m., de μόνος, seul; ἱστὸς, toile; tissu simple. Partie formée d'un tissu simple.

MONOPHTHALME (*Chir.*), s. m.; de μόνος, seul, et ὀφθαλμὸς, œil; synonyme de *monocle*, ou bandage oblique couvrant un seul œil.

MONOSÉPALE (*Bot.*), adj. On désigne par cet adjectif le calice qui est formé d'une seule pièce, ou plutôt de plusieurs pièces soudées en tout ou en partie.

MONOTRÊMES (*Zool.*). On désigne ainsi d'une manière générale quelques espèces de mammifères de la Nouvelle-Hollande, dans l'organisation desquelles on trouve des anomalies si nombreuses qu'on ne sait encore quelle place leur assigner dans la série animale d'après leurs rapports naturels. On ne connaît que les deux genres *Echidna* et *Ornithorhynchus.*

MORPHIMÉTRIQUE, adj., de μορφή, forme, et μετρον, mesure; qui donne la mesure de la forme. Le toucher est le sens morphimétrique. (Prof. Récamier.)

MOXIBUSTION (*Chir.*), s. f., *moxibustio*, de *moxa* et *ustio*, combustion; cautérisation à l'aide du moxa.

MUCENTÉRÉON, s. m., *mucentereon*, de μύξα, mucus, et ἔντερον, intestin; synonyme d'*épithelium*, épiderme interne.

MUCEXTÉRÉON, s. m., *mucextereon*, de μύξα, mucus; ἐξ, de, et στερεὸν, solide; épiderme externe.

MUCOGÈNE, s. m., de μύξα, mucus; γεννάω, j'engendre; gélatine, matière nutritive du tissu muqueux.

MUCOL (*Pharm.*), de *mucus*, mucus; mucilage. Liquide épais, visqueux, formé par la solution dans l'eau d'un principe gommeux.

MUCOSINE, s. f., *mucosina*, de *mucus*, mucus; synonyme de *mucus*.

MULES TRAVERSINES, MULES TRAVERSIÈRES (*Méd. vétér.*); fissures ou crevasses siégeant au pli du paturon ou de la face postérieure du boulet du cheval.

MULTILOCAL, adj.; local sur plusieurs points de l'économie. *Diathèse cancéreuse multilocale.* (Prof. RÉCAMIER.)

MULTILOCULAIRE (*Conchyl.*); nom donné aux coquilles cloisonnées, que l'on nomme aussi *polythalames*.

MULTINERVÉE (*Bot.*), adj.; se dit d'une feuille qui offre un très grand nombre de nervures.

MUSARAIGNE (*Zool.*), *sorex*; genre de mammifères carnassiers insectivores voisins des desmans, et ressemblant sous beaucoup de rapports aux petites espèces du genre Rat, dont on les distingue facilement d'ailleurs par la forme allongée de leur tête, leur petite trompe, et l'odeur de musc qu'ils exhalent.

MUTÉOSE (*Physiol.*), de μυτης, action muette; mot proposé par Chaussier pour désigner tous les phénomènes d'expression appelés *gestes*.

MUXÉON, s. m., *myxeon*, de μύξα, mucus; humeur des cryptes muqueux.

MUYODÉOPSIE (*Path.*), *muyodeopsia*, de μυῖα, mouche; εἶδος, ressemblance, et ὤψ, vue; lésion de la vue dans laquelle on croit voir des mouches ou d'autres petits corps voltiger devant les yeux.

MYÉLITE (*Path.*), s. f., de μυελὸς, moelle; inflammation de la substance de la moelle épinière.

MYÉLO-MÉNINGITE (*Path.*), s. f., *myelo-meningitis*, de μήνιγξ, membrane; inflammation des enveloppes membraneuses de la moelle épinière.

MYONITE (*Path.*), *myonitis*, de μυὼν, muscle; inflammation des muscles.

MYOPOTAME (*Zool.*); genre de mammifères rongeurs, dont la seule espèce connue et désignée vulgairement sous le nom de *coypou*, fournit une pelleterie estimée.

MYROLÉ (*Pharm.*), s. m., de μύρον, parfum liquide; huile volatile médicamenteuse. Les myrolés sont peu nombreux attendu que les huiles volatiles ne peuvent dissoudre qu'un petit nombre de corps. Les seuls qu'on prépare sont le *baume de soufre anisé* et le *baume de condom*.

MYXA, s. m., de μύξα, mucus; mucosité nasale.

MYXOGÈNE, adj., de μύξα, mucus, et γεννάω, j'engendre; qui produit du mucus.

N

NANCÉIQUE (*Chim.*); nom d'un acide découvert dans le produit de la fermentation acide de plusieurs substances végétales par M. Braconnot de Nancy. Il parait se former simultanément avec l'acide acétique, dont on le sépare au moyen de l'oxide de zinc. Cet acide est sans usage en médecine.

NATURALISME, s. m., de *natura*, nature; qualité de ce qui est naturel, dans l'ordre de la nature.

NATURISME, s. m.; doctrine dans laquelle la nature est considérée comme auteur d'elle-même.

NAVICELLE (*Zool., Conchyl.*); genre de mollusques à coquille univalve, de la famille des Néritacées, comprenant trois espèces très communes dans l'archipel de l'Inde.

NAYADES (*Conchyl.*); famille de Mollusques acéphalés proposée par Lamarck pour réunir les deux genres Mulette et Anodonte, et à laquelle on a réuni les genres Castalie et Hyrie.

NÉCROPSIE, s. f., *necropsia*, de νεκρὸς, mort, et ὤψ, vue; synonyme d'*autopsie cadavérique*; ouverture, examen d'un cadavre.

NÉCROTOMIE, s. f., *necrotomia*, de νεκρὸς, mort, et τέμνω, je coupe; dissection, examen d'un cadavre.

NÉMATE (*Entom.*); genre d'insectes de l'ordre des Hyménoptères, section des Térébrans, famille des Porte-scies, dont l'espèce type est le *Némate du saule*.

NÉMAUCHÈNES (*Bot.*); genre de plantes de la famille des Synanthérées, Chicoracées de Jussieu. Les deux espèces connues croissent dans l'Orient et dans la Sicile.

NÉPHRÉTIE, s. f., *nephritis*, de νεφρὸς, rein; inflammation du rein.

NÉPHROLITHIASE (*Path.*), s. f., *nephrolithiasis*, de νεφρὸς, rein, et λίθος, pierre; pierre dans le rein.

NÉRITE (*Zool.*); genre de mollusques dont la coquille seule est connue.

NERVIMOTEUR (*Physiol.*), adj.; agent susceptible de produire la nervimotion. *V.* ce mot.

NERVIMOTILITÉ (*Physiol.*); propriété vitale en vertu de laquelle la *nervimotion* s'opère. *V.* ce mot.

NERVIMOTION (*Physiol.*); nom proposé par M. Dutrochet pour exprimer le phénomène du mouvement produit dans les sens par les agens extérieurs et transmis par les nerfs. La nervimotion peut s'exercer dans les organes intérieurs à notre insu; il était donc nécessaire de désigner ce phénomène par un nom différent de celui de *sensibilité*, *sensations* qui se rapportent à des phénomènes moraux dont la nature est totalement inaccessible à notre investigation. Les agens extérieurs susceptibles de produire la nervimotion ont reçu le nom de *nervimoteurs*.

NEURENDÈRE, s. m., de νεῦρον, nerf, et ἔνδον, dedans; appareil nerveux.

NEUROGÈNE, s. m., de νεῦρον, nerf, et γεννάω, j'engendre; matière nutritive du tissu nerveux.

NEUROME, s. m., *neuroma*, de νεῦρον, nerf; tumeur développée dans l'épaisseur d'un nerf. Squirrhe enkysté.

NEUTRES ou MULETS (*Entom.*). On donne ce nom en entomologie à certains individus dans lesquels les organes générateurs n'ont pas atteint leur entier développement, et qui, en conséquence, ne sont point aptes à la reproduction. Ce phénomène ne se remarque que dans le sexe femelle, et chez les neutres qui vivent en société. Chez les Abeilles, les Fourmis, les Guêpes, les Mutilles et les Termès, les Neutres sont chargés essentiellement de pourvoir à la nourriture de la république, de construire des habitations et de soigner les petits.

NÉVRILITE (*Path.*), s. f., *nevrilitis*, de νεῦρον, nerf; inflammation du nevrilème. *V.* Névrite.

NÉVRITE (*Path.*), s. f., *nevritis*; inflammation du tissu nerveux et de ses enveloppes. Cette affection, dont M. Martinet a le premier signalé les caractères distinctifs, se manifeste par une douleur fixée sur un tronc ou un rameau nerveux, se bornant à la sensation de déchirement, d'engourdissement ou d'élancement, n'offrant point cette variété de sensations qui appartiennent aux névralgies, s'exaspérant toujours à un haut degré par la pression exercée sur le trajet du nerf enflammé, étant le plus souvent continue, ou n'ayant que des rémissions peu marquées, enfin s'accompagnant dans quelques cas d'une augmentation appréciable du volume du nerf. Les caractères anatomiques de la névrite sont ceux que présentent les autres tissus enflammés, et varient suivant le degré et l'intensité de l'affection depuis la simple rougeur du tissu nerveux et l'injection du névrilème jusqu'à la gangrène de ces parties. Son traitement ne diffère en rien de celui que réclame la plupart des inflammations externes.

NÉVROSIQUE, adj., de νεῦρον, nerf; fièvre névrosique ou nerveuse. (Profess. Récamier.)

NICOTHOÉ (*Zool.*); genre de crustacés branchiopodes qui se nourrit du sang du homard, aux branchies duquel on le trouve fixé.

NIKA (*Zool.*); genre de crustacés de l'ordre des Décapodes, famille des Macroures, tribu des Salicoques. Les Nikas, très communs sur les côtes de Nice et de la Provence, ont une chair très estimée.

NITRAIRE (*Bot.*); genre de plantes de la famille des Ficoïdes et de la dodécandrie monogynie, L., dont l'espèce type est le *Nitraria schoberi* ou *Sibirica* de Lamarck.

NITRURE CARBONIQUE (*Chim.*); synonyme de *cyanogène*.

NITRURE TÉTRAHYDRIQUE; synonyme d'*ammoniacum*.

NITRURE TRIHYDRIQUE; synonyme d'*ammoniaque*.

NOCTERGIE, s. f., *noctergia*, de *nox*, nuit, et ἄλγον, action; synonyme de *somnambulisme*.

NOSOGÉNIE, s. f., *nosogenia*, de νόσος, maladie, et γενναω, j'engendre; origine des maladies.

NOTOMYÉLITE, s. f., *notomyelitis*, de νῶτος, dos, et μυελὸς, moelle; inflammation de la portion de la moelle épinière qui correspond aux vertèbres dorsales.

NUBILITÉ, s. f., *nubilitas*; puberté chez la femme.

NUCLEUS (*Zool.*); nom donné à l'assemblage des viscères saillans ou pendans sous le ventre des Ptéropodes, que l'on nomme aussi *Nucléobranches*.

NUMMULAIRE (*Chim.*), de *nummus*, écu; se dit de cette espèce de cautère dont l'extrémité représente une plaque arrondie.

NUMMULINE (*Zool.*, *Conchyl.*); genre de mollusques dont on n'a connu jusqu'à ces derniers temps que les coquilles à l'état fossile ou de pétrification. Ces petites coquilles bivalves, de forme lenticulaire, très répandues, formant quelquefois des montagnes entières ou couvrant de vastes contrées, ont donné lieu à un grand nombre de théories plus ou moins bizarres. Ce genre est placé dans la famille des hélicostègues, section des nautiloïdes.

NUMMULITE (*Zool.*); nom donné à la nummuline tant qu'on ne l'a connue qu'à l'état fossile ou de pétrification.

NUTRITIVITÉ, s. f.; propriété de se nourrir.

NYCTÉRIBIE (*Entom.*); genre d'insectes de l'ordre des diptères, famille des pupipares, tribu des phthiromyies. Ces insectes vivent sur les chauves-souris. Leur tête étant placée sur le dos, ils sont obligés, pour sucer le sang de ces animaux, de se renverser sur cette partie.

NYCTICÈBE (*Zool.*); genre de quadrumanes lémuriens, dont le type est une espèce indiquée par Linnée sous le nom de *Lemur tardigradus*. Les Nycticèbes, voisins des Loris, dont ils diffèrent cependant par leur museau obtus, leurs membres courts et forts et leur corps gros et épais, sont remarquables par leur indolence et la lenteur de leur marche.

NYMPHÉACÉES (*Bot.*); famille naturelle de plantes ayant pour type le genre *Nymphæa*, et dont la place n'est pas encore assignée parmi les ordres naturels.

NYMPHITE (*Path.*), s. f., *nymphitis*, de νύμφη, nymphe; inflammation des nymphes ou petites lèvres de la vulve.

O

OCTARIUS MÉDICINAL; nom d'une mesure pour les liquides adoptée par les Anglais, et qui a pour origine, ainsi que la chopine de Paris, le *sextier* romain. L'octarius médicinal contient 497 grammes, et son volume est de 25 p. c. 072. Il se divise en 16 *onces mesures*, dont chacune pèse 31 grammes 102. Douze de ces onces à peine altérées, et égalant encore chacune 31 gr. 078, forment la livre médicinale dite *de Troy*, laquelle est par conséquent de 372 gr. 931.

ODONTÉINE, s. f., ὀδούς, dent; substance dentaire.

ODONTOGÉNIE, s. f., *odontogenia*, de ὀδύς, dent, et γεννάω, j'engendre; développement des dents.

ODONTOTECHNIE, de ὀδύς, dent, et τέχνη, art; art du dentiste.

ODOROSCOPIE, s. f., *odoroscopia*, de *odor*, odeur, et σκοπέω, j'examine; examen des émanations odorantes.

OENOL (*Pharm.*), s. m., *vinum*, de οἶνος, vin; vin.

OENOLATIF (*Pharm.*), s. m., de οινος, vin; lotion, injection, gargarisme dont le vin est la base.

OENOLATURE (*Pharm.*), s. f., de οἶνος, vin; vin médicamenteux préparé par macération.

OENOLÉS (*Pharm.*), de οινος, vin; médicamens qui résultent de l'action dissolvante du vin sur une ou plusieurs substances. On les nomme vulgairement *vins médicinaux*. Outre les *vins d'absinthe*, *anti-scorbutique*, *émétique*, *chalybé*, *scillitique*, *d'ipécacuanha*, *de poule*, *d'opium simple*, etc., on range encore parmi les œnolés, *l'élixir tempérant d'Hoffman*, *le collyre de Lanfranc*, *le laudanum de Sydenham*, etc.

OENOMÉLÉ (*Pharm.*), s. m., de οἶνος, vin, et *mellis*, miel; mellite vineux. Tel est le *laudanum de Rousseau*, ou *opium fermenté de Rousseau*.

OEUF HUMAIN (*Physiol.*). On désigne sous ce nom une vésicule membraneuse, de forme sphéroïdale, remplie de fluide, constituant des enveloppes au milieu desquelles l'embryon se développe, et qui établit une communication directe entre le germe organisé et la mère qui l'a produit.

OLÉUL (*Pharm.*), s. m., *oleum*, huile; huile volatile.

OLÉULÉ (*Pharm.*), s. m.; huile volatile médicamenteuse.

ONTOLOGIE, s. f., *ontologia*, de ὤν, qui est; λόγος, doctrine; science de l'être, de l'existence de ce qui est. Doctrine.

ONYGOS (*Path.*), s. m., *onygos*, de ὄνυξ, ongle; maladie de l'ongle.

ONYX (*Path.*), s. m., de ὄνυξ, ongle; maladie de la conjonctive, qui consiste dans un épaississement variqueux de cette membrane ayant la forme d'un ongle.

ONYXÉE ou ONYXIS (*Path.*), s. f., *onyxis*, de ὄνυξ, ongle; inflammation de la matrice des ongles. Maladie décrite par Wardrop sous le nom d'*onychia maligna* et sous celui d'*onguium corruptio* par Plenck. Astruc et quelques modernes lui donnent le nom d'*onglade*.

ONGLADE (*Path.*), s. f.; inflammation de la matrice de l'ongle; espèce de panaris qui attaque spécialement l'extrémité de la face dorsale du doigt et la portion secrétée de l'ongle.

OON, (*Phys.*) s. m., de ὠόν, œuf; germe.

OONENTÈRE, s. m., *oonenteron*, de ὠόν, œuf, et ἔντερον, intestin; voies du germe fécondé.

OPHIOSTOME (*Zool.*); genre d'entozoaires trouvé d'abord dans la vessie natatoire de la truite, et dont on a constaté une fois la présence dans l'estomac de l'homme.

OPHTHALMOBLÉNORRHÉE (*Path.*), s. f.; flux puriforme des paupières. Variété de l'ophthalmie chronique.

OPHTHALMOFANTOME (*Chir.*); espèce de mannequin mécanique propre à exercer les élèves à la pratique des principales opérations d'ophthalmologie. Le plus simple des appareils de ce genre est l'ophthalmofantôme du docteur Alb. Sachs, dont le *Journal de Médecine pratique de Hufeland* nous donne la description. Il se compose de trois pièces principales : 1° le *socle*, ou piédestal qui sert de support aux autres pièces; 2° le *masque* en fer fondu, coloré et verni, représentant la moitié antérieure de la tête et du cou d'un adulte, et offrant à la place des yeux deux ouvertures ayant la forme et l'étendue des fentes palpébrales telles qu'elles se montrent quand on écarte les paupières l'une de l'autre; 3° le *porte-œil*, destiné, ainsi que son nom l'indique, à fixer les yeux d'un porc récemment tué dans les ouvertures dont nous venons de parler. Cette pièce est disposée de telle manière qu'on peut imiter par son moyen l'état dans lequel un œil est immobile, celui dans lequel il est mobile ou très sensible, le roulement de cet organe dans l'orbite, le mouvement par lequel il fuit en dedans; elle peut encore servir à représenter un œil saillant, un œil enfoncé ou un œil dont la fente palpébrale est étroite, et même à combiner à volonté ces divers états entre eux. Il serait à désirer que l'usage de cette machine fût répandu en France, où l'art ophthalmologique est si arriéré relativement à l'Allemagne.

OPISTHOCYPHOSE (*Path.*), s. f., *opistocyphosis*, de ὄπισθεν, derrière; κυφὸς, bossu; courbure de la colonne vertébrale en arrière.

OPOL, s. m., de ὀπὸς, suc; suc.

OPOSTAL (*Pharm.*), s. m., de ὀπὸς, suc; extrait.

ORGANICISME (*Physiol.*), s. m.; étude des maladies fondée sur les rapports qui existent entre les lésions physiques des organes et les symptômes.

ORGANOLEPTIQUE, adj., de ὄργανον, organe, et λαμβάνω, saisir; qui est indiqué par les organes.

ORGANOSCOPIE, s. f., *organoscopia*, de ὄργανον, organe, et σκοπέω, je considère; examen des organes, divination par l'inspection des organes.

ORRON, s. m., ὀῤῥὸς, petit-lait; sérosité.

ORTHOMORPHIE (*Chir.*), de ὀρθὸς, droit, et μορφή, forme; partie de la médecine qui a pour objet l'étude des causes, des signes, des effets et du traitement des difformités. Cette expression, employée avec raison par le professeur Delpech, devrait être préférée, comme beaucoup plus régulière, à celle d'*orthopédie*, qui est généralement usitée.

OSCEDO, s. m., *oscedo*; scorbut.

OSCHÉO-CHALASIE (*Path.*), s. f., *oscheochalasis*, de ὄσχέα, scrotum, et χάλασις, relâchement; hypertrophie du tissu cellulaire du scrotum.

OSCILLATION NERVEUSE; succession de deux mouvemens alternatifs de suraction et de subaction organiques. (Prof. Dugès.)

OSMIMÉTRIQUE (*Physiol.*), adj., de ὀσμή, odeur, et μέτρον, mesure; qui donne la mesure des odeurs. L'odorat est le *sens osmimétrique*. (Prof. Récamier.)

OSPHYALGIE (*Path.*), s. f., de ὀσφὺς, lombes, et ἄλγος, douleur; douleur dans la région lombaire.

OSSELETS (*Méd. vétér.*); petites tumeurs osseuses développées sur le canon du cheval, près du boulet, soit en dedans, soit en dehors.

OSTÉAL, adj., de ὀστέον, os; *son ostéal*, celui qui se fait entendre quand on frappe un os.

OSTÉIDE (*Path.*), de ὀστέος, os; εἶδος, forme; concrétion ayant la forme d'un os.

OSTÉOCOLLE, s. f., *osteocolla*, de ὀστέον, os; κόλλα, colle; chaux carbonatée qui incruste les végétaux et autres corps plongés dans certains os.

OSTÉOLIDE, s. f., de ὀστεον, os; matière osseuse.

OSTÉOMALACIE ou OSTÉOMALAXIE (*Path.*), de ὀστεον, os, te μαλακός, mou; ramollissement des os. Rachitisme.

OSTÉOZOAIRE, s. m., de ὀστέον, os, et ζῶον, animal; animal vertébré.

OSTRÉINE, s. f., de ὀστρεον, huître; substance appartenant à l'huître.

OTOIATRIE, s. f., *otoiatria*, de οὖς, oreille, et ἰατρεία, guérison; médecine de l'oreille ou de l'ouïe.

OULITE, OULONITE (*Path.*), s. f., *ulitis*, de οὖλον, gencive; inflammation des gencives, synonyme de *gingivite*.

OUROCYSTITE (*Path.*), s. f., *ourocystitis*, de οὖρον, urine, et κύστις, vessie; inflammation de la vessie urinaire. Synonyme de *cystite*.

OVALAIRE (MÉTHODE) (*Chir.*); méthode qui consiste à amputer une partie de manière à ce que la plaie étant de forme ovale, ses bords puissent être mis en contact immédiat.

OVARINE; liquide propre à l'ovaire.

OXAMIDE (*Chim.*); nouvelle matière obtenue par M. Dumas de la distillation de l'oxalate d'ammoniaque. Elle offre, comme phénomène remarquable qui la rapproche des substances animales, de fournir 0,36 d'ammoniaque ou 0,82 d'acide oxalique quand on la traite par la potasse, bien qu'elle ne contienne réellement ni ammoniaque, ni acide oxalique.

OXÉOL (*Pharm.*), s. m., *acetum*, de ὀξύς, aigre; vinaigre.

OXÉOLAT (*Pharm.*), s. m.; vinaigre médicamenteux.

OXÉOLÉ (*Pharm.*), de ὄξος, vinaigre; médicament résultant de l'action dissolvante du vinaigre, mis en macération sur une ou plusieurs substances.

OXYDE ALUMINIQUE; synonyme d'*alumine*.

OXYDE ANTIMONIQUE; synonyme de *protoxyde d'antimoine*.

OXYDE ARGENTIQUE; synonyme d'*oxyde d'argent*.

OXYDE AUREUX; synonyme de *protoxyde d'or*.

OXYDE AURIQUE; synonyme de *deutoxyde* ou *protoxyde d'or*.

OXYDE BARITIQUE; synonyme de *barite*.

OXYDE BIOSMIQUE; synonyme d'*oxyde d'osmium*.

OXYDE BISMUTHIQUE; synonyme d'*oxyde de bismuth*.

OXYDE CADMIQUE; synonyme d'*oxyde de cadmium*.

OXYDE CALCIQUE; synonyme de *chaux*.

OXYDE CARBONIQUE; synonyme d'*oxyde de carbone*.

OXYDE CÉREUX; synonyme de *protoxyde de cerium*.

OXYDE CÉRIQUE; synonyme de *deutoxyde de cerium*.

OXYDE CHLOREUX; synonyme de *protoxyde de chlore*.

OXYDE CHROMIQUE; synonyme de *protoxyde de chrôme*.

OXYDE COBALTIQUE; synonyme de *protoxyde de cobalt*.

OXYDE CUIVREUX; synonyme de *protoxyde de cuivre*.

OXYDE CUIVRIQUE; synonyme de *deutoxyde de cuivre*.

OXYDE FERREUX; synonyme de *protoxyde de fer*.

OXYDE FERRIQUE; synonyme de *peroxyde de fer*.

OXYDE GLUCINIQUE; synonyme de *glucine*.

OXYDE HYDRIQUE; synonyme d'*eau* de *protoxyde d'hydrogène*.

OXYDE LITHIQUE; synonyme de *tithine*.

OXYDE MAGNÉSIQUE; synonyme de *magnésie*.

OXYDE MANGANEUX; synonyme de *protoxyde de manganèse*.

OXYDE MANGANIQUE; synonyme de *deutoxyde de manganèse*.

OXYDE MERCUREUX; synonyme de *protoxyde de mercure*.

OXYDE MERCURIQUE; synonyme de *deutoxyde de mercure*.

OXYDE MOLIBDIQUE; synonyme de *protoxyde de molybdène*.

OXYDE NICCOLIQUE; synonyme d'*oxyde de nickel.*

OXYDE NITREUX; synonyme de *protoxide d'azote.*

OXYDE NITRIQUE; synonyme de *deutoxyde d'azote.*

OXYDE PALLADEUX; synonyme d'*oxyde de palladium.*

OXYDE PALLADIQUE; synonyme de *deutoxyde de palladium.*

OXYDE PLATINEUX; synonyme de *protoxyde de platine.*

OXYDE PLATINIQUE; synonyme de *deutoxyde* ou *peroxyde de platine.*

OXYDE PLOMBIQUE; synonyme de *protoxyde de plomb.*

OXYDE POTASSIQUE; synonyme de *potasse.*

OXYDE SODIQUE; synonyme de *soude.*

OXYDE STANNEUX; synonyme de *protoxyde d'étain.*

OXYDE STANNIQUE; synonyme de *deutoxyde d'étain.*

OXYDE STRONTIANIQUE; synonyme de *strontiane.*

OXYDE SUSCHROMIQUE; synonyme de *deutoxyde de chrôme.*

OXYDE TANTALIQUE; synonyme d'*oxyde de tantale ou de colombium.*

OXYDE TELLURIQUE; synonyme d'*oxyde de tellure.*

OXYDE TITANIQUE; synonyme de *protoxyde de titane.*

OXYDE URANEUX; synonyme de *protoxyde d'urane.*

OXYDE URANIQUE; synonyme de *deutoxyde d'urane.*

OXYDE YTTRIQUE; synonyme d'*yttria.*

OXYDE ZINCIQUE; synonyme d'*oxyde de zinc.*

OXYDE ZIRCONIQUE; synonyme de *zircone.*

OXYACOUSIE (*Path.*), s. f., *oxyacusis*, de ὀξύς, aigre; ἀκούω, j'entends; sensibilité doulonreuse de l'organe de l'ouïe.

OXYÉCÉE (*Path.*), s. f., *oxyecia*, de ὀξυὸς, aigre, et ἀκούω, j'entends; sensibilité excessive de l'ouïe, qui rend insupportable la perception du moindre son.

OXYMELLITE (*Pharm.*), s. f., de ὄξύς, aigre; *mellis*, miel; préparation médicamenteuse qui contient de l'oximel.

OXY-SEL (*Chim.*), s. m.; sel dont la base est combinée avec un acide.

OXYOPIE (*Path.*), s. f., de ὀξύς, aigre, et ὤψ, vue; impossibilité de fixer sans douleur les objets même faiblement éclairés.

OXYPHLOGOSE (*Path.*), s. f., *oxyphlogosis*, de ὀξύς, aigre, et φλόγωσις, inflammation; inflammation sur-aiguë.

P

PAÏDONOSOLOGIE, s. f., *pædonosologia, de* παῖς, enfant; νόσος, maladie, et λόγος, discours; traité, doctrine des maladies des enfans.

PALATO-PHARYNGITE (*Path.*), s. f., *palato-pharyngitis;* inflammation du palais et du pharynx.

PALLADIURE (*Chim.*): alliage de palladium et d'un autre métal.

PALPÉBRINE, s. f.; synonyme de *méibomine.*

PANCRÉATINE, s. f.; liquide produit par le pancréas; suc pancréatique.

PANCRÉON, s. m., *pancreon*, de πάνκρεας, pancréas; suc pancréatique.

PANICOPHOBIE (*Path.*), s. f., *panicophobia*, de πὰν, pan, et φόβος, crainte; terreur sans motif, terreur nocturne.

PANNUS (*Path.*), s. m.; maladie de l'œil, caractérisée par un développement plus ou moins considérable des vaisseaux sanguins de la portion oculaire de la conjonctive, joint à l'opacité et à la teinte blanc-grisâtre ou rougeâtre de la cornée. Le pannus est souvent le résultat de l'irritation causée par le trichiasis ou l'entropion. On distingue deux degrés de cette maladie. Dans le premier (*pannus membraneux*) il n'existe qu'un peu d'injection de la conjonctive et un léger nuage dans la cornée; dans le second (*pannus charnu*) les vaisseaux sont tellement nombreux et tuméfiés qu'ils se confondent et donnent à la cornée l'apparence d'un morceau de drap rouge-brun.

On traite cette affection par les antiphlogistiques les plus actifs, puis par les purgatifs associés aux mercuriaux, et surtout par les dérivatifs appliqués à la nuque; l'emplâtre stibié est surtout indiqué. Quand les phénomènes d'accuité de l'inflammation ont disparu, on doit agir locatement au moyen de l'insufflation sur l'œil d'une poudre composée d'une partie d'alun cru et de six parties de sucre blanc.

PAPULES (*Path.*), s. f.; petites élevures solides et résistantes, ne contenant jamais ni sérosité, ni pus, et toujours accompagnées d'un prurit plus ou moins vif, quelquefois intolérable. Cet ordre de maladies de la peau comprend deux genres, le *lichen* et le *prurigo*.

PARENCHYMAL, adj., de παρεγχέω, j'épanche; qui forme les parenchymes.

PARIPENNÉE (*Bot.*), adj. f.; se dit d'une feuille pennée qui se termine à son sommet par deux folioles opposées. Cette feuille est aussi nommée *feuille abrupto-pinnée*, *feuille pennée sans impaire*.

PARMÉLIE (*Bot.*); genre de plantes cryptogames, de la famille des Lichens, dont plusieurs espèces sont employées dans la teinture.

PARONYCHIÉES (*Bot.*); nouvelle famille de plantes formée par A. Saint-Hilaire, dont le type est le genre *Paronychia;* elle comprend plusieurs genres de la famille des Amaranthacées et de celle des Caryophyllées.

PAROTIDITE (*Path.*), s. f., *parotidis*, de παρὰ, auprès, et οὖς, oreille; inflammation de la glande parotide. Synonyme de *parotide*.

PASTEL (*Bot.*) s. m.; genre de plantes de la famille des Crucifères et de la tétradynamie siliculeuse, comprenant huit espèces, qui croissent presque toutes dans les régions voisines du Caucase, de la mer Noire et de la mer Caspienne. Une de ces espèces, très anciennement connue, est cultivée dans nos pays à cause de l'utilité de ses feuilles, qui fournissent une belle couleur bleue, que les progrès de la chimie ont rendue rivale de celle de l'indigo: c'est le pastel tinctorial, *Isatis tinctoria*.

PECTINIBRANCHES (*Zool.*). Mot employé par Cuvier pour caractériser un ordre de mollusques qui ont les branchies pectiniformes.

PECTIQUE (Acide), de πῆκτις, *coagulum;* acide découvert par M. Braconnot dans les tubercules de Dahlia et de Topinambour, et qui paraît anologue au principe peu connu appelé *gelée*. Il forme des sels avec les bases; ceux de potasse et d'ammoniaque sont solubles. Le *pectate de potasse* peut être employé avec avantage pour la préparation des gelées.

PÉDALÉES (*Bot.*), adj.; se dit des nervures des feuilles dont le limbe est marqué dès sa base par deux nervures principales très divergentes, qui portent chacune sur leur côté intérieur des nervures secondaires parallèles entre elles, et perpendiculaires sur les principales. *Ex.* Les feuilles de l'hellébore.

PÉDALINERVES (*Bot.*), adj. Les feuilles sont pédalinerves quand elles ont des nervures *pédalées*. *V.* ce mot.

PÉDENTÈRE, s. m., *pædenteron*, de παῖς, enfant, et ἔντερον, intestin; voies fœtales.

PELCOSE (*Path.*), s. f., *pelcosis*, de πέλιος, livide; lividité; synonyme de *morbus maculosus*.

PELTÉE (*Bot.*), adj.; se dit d'une feuille qui est insérée à la partie qui la supporte par sa face inférieure et non par un point de sa circonférence. Les feuilles du ricin, celles de la capucine sont peltées.

PELVIMÉTRIE (*Accouch.*), s. f. On nomme ainsi l'art ou l'action de mesurer le bassin. Pour mesurer le diamètre transversal du grand bassin, la distance des deux épines antérieures et supérieures, et surtout, ce qui est plus important, le diamètre antéro-postérieur du détroit supérieur, on se sert du compas d'épaisseur; mais les nombreuses sources d'erreur que ce procédé entraîne rendent ses résultats peu satisfaisans. Le toucher, lorsqu'il est praticable, offre beaucoup plus de certitude. Voici comment il doit être pratiqué alors. On porte obliquement l'extrémité du doigt indicateur de la main droite jusque sur la saillie formée par l'angle sacro-vertébral, puis on ramène le bord radial de ce même doigt sous le bord inférieur de la symphyse du pubis, et avec l'ongle de l'index de l'autre main on marque sur ce doigt le point qui est en contact avec la symphise. Après avoir retiré le doigt on mesure la distance qui existe entre ce point et l'extrémité qui était appuyée sur le sacrum. On obtient ainsi la longueur d'une ligne oblique qui se porte du sommet de l'angle sacro-vertébral à la partie inférieure de la symphyse du pubis, ligne qui excède ordinairement d'un demi-pouce la longueur du diamètre antéro-postérieur. Pendant l'accouchement on peut mesurer ce même diamètre par le procédé suivant: on introduit la main entière dans le vagin, et l'on porte l'extrémité du doigt indicateur sur le sommet de l'angle sacro-vertébral, tandis qu'on appuie l'extrémité du pouce derrière la partie supérieure de la symphise du pubis : cela fait, on fléchit les autres doigts et l'on retire la main en ayant soin de maintenir le pouce et l'index dans le degré d'écartement qu'ils auront subi ; cette distance étant ensuite mesurée, on aura précisément l'étendue du diamètre antéro-postérieur. Les diamètres transversal et obliques peuvent être appréciés, non pas rigoureusement, mais d'une manière suffisante en promenant l'extrémité du doigt indicateur dans le sens de ces diamètres. Avec ce même doigt on peut connaître la forme du détroit supérieur, la courbure du sacrum, la longueur de la symphyse du pubis, la saillie de l'épine de l'ischion, la profondeur et la courbure de l'arcade du pubis et même l'étendue du diamètre antéro-postérieur du détroit inférieur. *V.* Pelvimètre, N. D. M.

PEMPHIX (*Path.*), s. m., *pemphigus*, de πεμφιξ, goutte; pemphigus.

PENTAMÈRES (*Entom.*); première section de l'ordre des insectes coléoptères, renfermant ceux qui ont cinq articles à tous les tarses. Latreille range dans cette section, d'une part, la famille des *Carnassiers*, de l'autre celles des *Brachélytres*, des *Serricornes*, des *Clavicornes*, des *Palpicornes* et des *Lamellicornes*.

PEPSIQUE, adj., de πεψις, coction; se dit du sens qui préside à la digestion. (Prof. Récamier.)

PÉRAMÈLE (*Zool.*); genre de mammifères carnassiers de la grande famille des Marsupiaux ou animaux à bourse, établi par Geoffroy Saint-Hilaire.

PERCUSSION MÉDIATE (*Méd.*); choc qu'on imprime à un corps solide appliqué sur un organe ou une cavité, dans l'intention d'en obtenir un son en rapport avec l'état physique de ces parties. C'est la méthode d'Avenbrugger perfectionnée. Quoiqu'on puisse obtenir des résultats satisfaisans de la percussion pratiquée à l'aide d'une lame mince d'un corps quelconque apposée sur la partie qu'on veut explorer, l'emploi du *plessimètre* (*V.* ce mot) ajouté par M. Piorry au stéthoscope de Laennec, la rend plus facile. Cette méthode d'exploration se pratique de la manière suivante : le plessimètre étant placé et maintenu convenablement de la main gauche, on le percute avec la pulpe des doigts de l'autre main, dont les ongles doivent être très courts. Tantôt l'indicateur seul, tantôt les deux suivans réunis au premier sont employés, selon qu'on veut obtenir du son d'une surface plus ou moins large. Le choc doit être rapide; pour cela il faut retirer brusquement le doigt aussitôt qu'il a frappé. Il doit être plus ou moins fort, plus ou moins souvent réitéré, suivant les cas.

PÉRICAL (*Path.*); nom de l'éléphantiasis des Arabes lorsqu'il occupe la jambe.

PÉRIDIDYMITE (*Path.*), s. m., *perididymitis*, de περί, autour, et δίδυμος, testicule; inflammation de la membrane vaginale.

PÉRIÈRE, s. m., de περί, autour; ensemble des systèmes cutané et muqueux.

PÉRIEREXHÈME, s. f., *perierexhæma*, de περὶ, autour; ἐκ, de, et αἷμα, sang; produit émané du sang versé aux surfaces interne ou externe du corps.

PÉRIÉRIEL, adj., de περί, autour; produit émané du sang versé à la surface cutanée ou muqueuse du corps.

PÉRIÉRIQUE, adj., de περί, autour; qui est situé à la surface.

PÉRIGLOTTE, s. f., *periglottis*, de περὶ, autour, et γλωττὶς, glotte; glande épiglottique.

PÉRIODONTITE (*Path.*), *periodontitis*, de περὶ, autour, et ὀδοὺς, dent; inflammation de la membrane alvéolaire.

PERTÉRÉBRANT (*Path.*), adj., *pertercbrans*; se dit d'une douleur très violente que le malade compare à celle que produirait l'action d'un vilebrequin.

PÉTIOLULE (*Bot.*), s. m. On nomme ainsi le petit corps filiforme qui, dans certaines feuilles composées, supporte chacune des folioles.

PHACOCHÈRE ou PHACOCHOERE (*Zool.*); nouveau genre de mammifères, établi par Fréd. Cuvier aux dépens du genre *Sus* de Linné. Ce genre renferme deux espèces, le *Phacocère denté* et le *Phacocère à incisives*.

PHALANGER (*Zool.*); genre de mammifères de l'ordre des Carnassiers et de la famille des Marsupiaux, habitant les îles d'Asie, la Nouvelle-Hollande et la Tasmanie. Ce genre comprend les deux sous-genres *Couscous* et *Trichosure*.

PHALLITE (*Path.*), s. f., *phallitis*, de φαλλός, verge; inflammation du pénis.

PHALLODYNIE (*Path.*). s. f., *phallodynia*, de φαλλὸς, verge, et ὀδύνη, douleur; douleur de la verge.

PHANÉROGAMES (*Bot.*). On appelle ainsi, par opposition à Cryptogames et Agames, les végétaux qui sont pourvus d'organes sexuels apparens, et qui se reproduisent par suite de la fécondation de leurs ovules. Latreille a encore employé ce mot pour caractériser une des branches de la classe des mollusques, qui contient tous ceux de ces animaux qui ont les deux sexes soit sur le même individu, soit séparément.

PHILÉDON (*Ornith.*); genre d'oiseaux de l'ordre des Anisodactyles, presque tous originaires de l'Australasie et de l'Océanie.

PHLÉBOLITHE (*Path.*), s. m., *phlebolithes*, de φλέψ, veine, et λίθος, pierre; calcul des veines.

PHLEGMASIA ALBA DOLENS, OEDÈME DOULOUREUX (*Path.*); maladie affectant spécialement les femmes en couches, et qu'on attribue à l'inflammation des vaisseaux lymphatiques ainsi qu'à celle des nerfs et des veines. Elle débute ordinairement par une douleur subite dans l'aine et la cuisse, est précédée de frissons et accompagnée d'une fièvre intense. Dès que cette douleur paraît les lochies et la sécrétion du lait s'arrêtent; la cuisse se gonfle peu à peu de haut en bas, surtout à la partie antérieure et interne, et le membre s'infiltre en totalité; enfin la peau est blanche, luisante, tendue, extrêmement sensible. Cette affection dure ordinairement quatre à sept semaines, et se termine par la suppuration et quelquefois par la mort. Le traitement antiphlogistique dans toute son énergie lui convient, mais ne suffit pas toujours pour prévenir la formation des abcès. Les préparations narcotiques sont, si non toujours suffisantes, du moins souvent indiquées pour combattre les douleurs très vives qui forment un des caractères essentiels de cette maladie.

PHONACIE, s. f., *phonacia*, de φωνή, voix, et ασκεῖν, exercer; gymnastique de la voix.

PHONATION (*Physiol.*), s. f, *vox*, de φωνή, voix; action organique dont le résultat est la production des sons vocaux.

PHOSPHOLÉULE (*Pharm.*), s. f.; huile volatile phosphorée.

PHOSPHORINE (*Chim.*), s. f., de φῶς, lumière, et φέρω, je porte; substance particulière inhérente aux animaux.

PHOSPHURE (*Chim.*), s. m.; combinaison du phosphore avec les métaux électro-négatifs. (BERZÉLIUS.)

PHOTOPHOBIE (*Path.*), de φῶς, lumière, et φόβος, horreur; aversion plus ou moins grande pour la lumière, résultant de la douleur qu'elle occasionne dans l'œil. Ce phénomène est un des symptômes de l'ophthalmie, et principalement de l'ophthalmie interne.

PHRÉNOLOGIE (*Physiol.*), s. f., de φρήν, esprit, et λόγος, discours; doctrine des facultés intellectuelles, affectives et industrielles.

PHYMATOSE (*Méd. vétér.*), de φῦμα, ατος, tubérosité. Nom donné par M. Vatel à la maladie appelée vulgairement *eaux aux jambes*. *V.* ce mot.

PHYSCOCÈLE (*Path.*), s. f., *physcocele*, de φύσκα, vessie, et κήλη, tumeur; tumeur formée par l'accumulation d'un fluide gazeux.

PHYSOCÈLE, s. f.; synonyme de *physcocèle*.

PHYSO-PNEUMONIE; emphysème des poumons.

PHYTOBIE, s. f., *phytobia*, de φυτόν, plante, et βίος, vie; vie végétale.

PHYTOBIOLOGIE, s. f., *phytobiologia*, de φυτον, plante; βίος, vie, et λογος, discours; science de la vie végétale.

PHYTOLITHES et PHYTOLIPOLITHES; noms donnés aux empreintes des végétaux fossiles.

PICAME (*Méd. vét.*); nom vulgaire du charbon au pied chez certains quadrupèdes. Il a servi aussi à désigner le charbon des bêtes à laine.

PIERRE DIVINE (*Thérap.*); médicament solide employé dans le traitement de plusieurs maladies des yeux, et qui agit comme excitant. Il consiste en un mélange de sulfate de cuivre cristallisé, de nitrate de potasse et de sulfate acide d'alumine, de chaque huit onces. On fait liquéfier ce mélange dans l'eau même de cristallisation de ces sels, et on y ajoute une demi-once de camphre en poudre. On coule ensuite la masse qui en résulte sur une plaque chaude où elle se solidifie. Cette substance entre dans plusieurs collyres liquides à la dose de quelques grains ou même d'un demi-gros à un gros pour trois à quatre onces de véhicule.

PIÉTIN ou PIÉTAIN (*Méd. vétér.*); affection propre au pied du mouton, consistant dans une inflammation carcinomateuse. On l'a désignée sous les noms de *pesogne*, *pourriture des pieds*, *crapaud du mouton*, etc. On l'a confondue quelquefois avec la fourchette et la limace, et même le charbon dans le pied.

PILULES ASIATIQUES OU ARSÉNICALES; elles sont composées d'acide arsénieux, de poivre noir pulvérisé et de gomme arabique. Chaque pilule contient un treizième de grain d'acide arsénieux. On les emploie contre diverses affections rebelles de la peau.

PIMÉLIAIRES (*Entom.*); famille d'insectes coléoptères de la section des Hétéromères, dont le genre *Pimelia* de Fabricius forme le noyau. Cette famille renferme un assez grand nombre de genres.

PINNULE (*Bot.*), s. f. On désigne sous ce nom chaque foliole ou chaque division d'une feuille décomposée.

PINTA (*Path.*); taches bleues à la peau avec fièvres, observées au Mexique.

PIPÉRIN ou PIPÉRINE (*Mat. méd.*); principe actif du poivre noir. Il est sous forme de prismes incolores presque insipides, peu solubles dans l'eau chaude, solubles dans l'alcool et dans l'éther, surtout à la chaleur. On l'emploie quelquefois comme fébrifuge à la dose de dix-huit grains à un gros ou un gros et demi par jour.

PIQUEROLE, s. f.; nom vulgaire de la variole dans certaines provinces.

PIQURE DU PIED (*Méd. vétér.*). C'est ainsi qu'on désigne la blessure occasionée par l'implantation du clou à cheval dans le tissu réticulaire du pied en brochant, c'est à dire en attachant le fer. Cette blessure porte le nom d'*enclouûre* quand le clou n'a pas été retiré dès l'instant que le cheval a témoigné de la douleur, et a séjourné plus ou moins long-temps dans la plaie. On nomme encore *retraite* cette même blessure quand elle est produite par un clou pailleux qui, en pénétrant dans l'ongle, se divise en deux lames, dont une atteint le vif, se détache de l'autre et reste enfoncée dans le pied, tandis que l'autre branche se montrant au dehors, permet de serrer le clou et de le brocher. La retraite peut aussi avoir lieu lorsqu'en brochant on rencontre une *souche*, un vieux clou qui renvoie la pointe de nouveau en dedans, la dévie et la fait pénétrer jusqu'au vif. Les piqûres de la face plantaire qui résultent de l'implantation, dans le tissu velouté et quelquefois dans les tissus sous-jacens, de clous, de tessons, etc., répandus à la surface du sol, sont connus en maréchalerie sous les noms de *clous de rue*, *tessons*, *cul de verre*, etc.

PITYRIASIS (*Path*), s. m., de πιτυρον, son (*dartre furfuracée volante*, Alib.); maladie de la peau manifestée par de petites squammules blanches et extrêmement minces, qui se détachent et se reproduisent avec une facilité et une abondance extraordinaires. Elle se montre principalement au cuir chevelu, aux sourcils, au menton, mais peut occuper toute autre partie de la surface du corps. Cette affection ne s'accompagne jamais d'autres symptômes que d'une démangeaison assez vive. Les squammules, que le moindre frottement fait tomber en abondance, ne sont pas répandues çà et là, mais occupent une large surface. Il semble en cet endroit que la peau a été tellement fendillée qu'elle s'est réduite en petites lamelles très minces. On n'observe dans les points de la peau où elles siégent aucune rougeur ni tuméfaction. Le traitement du pityriasis consiste dans l'administration de tisanes amères rendues laxatives par l'addition de quelques sels neutres, dans l'emploi de lotions ou de pommades alcalines, de bains alcalins ou de douches de vapeur. Quand la maladie siége au menton, on doit s'abstenir de l'usage du rasoir et couper la barbe avec des ciseaux. Chez les enfans on parvient à faire cesser l'exfoliation du cuir chevelu en leur brossant légèrement la tête.

PLANIPENNES (*Entom.*). Latreille désigne ainsi la troisième famille d'insectes de l'ordre des Névroptères, section des Filicornes. Cette famille est composée des huit tribus suivantes: Panorpates, Fourmilions, Hémérobins, Psoquilles, Termitines, Raphidines, Semblides et Perlides.

PLAQUE DE LOTTERI (*Chir.*); appareil pour comprimer l'artère intercostale ouverte.

PLASTODYNAMIE (*Physiol.*), s. f., de πλασσω, je forme, et δύναμις, force; force organique formatrice.

PLATYSOMES (*Entom.*); genre d'insectes de l'ordre des Coléoptères, section des Tétramères. (Latr.) Elle est divisée en tribus et renferme les genres Parandre, Passandre, Cucuje, Uléiote, Dendrophage et Hémipèple.

PLECTONEURITE (*Path.*), s. f., *plectoneuritis*, de πλέκω, j'entremêle, et νεῦρον, nerf; inflammation des plexus nerveux.

PLESSIMÈTRE, s. m., *plessimetron*, de πλήσσω, je frappe, et de μετρον, mesure. Instrument propre à faciliter l'exploration du thorax et de l'abdomen par la percussion. Le plessimètre de M. Piorry consiste dans une plaque d'ivoire (elle peut être aussi bien d'or, d'argent ou de cuivre) de forme circulaire, de deux pouces de diamètre, d'une ligne d'épaisseur, entourée d'un rebord qui se visse sur l'extrémité du stéthoscope. Pour se servir de cette plaque on la saisit par les deux extrémités d'un des diamètres de son rebord circulaire, avec le pouce et l'indicateur de la main gauche, la face creuse de l'instrument étant dirigée vers l'expérimentateur, et la face plane en contact avec la surface qu'on explore. Lorsqu'il est ainsi maintenu on procède à la percussion (*V.* ce mot.) A défaut de ce plessimètre on obtiendrait à peu près les mêmes résultats en percutant, soit le doigt indicateur gauche, appliqué par sa face dorsale sur le lieu qu'on veut explorer, soit une planchette très mince, une pièce de monnaie ou tout autre corps analogue.

PLICIPENNES (*Entom*); famille d'insectes de l'ordre des Névroptères, comprenant les genres Phrygane, Mystacède, Hydroptile et Seriscotome.

PLUMBAGINÉES (*Bot.*); famille naturelle de plantes dicotylédones apétales pour quelques auteurs, monopétales pour d'autres. Cette petite famille se compose de six genres.

PLUVIER (*Ornith.*); genre d'oiseaux de la première famille de l'ordre des Gralles. Excellent gibier.

PNEUMATHROSE (*Path*), s. f., *pneumatrosis*, de πνεῦμα, air, et θρομβος, épanchement; accumulation d'un fluide gazeux dans une cavité du corps.

PODARTHROCACE (*Path.*), s. m., de ποῦς, pied, et ἄρθρον, articulation; nom donné par quelques auteurs à la carie de l'articulation du pied avec la jambe.

PODOLACNITE (*Méd. vétér.*), de πους, ποδος, pied, et de λαχνος, velouté. Nom adopté par M. Vatel pour désigner l'inflammation de la portion veloutée du tissu réticulaire des talons. Le nom vulgaire de cette affection est *Blime*.

PODOLOGIE, s. f., de ποῦς, pied, et λόγος, discours; description du pied.

PODOPHYLLÉES (*Bot.*; famille de plantes proposée par Decandolle, ayant pour type les genres *Podophyllum*, *Jeffersonia* et *Achlys*.

PODOPHYLLITE (*Méd. vétér.*), de ποῦς, ποδὸς, pied, et φυλλόν, feuille, feuillet. Nom donné par M. Vatel à l'inflammation d'une surface plus ou moins étendue de la portion feuilletée du tissu réticulaire, et qui occasionne le plus ordinairement l'écoulement d'une matière séro-purulente par la couronne (*matière soufflée aux poils*). Cette affection peut siéger en pince, en mamelles, en quartiers ou en talons. Dans ces deux derniers cas elle est connue sous le nom de *javart encorné*.

PODO-PHLEGMATITE (*Méd. vétér.*), de ποῦς, pied, et πλέγμα, ατος, filet, plexus. Nom sous lequel M. Vatel désigne l'inflammation générale du tissu réticulaire.

PODOSPERME (*Bot.*); prolongement filiforme qui soutient chaque graine dont le trophosperme est garni.

POIDS (LE) (*Méd. vétér.*); nom vulgaire du glossanthrax ou charbon à la langue.

POLYOPIE (*Path.*), s. f., *polyopia*, de πολύς, beaucoup, et ὤψ, vue; vue double. Synonyme de *diplopie*. *V.* ce mot.

POLYPHYSIE (*Path.*), s. f., *polyphysia*, de πολὺς, beaucoup, et φῦσα, vent; flatuosités.

POLYPODOME (*Chir.*), s. m., *polypodomus*, de πολὺς, beaucoup; ποῦς, pied, et δῆμα, lien; pince porte-nœuds pour la ligature des polypes.

PORRIGO (*Path.*), s. m.; synonyme de *teigne*. *V.* ce mot N. D. M.

Le genre porrigo reconnaît pour lésion élémentaire deux espèces de pustules bien distinctes: 1° des PUSTULES FAVEUSES, qui appartiennent exclusivement au *Porr. favosa* et au *Porr. scutulata*; 2° DES ACHORES, qui constituent *la teigne granulée et la teigne muqueuse*.

« Les *pustules faveuses*, petites, exactement arrondies, enchassées dans l'épiderme, contiennent un liquide qui se concrète dès les premiers momens et forme une matière d'un jaune paille, présentant une dépression centrale que l'on peut, à l'aide d'une loupe, retrouver dans la pustule naissante; au bout de quelques jours, cette matière incessamment augmentée, forme une croûte épaisse, celluleuse, de plus en plus saillante, qui s'accroît pendant long-temps; tantôt elle présente une dépression en forme de godets, tantôt elle a perdu ce caractère, et ne présente plus qu'une croûte épaisse d'un jaune grisâtre et souvent fort dure.

« Les *pustules achores* sont ordinairement un peu plus étendues, toujours superficielles, à base enflammée, sont plus ou moins irrégulières, confluentes et formées par la collection d'un liquide purulent qui a soulevé l'épiderme. Au bout de quelques jours les pustules s'ouvrent et laissent échapper un liquide qui se concrète et se convertit en croûtes larges, jaunes ou brunes, formées de couches superposées et bien différentes de ces incrustations épaisses qui succèdent aux *favi.* » (Cazenave et Schedel.)

Les variétés du *Porrigo* qui reconnaissent pour lésions élémentaires des pustules faveuses, sont le PORRIGO FAVOSA, ou *teigne faveuse*, et le PORRIGO SCUTULATA, ou *teigne annulaire*. Le PORRIGO LARVALIS, ou *teigne muqueuse*, et le PORRIGO GRANULATA, ou *teigne granulée*, sont les deux variétés du *porrigo*, dont les *achores* forment les lésions élémentaires.

Le traitement du *Porrigo*, quelle que soit celle des variétés qui se présente, peut se réduire à trois ordres de moyens : 1° les émolliens, pour amollir et faire tomber les croûtes et diminuer l'irritation, joints aux soins de propreté; 2° les excitans extérieurs, pour modifier la vitalité des parties, tels que les lotions, les douches sulfureuses, les pommades avec l'iodure de soufre (vingt-quatre à trente-six grains par once d'axonge); 3° les laxatifs, et quelquefois des exutoires conservés plus ou moins long-temps comme moyen de dérivation. Dans quelques cas de *porrigo favosa* très opiniâtres, lorsque la maladie ne consiste qu'en des pustules rares, répandues çà et là, la cautérisation avec le nitrate d'argent ou un acide concentré devient nécessaire. La teigne muqueuse ou *porrigo larvalis* ne doit être respectée ou combattue par de simples palliatifs ou des soins de propreté que lorsque son apparition a paru établir une dérivation favorable à la santé de l'individu, et surtout quand l'abondance du suintement paraît coïncider avec la cessation de la maladie précédente.

PORTE-MOXA (*Chim.*), s. m.; instrument propre à faciliter l'application du moxa. Cet instrument se compose d'un manche long de cinq à six pouces, portant un anneau dans l'ouverture duquel on introduit le moxa. Celui-ci est fixé sur l'instrument au moyen de petites vis latérales ou de trois petites pointes mobiles qu'on y enfonce. On peut remplacer très aisément ce porte moxa par un simple morceau de carton dans lequel on pratique une ouverture convenable.

POSOLOGIE (*Thérap.*), s. f., *posologia*, de πόσος, combien, et λόγος, discours; traité des doses des médicamens; partie de la thérapeutique dans laquelle on ne considère les médicamens que sous le rapport des doses auxquelles il est convenable de les administrer.

POUDRE HÉMOSTATIQUE (*Thér.*). Cette poudre, préconisée dans ces derniers temps se compose de deux parties de résine ou de colophane, de demi-partie de gomme arabique et de demi-partie de charbon de bois. Pour s'en servir on en couvre des plumasseaux de charpie qu'on applique sur la plaie d'où le sang s'écoule. Ce moyen a plus d'une fois arrêté des hémorrhagies résultant de plaies d'artères d'un assez gros calibre.

POUDRE DE SANCY (*Thérap.*); médicament pulvérulent composé, dont la recette est encore inconnue, et qui est employé avec de grands avantages dans le traitement de certaines variétés de goîtres.

POULPE (*Zool.*); genre de mollusques céphalopodes, famille des Céphalés (Lamk.), dont l'espèce la plus commune habite les mers d'Europe, et peut servir de nourriture, sinon délicate, du moins très abondante.

POURPRE (*Zool.*); genre de mollusques établi par Lamarck aux dépens des Buccins et des Rochers. La coquille qui fournissait la fameuse pourpre des anciens appartient au genre Rocher; c'est probablement le *Murex Brandiris.* On connaît au moins cinquante espèces de Pourpres, dont un assez grand nombre secrètent une matière colorante qui est encore sans usage.

PRATICIEN, s. m.; se dit du médecin qui exerce son art; médecin expérimenté.

PRATIQUE, s. f.; exercice de l'art de guérir. Application des préceptes de l'art au traitement des maladies.

PRÉFLEURAISON (*Bot.*), s. f. On désigne par ce mot la manière d'être des différentes parties de la fleur avant son épanouissement. Les botanistes tirent de cette considération un bon caractère pour la disposition des genres en familles naturelles.

PRENANTHES ALTISSIMA (*Bot.*, *Thérap.*); plante herbacée de la famille des Synanthérées, tribu des Chicoracées, très connue des habitans de certaines contrées de l'Amérique, qui lui attribuent la propriété de neutraliser les effets de la morsure du serpent à sonnettes. Le docteur James Huble a publié en 1826, dans le *Journal de Médecine de New-York*, une observation qui tend à prouver ce fait. Quand la morsure est récente il suffit de l'application des feuilles et des tiges écrasées ensemble. Quand au contraire des accidens généraux se sont développés, l'administration à l'intérieur d'une forte dose d'infusion de cette plante devient nécessaire.

PRESSE-URÈTHRE (*Chir.*), s. m.; instrument destiné à comprimer la verge pour oblitérer le canal de l'urèthre.

PROENDÈRE (*Physiol.*), s. m., *proenderon*, de *pro*, en avant, et ἐνδὸν, dedans; appareil vasculaire.

PROPAGULES (*Bot.*). On désigne sous ce nom des corps pulvérulens qui se trouvent à la surface de plusieurs plantes agames, particulièrement du thalle de certains lichens, et qu'on regarde comme servant à la reproduction de ces plantes.

PROPATHIE (*Path.*), s. f., *propathia*, de πρὸ, devant, et πάθος, maladie; incubation morbide. Symptômes précurseurs.

PROSTACINE (*Physiol.*), s. f.; humeur de la glande prostate.

PROTACHROME, adj., *protachromaticus*, de πρωτος, premier, et χρόα, couleur; premier coloré.

PROTOCHROMÈME, s. m., *protochromema*, de πρῶτος, premier; χροα, couleur, et αἷμα, sang; sang protochrôme, sang veineux.

PROTOMUQUEUX (*Anat.*), *protomucosus*, de πρῶτος premier, et μύξα, mucus; tissu cellulaire intermédiaire aux organes.

PROTOSARCEUX (*Anat.*), adj., *protosarcosus*, de πρῶτος, premier; σάρξ, chair; tissu musculaire de la vie organique.

PRURIGO (*Path.*) (Psoride papuleuse), s. m.; maladie chronique de la peau caractérisée par des papules plus ou moins étendues, plus larges que celles du lichen, sans changement de couleur à la peau, occupant le plus souvent les épaules et le cou, mais pouvant se développer aux membres dans le sens de l'extension. Tantôt les papules sont peu proéminentes, appréciables au toucher, et accompagnées d'un prurit incommode (1re variété, *prurigo mitis*); tantôt elles sont larges, saillantes, aplaties, discrètes, isolées, occupant spécialement la partie postérieure du tronc et la face interne des membres: la démangeaison qu'elles occasionnent est quelquefois intolérable, surtout le soir, par la chaleur du lit, et peut être comparée à la sensation d'insectes qui vous dévorent ou d'aiguilles qui pénètrent dans la peau (2e variété, *prurigo formicans*); tantôt enfin, surtout chez les sujets jeunes, ces papules sont très multipliées et occasionnent un prurit tellement violent que le malade les déchire sans cesse avec les ongles: il s'en écoule une petite gouttelette de sang, laquelle forme bientôt une petite croûte noirâtre qui constitue son caractère spécifique. Cette maladie dure, en général, de quinze à vingt-cinq jours, et se termine par résolution ou par un légère desquammation. Quelquefois les papules se reproduisent plusieurs fois; sa durée est de trois mois. Chez les vieillards et même chez les enfans débiles, le prurigo persiste deux ou trois ans, devient général; les papules sont très larges, très saillantes; la peau sous-jacente est épaissie, il survient parfois des exacerbations très vives dans lesquelles la peau, couverte sur de larges surfaces de pustules comme confluentes, est enflammée et présente en outre des vésicules, des pustules, des furoncles. Dans quelques cas il survient de la fièvre, et même des signes d'inflammation gastro-intestinale. Trop souvent le malade est en proie à des démangeaisons affreuses que rien ne peut apaiser.

Dans les cas les plus simples on se borne à prescrire au malade quelques bains et une décoction d'orge contenant deux gros de sous carbonate de potasse par pinte. Dans les cas les plus graves, on doit recourir à l'usage des boissons acidulées avec un gros d'acide sulfurique par pinte, et au régime le plus propre à remédier au dérangement des organes digestifs. Si la peau est fine on ne fait aucune application stimulante; si au contraire elle est rude et sèche, on prescrit les lotions alcalines, salines, jointes aux bains de vapeur ou de mer. Les opiacés sont indiqués quand le prurit est très fort. Quelquefois on peut faire usage avec succès d'un mélange de soufre sublimé et de magnésie calcinée à la dose d'un demi-gros par jour pendant une semaine. La saignée n'est utile que chez les individus jeunes et robustes.

Le prurigo pédiculaire ou *senilis* diffère des précédens en ce que tout le corps est couvert d'insectes du genre *pediculus*, qui se multiplient avec une grande facilité; du reste les symptômes sont les mêmes que dans le *prurigo formicans*. Son traitement, qui n'est que trop souvent inefficace, est également le même, et consiste surtout dans l'emploi des bains sulfureux. Les fumigations de cinabre ont pour effet presque constant de détruire les insectes. Les eaux ferrugineuses et un régime fortifiant ont aussi des résultats avantageux sur les individus qui sont le plus ordinairement atteints de cette affection.

Le prurigo qui a son siége aux parties génitales de l'homme et de la femme ou à la marge de l'anus présente un caractère d'opiniâtreté qui le rend une maladie assez fâcheuse. On l'a vu déterminer l'onanisme et même la nymphomanie. Pour le faire cesser on emploie tour à tour les lotions froides, émollientes, alcalines, opiacées, et surtout les fumigations cinabrées, bornées uniquement à la partie malade.

PSEUDOCÉE (*Path.*), s. f., *pseudocia*, de ψευδής, faux, et ἀκούω, j'entends; perception de sons imaginaires ou qui sont produits dans l'oreille même ou dans les parties voisines.

PSEUDO-MORPHOSES (*Minér.*), mot employé par Haüy pour désigner les substances minérales qui se présentent sous des formes qui leur sont étrangères, et qu'elles ont en quelque sorte dérobées, soit à des cristaux d'une autre espèce, soit à des corps inorganiques.

PSOÏTE (*Path.*), s. f., *psoïtis*, de ψόα, lombes; inflammation du muscle psoas ou du tissu cellulaire qui l'environne. Les signes de cette affection sont: douleur ordinairement peu vive dans la région d'abord lombaire, puis au-dessus de la vessie d'un côté; sentiment d'engourdissement qui, de cette partie, s'étend à l'aîne et à la cuisse; difficulté ou impossibilité d'alonger le membre de ce côté sans éprouver beaucoup de vives souffrances; enfin et surtout, présence d'une tumeur profondément située sur le trajet des muscles psoas et iliaque, vers les glandes inguinales externes. Cette maladie se termine ordinairement par suppuration; le pus formé dans l'épaisseur du muscle ou dans le tissu cellulaire qui le recouvre s'accumule dans le petit bassin et donne lieu à des abcès par congestion, le plus souvent mortels. Le traitement de cette affection est le même que celui de toute inflammation externe. Mais ce qu'il faut surtout chercher à obtenir ici c'est la terminaison par résolution. On doit alors, quand les moyens ordinaires n'ont pu atteindre ce but, recourir aux moxas et même au cautère actuel.

PSORIASIS (*Path.*), s. m. (Dartre squammeuse lichénoïde, Al.); maladie de la peau caractérisée par des plaques plus ou moins étendues, irrégulières, légèrement élevées au-dessus du niveau de la peau, recouvertes de squammes minces, d'un blanc chatoyant. Cette affection débute par l'apparition de petits points rouges, distincts, au centre desquels on remarque bientôt une écaille légère; les plaques deviennent tantôt rondes, et ressemblent à des gouttes d'un liquide qu'on aurait projeté sur la peau (*psoriasis guttata*); tantôt elles sont larges, minces, irrégulieres (*Ps. diffusa*); tantôt elles sont alongées, vermiformes, contournées en spirales étroites (*Ps. gyrata*). Le *psoriasis guttata* occupe particulièrement la partie postérieure du tronc et la face externe des membres; il ne s'accompagne point de symptômes généraux: les squammes tombent, soit spontanément, soit par l'action de l'ongle, et se renouvellent bientôt.

Le *psoriasis diffusa* s'observe aux membres, et surtout aux coudes; il est ordinairement précédé de malaise, de céphalalgie, de démangeaisons incommodes, symptômes qui disparaissent dès que l'éruption a lieu. Les plaques, communément peu enflammées, peuvent l'être à un haut degré: dans ces cas, qui sont graves, il se forme des rhagades qui s'entr'ouvent et se déchirent, surtout lorsque l'éruption, très étendue, enveloppe de toutes parts l'avant-bras, un doigt, etc.

Le *psoriasis gyrata* se manifeste ordinairement au tronc, et ne s'observe que très rarement.

Le *psoriasis* présente des différences en raison du siége qu'il occupe; ainsi aux angles des yeux et aux paupières (*Ps. ophthalmica*) il détermine une démangeaison assez vive, produit et entretient l'inflammation de la conjonctive. Aux lèvres (*Ps. labialis*) il forme autour de la bouche un cercle plus ou moins large, fendillé, qui donne à ces parties un aspect froncé, désagréable à l'œil; très opiniâtre au prépuce (*Ps. preputialis*), il est caractérisé par un épaississement de cette partie, par des gerçures et un rétrécissement qui peut produire le phymosis; il rend le coït difficile et douloureux. Au scrotum (*Ps. scrotalis*), où il est assez rare, il rend la peau sèche, épaisse, fendillée et produit des rhagades. Enfin à la paume des mains

(*Ps. palmaria*), après la chute de la squamme blanche et sèche qui a recouvert l'élevure rouge qui a paru d'abord, il se forme une couche excentrique qui, à son tour, quand elle est guérie, est remplacée par une nouvelle située plus en dehors ; et ainsi de suite, à mesure que le centre guérit la circonférence s'accroît jusqu'à ce que toute la main ait été envahie. Le centre ainsi dépouillé prend une teinte violacée ; la peau y est épaissie et fendillée, et les mouvemens y provoquent de la douleur.

Le traitement du psoriasis se compose de moyens extérieurs et de moyens intérieurs. Parmi les premiers nous citerons les bains, et surtout les bains de vapeurs et les frictions avec le proto-nitrate de mercure incorporé dans de l'axonge à la dose d'un scrupule par once d'axonge. Les seconds sont : les pilules asiatiques et l'arseniate d'ammoniaque, la décoction concentrée de douce amère, la teinture de cantharides et les purgatifs, surtout le calomel associé au jalap à la dose de quatre grains tous les matins.

PUIFIANT, adj., de *pus*, pus; *facio*, je fais; qui produit le pus ou donne lieu à sa formation.

PULMONAL, adj., de *pulmo*, poumon; se dit du son que fait entendre la percussion de la poitrine dans les points correspondans au tissu pulmonaire sain.

PULMONÉS (*Zool.*); nom donné par Cuvier aux mollusques pourvus d'une cavité respiratrice propre à recevoir en nature l'air. Les Pulmonés sont divisés en terrestres et aquatiques. Latreille comprend dans cet ordre trois familles, les Nudilimaces, les Géocodilites et les Limnocochlides.

PULVÉROL (*Pharm.*), s. m., de *pulvis*, poudre ; poudre.

PUOGÉNIQUE ou PYOGÉNIQUE, adj., *pyogeniticus*, de πύον, pus, et γεννάω, j'engendre ; se dit de la membrane qui tapisse toute surface qui produit du pus. *V.* Membrane puogénique.

PYÉZOMÈTRE, s. m., de πιέζω, je comprime, et μέτρον, mesure ; mesure de la compressibilité des liquides.

PYLORITE (*Path.*), s. f., *pyloritis*, de πυλουρός, pylore ; inflammation du pylore.

PYREXIQUE, adj., de πῦρ, feu. Le *sens pyrexique* est celui qui produit ou engendre la chaleur et l'électricité organiques vitales, et même jusqu'à la combustion spontanée.

PYROTHONIDE (*Chim.*, *Thérap.*); huile pyrogénée provenant de la combustion des tissus de chanvre, de lin ou de coton. Cette substance, d'aspect semi-aqueux, semi-huileux, a une teinte rougeâtre, brunâtre, et une odeur pénétrante sans être désagréable. Mélangée avec une certaine quantité d'eau, elle produit une solution d'un brun-rouge plus ou moins énergique, suivant la quantité d'eau qu'elle contient.

M. Ranques a employé utilement cette solution à l'extérieur, dans les cas d'ophthalmie chronique, d'hémorrhagies utérines, de blénorrhagies et d'engelures.

Q

QUADRIPENNES (*Entom.*); nom donné par Latreille à une partie de la seconde section de la classe des insectes ailés, renfermant ceux qui ont quatre ailes.

QUASSATION (*Pharm.*), s. m.; opération qui consiste à détruire les corps durs ou parties plus ou moins grosses, soit à l'aide du marteau, soit en les frappant dans un mortier.

QUATRE SEMENCES. (*Pharm.*) On désignait ainsi autrefois dans les traités de pharmacologie des fruits ou graines au nombre de quatre, jouissant à peu près des mêmes propriétés. On les distinguait en *froides* et *chaudes*, suivant leur mode d'action présumé sur l'économie; et en *mineures* et *majeures*, suivant leur degré d'action. Les quatre semences froides mineures étaient celles de chicorée, d'endive, de laitue et de pourpier ; les quatre semences froides majeures étaient celles de citrouille, de concombre, de courge et de melon. Les quatre semences chaudes mineures étaient celles d'ache, d'ammi, de persil, de carotte; les quatre chaudes majeures, celles d'anis, de carvi, de cumin et de fenouil.

QUINOBAUME (*Pharm.*); combinaison de la résine de copahu avec la quinine.

R

RACES D'HOMMES. (*Hist. nat.*) On donne ce nom aux groupes naturels héréditaires que présente l'homme considéré dans l'universalité du genre humain. Depuis Lacépède la plupart des naturalistes reconnaissent cinq grandes divisions du genre humain, fondées non seulement sur des dispositions physiques distinctes, mais encore d'après les différences de leurs facultés morales et intellectuelles et leur degré d'avancement dans les arts, les sciences et la littérature. Ces races portent le nom de *caucasique*, ou arabe européenne, de *lapone*, ou hyperboréenne, de *mongole*, de *nègre*, ou éthiopienne, et d'*américaine*.

La *race caucasique*, que les traditions font sortir du groupe de montagnes situé entre la mer Caspienne et la mer Noire, et dont les peuples du Caucase, les Géorgiens et les Circassiens sont le type, se distingue des autres par la forme ovale de la tête, les belles proportions du corps et surtout par la grandeur de l'angle facial, qui se rapproche de l'angle droit. Chez elle, les cheveux sont flexibles et plats, la peau est blanche, le nez long et pointu. Cette race comprend les peuples les plus éclairés. On lui reconnaît trois branches principales : 1° la branche *Araméenne* ou de *Syrie*, dirigée au midi; 2° la branche *indienne*, *germaine* ou *pélagique*, beaucoup plus étendue que la précédente, et celle qui a le plus brillé dans les arts et dans les sciences; 3° la branche *scythe* ou *tartare*, dirigée vers le nord et le nord-est, et à laquelle se rapportent les Scythes, les Parthes et les Turcs.

La *race mongolique*, la plus nombreuse et la plus répandue sur le globe, est reconnaissable à son visage plat, à ses pommettes saillantes, à ses yeux étroits et obliques, à ses cheveux droits et noirs et à son teint olivâtre. Elle comprend les Calmoucks et les Kalkos, les Chinois, les Mantchoux, les Japonais et les diverses peuplades du nord de la Sibérie.

La race *lapone* ou *hyperboréenne*, renfermant les Samoyèdes, les Lapons, les Esquimaux, peut être jusqu'à un certain point considérée comme une variété de la race mongolique.

La race *nègre* ou *éthiopienne*, confinée au midi de l'Atlas, a le teint noir, les cheveux laineux et crêpus, le crâne comprimé, le nez écrasé, l'angle facial très aigu et les lèvres saillantes; son intelligence étant peu développée elle renferme les peuples les moins civilisés.

La race *américaine* n'a point de caractères bien tranchés qui la distinguent des races de l'ancien continent. Son teint, d'un rouge de cuivre, ses cheveux noirs et sa barbe rase la rapprochent des Mongoles, dont elle s'éloigne, du reste, par son nez saillant et ses traits prononcés. Cette race est une des plus considérables.

RACINE DE CAÏNÇA ou DE KAHINCA. *V*. Caïnca.

RAFLE (*Méd. vétér.*), nom donné aux environs de Paris à l'ébullition des vaches. *V*. Feu d'herbes.

RAPHÉ (*Bot.*), s. m. On nomme ainsi l'espèce de cordon que forment les vaisseaux nourriciers, qui, entrant dans la graine par le hile, rampent entre les deux feuillets de l'épisperme pour aller former la chalaze.

RAPHIDES (*Bot.*), s. m.; nom donné par Decandolle à des faisceaux de poils raides qui se trouvent dans les cavités internes ou dans les méats intercellulaires des végétaux à tissu lâche. On considère ces corps comme de petits cristaux d'oxalate de chaux formés dans le suc des plantes.

RAPIUM (*Bot.*); nom de l'armoise chez les anciens.

RASION (*Pharm.*), de *radere*, *rasum*; opération pharmaceutique qui consiste à réduire les corps en parties plus ou moins fines en les frottant avec une lime ou une râpe.

RAZON ou RASON (*Ichthyol.*); genre de poissons de l'ordre des Acanthoptérygiens, de la famille des Labroïdes. L'espèce la plus connue est le Razon de la Méditerranée, poisson remarquable par son élégance, et dont la chair est très estimée.

REBOUS (Cheval) ET FELLE DE LA DENT. C'est ainsi qu'on désigne, suivant la coutume de Douai, le cheval rétif qui mord et qui rue.

RECTO-VESICAL, adj.; qui a rapport au rectum et à la vessie. *Cloison recto-vésicale*, adossement des parois correspondantes du rectum et de la vessie *Taille recto-vésicale*, procédé de lithotomie suivant lequel on extrait les calculs vésicaux au moyen d'une incision faite à la cloison recto-vésicale.

RECTRICES (*Ornith.*); nom des plumes composant la queue, et qui paraissent servir de gouvernail pour diriger l'oiseau dans son vol.

RÉNIXIGRADE (*Chir.*), adj., *renixigradus*, de *renixus*, résistance; *gradus*, degré; *bandage renixigrade*, sorte de brayer dont on peut graduer l'action à volonté.

REPRODUCTIVITÉ, s. f.; propriété inhérente à tout corps vivant de reproduire d'autres corps semblables à soi.

RÉSISTABILITÉ, s. f.; propriété de résister que possèdent les corps vivans.

RÉSISTANCE VITALE (*Path.*, *Physiol.*); puissance en vertu de laquelle l'homme résiste à l'action des causes qui tendent à le détruire, et qui peut exister au plus haut degré chez la personne la plus débile comme chez la plus vigoureuse, chez le sujet le plus irritable comme chez l'être le plus impassible; enfin cette force qui paraît tout à fait indépendante des prédominences organiques connues sous le nom de tempérament. (Martinet.)

RÉSOLUTION (*Path.*), s. f.; état de flaccidité des muscles. C'est une des formes de la paralysie.

RÉTINITE (*Path.*), s. f., *retinitis*, de *retina*, rétine; inflammation de la rétine. Cette affection existe rarement seule; le plus souvent la choroïde, l'iris et la sclérotique participent à l'inflammation, ce qui constitue l'ophthalmie interne. On peut supposer l'existence de la rétinite lorsqu'avec une photophobie excessive, du larmoiement, de la céphalalgie, des douleurs pongitives dans l'œil et l'apparition de mouches volantes entourées d'une auréole lumineuse, aucun phénomène inflammatoire n'est apparent pour le médecin, si ce n'est un léger rétrécissement de la pupille. Le traitement de la rétinite est le même que celui de l'ophthalmie interne. Quant aux amblyopies consécutives, si elles ne dépendent pas de quelque affection organique de la rétine, on y remédie au moyen de stimulans volatils appliqués en frictions dans le voisinage de l'œil malade, ou en vapeur à sa surface.

RÉTINOÏDE (*Pharm.*), s. m.; emplâtre, onguent résineux avec excipient composé.

RÉTINOL (*Pharm.*), s. m.; résine.

RÉTINOLÉS ou RHÉTINOLÉS (*Phar.*), de ῥητίνη, résine; médicamens composés de résines et de différens corps gras. Les rétinolés qui contiennent de l'huile et qui sont mous et onctueux se nomment communément *onguens*; ceux qui contiennent de la graisse, du suif en grande proportion ou beaucoup de résine sèche, sont appelés *emplâtres*.

RÉTIPÈDES (*Ornith.*); oiseaux dont les tarses sont recouverts d'un épiderme réticulé.

RETRAITE (*Méd. vétér.*), *V.* Piqure du pied.

RÉTRÉCISSEMENT DE L'URÈTHRE; resserrement, diminution du diamètre du canal de l'urèthre. Cette affection, qui survient le plus ordinairement à la suite de plusieurs écoulemens syphilitiques, se manifeste d'abord par la lenteur à uriner, par la diminution du jet de l'urine, sa bifurcation ou sa forme spiroïde; après un certain temps les urines ne peuvent couler que goutte à goutte, leur excrétion exige les plus grands efforts et s'accompagne de douleurs quelquefois intolérables. L'introduction d'une sonde dans le canal est très douloureuse, surtout quand l'instrument arrive à un certain point. Là on rencontre un obstacle qu'on ne peut franchir, et la sonde exploratrice de Ducamp y fait reconnaître, à la forme de l'empreinte qu'elle rapporte, l'existence d'un rétrécissement, son étendue et sa direction. Les indications que présente cette maladie sont les suivantes: détruire l'obstacle qui s'oppose à l'écoulement de l'urine en affaissant les parties saillantes de la membrane au moyen d'une compression prolongée, c'est à dire par la dilatation de l'urèthre, ou bien faire cesser la disposition morbide de cette membrane et le rétrécissement en désorganisant les rugosités ou les brides qui le produisent. La première de ces indications se remplit à l'aide de sondes ou de bougies dont on augmente graduellement le volume jusqu'à ce que le canal ait recouvré son diamètre ordinaire; on répond à la seconde en portant le caustique sur le lieu du rétrécissement. Le procédé de Hunter n'est guère praticable que dans les cas où le rétrécissement est membraniforme; il consiste à détruire l'obstacle d'avant en arrière au moyen d'une bougie armée. (*V.* ce mot.) Le procédé de Ducamp, surtout avec les modifications qu'il a subies entre les mains de M. Lallemand, est celui qu'on préfère dans la majorité des cas. Suivant ce procédé, on commence par reconnaître la forme, l'étendue, la situation, le nombre des rétrécissemens, en se servant de la *sonde exploratrice*. Quand celle-ci vous a appris précisément dans quelles limites et sur quel point doit agir la cautérisation, on y procède au moyen d'un instrument très ingénieux appelé *sonde porte-caustique* (*V.* ce mot), qui a pour avantage de pouvoir être introduit dans le canal sans le léser d'aucune manière, et de porter avec certitude le caustique sur le point malade. Quel que soit le procédé dont on ait fait usage, il est nécessaire, après la cautérisation, d'entretenir la dilatation de l'urèthre par le secours des *sondes à ventre*. *V.* ce mot.

RHABARBARINE ou RHABARBARIN (*Chim.*); principe extrait de la rhubarbe, et qui donne à cette substance son odeur, sa saveur et sa couleur. Ce principe est jaune, insoluble dans l'eau froide, soluble dans l'eau chaude, l'alcool et l'éther; il a une saveur âpre et amère; il forme avec la plupart des acides des composés insolubles d'une couleur jaune. On a d'abord préconisé cette matière comme étant le principe actif de la rhubarbe et jouissant de la propriété purgative à la dose de quelques grains; mais des expériences récentes tendent à prouver que son action est à peu près nulle. Elle a pu être administrée plusieurs fois à la dose de plus de vingt grains sans produire aucune évacuation.

RHAMNÉES (*Bot.*); famille naturelle de plantes dycotylédones polypétales pérygines, dont le genre *Rhamnus* ou *Nerprun* peut être considéré comme le type. Les espèces de cette famille sont des arbustes, des arbrisseaux ou des arbres plus ou moins élevés.

RHÉAS (*Bot.*); nom scientifique du Coquelicot, espèce du genre pavot.

RHINENCÉPHALE (*Zool.*). *V.* ACÉPHALE.

RHINITE (*Path.*), s. f., *rhinitis*, de ῥὶν, nez; inflammation du nez.

RHINITE (*Art. vétér.*), de ῥὶν, ῥινος, nez; inflammation de la membrane nasale. Cette inflammation, aiguë chez les jeunes monodactyles, porte le nom vulgaire de *gourme*. Chez les monodactyles adultes on la nomme *coryza*, *morfondure*, *catarrhe nasal*, *fausse gourme*. Quand elle est gangréneuse c'est le *mal de tête de contagion*, *le coryza gangréneux*, une variété de ce qu'on désigne ordinairement sous le nom de *morve aiguë*.

RHINOPHONIE (*Physiol.*), s. f., *rhinophonia*, de ῥὶν, nez, et φωνή, voix; résonnance de la voix dans les fosses nasales.

RHINOPLASTIE, RHINOPLASTIQUE (*Chir.*), s. f., de ῥὶν, nez, et πλάσσω, je forme; opération de chirurgie qui consiste à refaire le nez pour remédier aux pertes de substances de cette partie. Les Indiens, dont les mœurs autorisaient la mutilation du nez comme supplice infligé aux criminels ou comme acte de vengeance envers les ennemis, ont dû les premiers éprouver le besoin d'une semblable opération. Aussi est-elle usitée chez eux depuis un temps immémorial, tandis qu'en Europe elle n'est guère connue que depuis une quarantaine d'années. Pratiquée d'abord avec peu de succès à Londres, en 1803, puis plus heureusement quelques années plus tard par le docteur Carpue dans la même ville, et par M. Grœff à Berlin, elle a été introduite en France il y a environ quatorze ans par M. Delpech. Grâce aux améliorations que lui a fait subir cet habile chirurgien, et aux travaux plus récens de M. Lisfranc et surtout du docteur Dieffenbach, à Vienne, la rhinoplastie est devenue une opération régulière qui peut figurer aujourd'hui parmi les plus délicates et les plus utiles de la chirurgie.

Dans l'Inde et même en Italie, à une époque où l'on coupait le nez de certains criminels, la rhinoplastie consistait tout simplement à rajuster cette partie immédiatement après sa section, et alors que la plaie était encore saignante, afin d'en provoquer le recollement. Quand les circonstances s'opposaient à ce qu'il en fût ainsi, on refaisait le nez soit aux dépens de la peau de la fesse d'un autre individu, soit avec un lambeau de peau emprunté au bras du malade lui-même; lambeau qu'on ne détachait entièrement du membre qu'après son adhésion parfaite avec les tégumens de la face. A ces procédés essentiellement défectueux les chirurgiens modernes ont préféré avec raison le suivant, dont les élémens leur ont été fournis par une caste d'Indous qu'on appelle *Koomas*. Ce procédé consiste à tailler sur la partie moyenne du front un lambeau de peau dont la forme et l'étendue sont données par une espèce de patron en cire ou en papier, et convenablement disposé, qu'on place sur le front, et autour duquel on trace une ligne avec de l'encre. Une incision est faite sur le trajet de cette ligne, et le lambeau ainsi circonscrit est détaché avec le tissu cellulaire sous-jacent, moins sa partie inférieure, qui en forme le pédicule au moyen duquel la vie y sera entretenue. Ce lambeau est ensuite renversé, puis retourné en faisant subir une torsion à son pédicule, de telle manière que sa face saignante soit dirigée du côté de l'ouverture nasale, dont on a préalablement avivé les bords avec l'instrument tranchant. Ces parties sont mises autant que possible dans un contact parfait et maintenues en place soit par quelques points de suture, soit par des bandelettes agglutinatives. Au bout d'une vingtaine de jours, époque à laquelle l'adhésion est complète, on coupe le pédicule qui tenait encore le lambeau attaché au front. Cette opération exige une foule de précautions, de manœuvres que nous ne pouvons décrire ici, mais qui ont la plus grande part dans le succès de l'opération. Elles ont pour but de procurer un lambeau juste assez grand pour couvrir entièrement les parties qui ne doivent pas rester apparentes; d'empêcher son décollement partiel pendant le travail d'adhésion, ou son enfoncement; de lui donner autant que possible l'aspect du nez primitif, et enfin de disposer la plaie faite au front de telle sorte que la cicatrice qui doit en résulter soit peu difforme.

RHINORRHÉE, s. f., *rhinorrhœa*, de ῥίν, nez, et ῥέω, je coule; écoulement muqueux par les narines.

RHYAS (*Path.*), s. f., de ῥύάς, qui coule; suppuration de la caroncule lacrymale.

RHYNCHOPHORES (*Entom.*); famille d'insectes coléoptères tétramères, dont le principal caractère est le prolongement de leur tête en avant à la manière d'une trompe ou d'un museau avancé dont la bouche, composée de parties très petites, occupe l'extrémité libre.

ROSACÉE (Corolle) (*Bot.*), se dit d'une corolle polypétale régulière formée de quatre à cinq pétales à onglet très court et étalées régulièrement en forme de rose, comme dans les fraisiers.

ROSÉOLE (*Path.*); maladie de la peau; exanthème non contagieux caractérisé par des taches roses non proéminentes, diversement figurées, dont l'apparition est en général précédée et accompagnée de symptômes fébriles. Cette affection, propre aux très jeunes enfans, ne dure souvent que vingt-quatre heures; quelquefois elle cesse et revient alternativement pendant quelques jours. La variété la plus intense est celle qui règne en été; elle est précédée ordinairement de phénomènes fébriles, de céphalalgie, de constipation ou de diarrhée, et même de délire ou de convulsions; l'éruption paraît du troisième au septième jour à la face, au cou, et s'étend à tout le corps; les taches sont très rouges, plus irrégulières que celles de la rougeole, et acquièrent une teinte rose foncée : le malade éprouve des démangeaisons très vives, de la douleur à la gorge et de la difficulté d'avaler. Au troisième ou quatrième jour l'éruption a disparu entièrement sans desquammation appréciable. On distingue encore deux autres variétés de la roséole; la roséole d'automne, qui diffère de la précédente par l'époque de son apparition, la plus grande largeur de ses taches et l'absence de la fièvre; et la roséole annulée, dont les taches ont la forme d'anneaux, avec des aires centrales qui conservent la couleur de la peau.

La roséole est quelquefois épidémique, jamais elle ne constitue une affection grave, aussi ne réclame-t-elle d'autre moyen de traitement que le repos, la diète et des boissons délayantes prises à une température modérée.

ROTACÉE (Corolle) (*Bot.*); corolle monopétale dont le tube est très court et le limbe plus ou moins plan, comme dans la Bourrache.

ROUCOULEMENT (*Path.*), s. m.; variété du râle sonore.

ROUSSETTE (*Zool.*); genre de mammifères de la famille des chauve-souris frugivores. Quelques espèces sont recherchées dans certains pays à cause de la saveur assez agréable de leur chair, que l'on compare à celle du lièvre.

RUPIA (*Path.*), de ῥύπος, *sordes;* maladie de la peau caractérisée par des bulles plus ou moins volumineuses, isolées, aplaties, remplies d'un fluide tantôt séreux, tantôt purulent, quelquefois noirâtre, auxquelles succèdent des croûtes épaisses et des ulcérations plus ou moins profondes. Cette affection paraît souvent n'être qu'une variété de l'ecthyma. Elle ne se manifeste ordinairement que par un petit nombre de bulles à la fois, occupe de préférence les membres inférieurs, les lombes, les fesses, et affecte plus souvent une marche chronique. On en distingue trois variétés, savoir : 1° le *rupia simplex*, qui attaque particulièrement les individus mal vêtus, mal nourris et affaiblis par les privations; ses bulles ont la largeur d'un franc, et leur apparition n'est pas précédée d'inflammation; 2° le *rupia proéminens*, qui diffère du précédent par l'étendue plus grande des bulles, la profondeur des ulcérations, l'épaisseur de la croûte et surtout l'existence d'une inflammation préalable de la peau dans le lieu où l'éruption doit paraître; 3° le *rupia escarrotica*, qui commence par des taches livides auxquelles succèdent des bulles aplaties, irrégulières, contenant un liquide épais et noirâtre, puis des ulcérations profondes, à bords rouges et à suppuration fétide et de mauvaise nature; cette dernière variété est la seule qui devienne quelquefois assez grave pour amener la mort.

Dans le traitement du rupia on doit surtout chercher à rétablir la constitution détériorée du malade; et quand la cicatrisation des ulcères tarde à s'opérer, on prescrit des bains alcalins, des lotions légèrement excitantes, ou même des cautérisations avec le nitrate d'argent fondu. Ce dernier moyen est surtout indiqué pour faire cicatriser les ulcérations du rupia proéminent. On emploie indifféremment ce même caustique ou les acides nitrique ou hydrochlorique étendus d'eau; on est quelquefois obligé de recourir au nitrate acide de mercure. On a employé avec succès le proto-iodure de mercure à la dose d'un scrupule par once de graisse. Dans le rupia *escarrotica* les antiphlogistiques ont paru mieux réussir que les topiques excitans.

RUPICAPRA (*Zool.*); nom scientifique du chamois.

RUSMA (*Pharm.*), s. m.; dépilatoire composé de deux onces de chaux et d'une demi-once d'orpiment qu'on a fait bouillir dans une lessive alcaline jusqu'à ce que son action soit assez grande pour faire tomber les barbes d'une plume qu'on y aura plongée. Les orientaux, à qui l'emploi de cette préparation est familier, l'étendent sur la partie qu'ils veulent dépiler, et font, quelques instans après, une simple lotion qui enlève à la fois les poils et le dépilatoire.

RUTÈLE (*Entom.*); genre d'insectes de l'ordre des Coléoptères, section des Pentamères, tribu des Scarabéides, division des Xylophiles, établi aux dépens du grand genre *Scarabœus* de Linné. Il renferme plus de trente espèces toutes originaires de l'Amérique méridionale.

RYTINE ou STELLÈRE (*Zool.*); espèce de cétacé très commune dans les mers de la presqu'île du Kamtschatka, et qui fournit à la subsistance de la plus grande partie de la population. Le rytine boréal a communément vingt-cinq pieds de longueur sur une circonférence de dix-neuf pieds dans la partie la plus large de son corps. Il peut peser jusqu'à six mille six cents livres.

S

SABAK (*Bot.*), nom vulgaire dans la Nubie d'une espèce de casse (*Cassia sabak*) dont les gousses très larges renferment des graines rouges du volume de celles du tamarin qui sont employées pour préparer les peaux.

SABATÈLE (*Bot.*), s. f.; champignon comestible du Languedoc, qu'on suppose être une espèce d'Agaric voisin des *Procerus*

SACCHAROL (*Pharm.*), s. m., de *saccharum*, sucre; sucre.

SACCHAROLÉS (*Pharm.*), s. m.; médicamens qui ont le sucre pour principe prédominant. On les divise en solides, mous et liquides. Les *tablettes*, les *grains*, le *chocolat*, les *pastilles*, les *candits* sont rangés parmi les premiers; les *conserves* et *marmelades*, les *électuaires* et *confections*, les *opiates*, les *pâtes* et les *gelées*, forment les seconds; les *sirops* et les *mellites* constituent les troisièmes.

SACCHARUM (*Bot.*); genre de la famille des Graminées et de la triandrie digynie, L., renfermant un petit nombre d'espèces qui croissent dans les régions chaudes du globe, et dont l'espèce la plus importante est le *Saccharum officinarum*, ou vulgairement canamèle ou canne-à-sucre.

SACCHARURE (*Pharm.*), s. m., de *saccharum*, sucre; sucre rendu médicamenteux par les teintures.

SACCHOLACTATES (*Chim.*); sels résultant de la combinaison de l'acide saccholactique avec ses bases. Cet acide, qui ne s'obtient pas seulement du sucre de lait, mais encore de la plupart des substances ou gommes traitées par l'acide nitrique, a reçu le nom d'*acide mucique* ou *muqueux*; et les sels formés par lui sont des *mucates* ou *mucites*.

SACCOPHORE (*Bot.*), nom donné par Palisot de Beauvois au genre de Mousses connu ordinairement sous le nom de *Buxbaumie*.

SACELLIFORME (*Bot.*), adj.; se dit, suivant Mirbel, de la radicule de certaines plantes qui forme une poche dans laquelle est contenu l'embryon; celle par exemple des *Nymphæa*.

SACRO-COXALGIE (*Path.*), s. f., de *sacrum*, os sacrum; *coxa*, cuisse, et ἄλγος, douleur; douleur ayant son siége vers la symphyse sacro-iliaque.

SAFOU (*Bot.*); arbre encore indéterminé des bords du Zaïre, dont le fruit est bon à manger. On le suppose être une Anonée.

SAGITTILINGUES (*Ornith.*); famille d'oiseaux qui renferme les Pies et les Loriots.

SAGOUIN (*Zool.*); petite famille de singes, renfermant les genres Callithriches, Nyctipithèque, Saki et Brachyure. Ces singes se distinguent par beaucoup d'intelligence et par leur queue longue et non prenante qui paraît sans utilité.

SAINEGRAIN (*Bot.*), s. m.; l'un des synonymes vulgaires du fénugrec.

SALICARIÉES (*Bot.*), nom donné par Jussieu à une famille de plantes qui a pour type le genre Salicaire.

SALICINE (*Mat. méd.*); principe alkaloïde extrait de l'écorce du saule, *Salix alba*. On l'emploie avec succès dans les fièvres intermittentes à la dose de trois à douze grains et plus, deux ou trois fois par jour, en dissolution ou en pilules.

SALICINÉES (*Bot.*); nom d'une des familles établies dans la grande tribu des plantes amentacées. Elle ne renferme que les deux genres *Saule* et *Peuplier*.

SALICOQUES (*Zool.*); crustacés formant une tribu de l'ordre des Décapodes, famille des Macroures, au nombre desquels se trouvent ceux que les Grecs nommaient *Caris* et *Crangon*, et qui portent aujourd'hui le nom de *Crevettes*, *Salicoques*, etc. Ces crustacés vivent dans la mer près de nos côtes et offrent un aliment assez recherché.

SALICOR (*Bot.*), nom donné collectivement aux soudes et autres plantes maritimes dont on obtient des sels par incinération.

SALMÉLINE (*Ichthyol.*); espèce de poisson du genre Saumon, voisin de la Truite.

SALVADORE (*Bot.*), s. f.; genre de plantes de la famille des Chénopodées ou Atriplicées et de la tétrandrie monogynie. Une de ses espèces, la *Salvadore de Perse*, est très estimée par les Arabes, qui en mangent les fruits; ses feuilles passent pour résolutives appliquées en cataplasmes, et jouissent à tort ou à raison d'une grande renommée comme contre-poisons.

SAMYDÉES (*Bot.*); famille naturelle de plantes ayant pour type le genre *Samyda*, qui appartient à l'icosandrie monogynie.

SANDORIC (*Bot.*); grand arbre de l'Inde, de la famille des Méliacées et de la décandrie monogynie, dont le fruit est une baie de la forme et de la grosseur d'une orange remplie d'une pulpe blanche et fondante, qui sert à faire une gelée ou un sirop pour l'usage de la table. Sa racine, suivant Rumph, est utilement employée contre les coliques et les points de côtés.

SANTOLINE (*Mat. méd.*); genre de plantes de la famille des Synanthérées, de la syngénésie égale, L. Les espèces, toutes plantes herbacées, ont des feuilles qui répandent une odeur très forte et sont employées comme stomachiques et vermifuges.

SAPHIR (*Path.*), s. m.; boutons de la couperose.

SAPIUM (*Bot.*); genre de plantes de la famille des Euphorbiacées, dont une espèce, le *Sapium aucuparium*, fournit abondamment un suc glutineux qui passe pour un poison très actif.

SAPONE (*Pharm.*), s. m., de *sapo*, savon; savon médicamenteux.

SAPONULE (*Pharm.*), s. m., de *sapo*, savon; synonyme d'*Opodeldoch*.

SAPONURE (*Pharm.*), s. m., de *sapo*, savon; pâte composée de savon en poudre et de résines ou d'un extrait mou.

SARCEUX, adj., *sarcosus*, de σάρξ, chair; tissu fibreux élastique; tissu fibreux de la vie organique et de la vie animale.

SARCOBASE (*Bot.*), nom donné par Decandolle au fruit des *Ochnacées* et des *Simaroubées*, qui se compose de plusieurs carpelles d'abord réunis, puis séparés et portés sur un disque commun qui a reçu le nom de *Gynobase*.

SARCODIDYME (*Path.*), s. m., de σάρξ, chair, et δίδυμος, testicule; squirrhe du testicule. Synonyme de *sarcocèle*.

SARCOSE (*Path.*), s. f., *sarcosis*, de σάρξ, chair; synonyme de sarcôme.

SARDE (*Ichthyol.*); espèce de poisson du genre Clupe, dont les peuples de l'Archipel font une grande consommation.

SATYRIASIS (*Path.*); un des synonymes de l'éléphantiasis des Grecs.

SAXIFRAGE (*Chir.*); synonyme de *brise-pierre*. *V.* ce mot.

SCABIES VENEREA (*Path.*); nom latin d'une variété de la syphilide papuleuse, ou *lichen syphilitique* de quelques auteurs.

SCANDEBEC (*Zool.*); nom vulgaire d'une espèce d'huître de la Méditerranée, dont la chair est piquante et peut occasioner des excoriations dans la bouche des personnes qui en mangent souvent.

SCAPULAIRES (*Ornith.*); nom des plumes implantées sur l'humérus, qui recouvrent les épaules et se plongent souvent de chaque côté en descendant le long de la colonne vertébrale.

SCARABÉIDES (*Entom.*); nom des insectes formant une tribu des Coléoptères, de la famille des Lamellicornes, section des Pentamères, et correspondant au grand genre Scarabæus de Linné. Cette tribu, fondée par Latreille, renferme un grand nombre de genres.

SCHÉELIN (*Minér.*); nom donné en minéralogie au métal appelé *tungstène* par les chimistes, et dont on doit la découverte au célèbre Schéèle.

SCHELHAMMERA (*Bot.*); genre de plantes de l'hexandrie monogynie, créé par R. Brown pour deux espèces de la Nouvelle-Hollande.

SCHLACK (*Minér.*). On désigne sous ce nom le résidu que l'on obtient par la lessive du salpêtre.

SCIÈNE (*Ichthyol.*) genre de poissons appartenant aux Acanthoptérygiens percoïdes de Cuvier. Ces poissons, remarquables par la saillie des os du nez et des sous-orbitaires, habitent la Méditerranée, l'Océan et les eaux douces, et sont très estimés pour la bonté de leur chair.

SCLÉREUX, adj., *sclerosus*, de σκληρός, dur; se dit des tissus les plus durs de l'économie, qui sont les tissus fibreux, cartilagineux et osseux.

SCLÉROGÈNE, s. f., de σκληρός, dur, et γεννάω, j'engendre; matière nutritive du tissu scléreux.

SCLÉROTITE (*Path.*), s. f., *sclerotitis*, de σκληρος, dur, dont on a fait *sclérotique*; inflammation de la sclérotique suivant Weller. On la distingue de l'inflammation de la conjonctive à la violence des phénomènes inflammatoires, au développement plus lent des vaisseaux, et à ce que ces vaisseaux suivent tous les mouvemens du globe de l'œil et ne prennent aucune part à ceux qu'on peut imprimer à la conjonctive. Son traitement est celui de toutes les phlegmasies.

SCOLIE (*Entom.*); genre d'insectes de l'ordre des Hyménoptères, section des Porte-Aiguillons, famille des Fouisseurs, dont la plus grande espèce se trouve dans le midi de la France et porte le nom de *Scolia flavifrons*.

SCUTELLE (*Bot.*), s. f. On nomme ainsi les organes carpomorphes qui ont la forme d'un disque. Lorsque la scutelle est sessile elle prend le nom de *Patellule*.

SCYLLARE (*Zool.*), vulgairement *Cigale de mer*; genre de crustacés de l'ordre des Décapodes, famille des Macroures, tribu des Scyllarides (Latr.). Les scyllares sont assez communes sur les côtes de nos provinces méridionales, et leur chair est un aliment estimé.

SÉBACINE, s. f., de *sebum*, suif; matière sébacée.

SECTILE (*Bot.*). Nom donné par Richard aux masses polliniques qui sont composées de granules irréguliers réunis entre eux par une matière visqueuse, ainsi que cela se remarque dans les genres *Orchis*, *Serapia*, etc.

SÉDILIPÈDES (*Ornith.*), adj.; se dit des oiseaux pêcheurs dont les quatre doigts sont entièrement dégagés.

SEIGLE ERGOTÉ (*Thérap.*); substance médicamenteuse fournie par une excroissance fungiforme développée entre les valves de la fleur du seigle, et qui constitue ce qu'on appelle *ergot*. D'après les recherches les plus récentes, l'ergot paraît se composer à la fois de l'ovaire qui a pris un grand développement, a changé de nature et de couleur, et formé presque toute la masse de l'ergot; et en second lieu d'un tubercule fungiforme ou champignon parasite nommé par M. Léveillé *Sphacelia segetum*. L'ergot se présente sous la forme d'un petit corps allongé, légèrement recourbé, paraissant composé d'une substance cornée dure et cassante; sa couleur est d'un brun violacé à l'extérieur, blanchâtre ou nuancée de violet intérieurement. Sa saveur est légèrement âcre, et son odeur, quand il est réduit en poudre ou réuni en grande quantité, est désagréable et *sui generis*. Le seigle ergoté a des effets puissans sur l'économie, et qui diffèrent selon la manière dont on en a fait usage. Pris avec les alimens, comme cela a lieu dans certains pays où le pain est assez souvent fait avec la farine de seigle affecté d'ergot, cette substance donne lieu à une espèce d'empoisonnement dont les principaux symptômes sont des vertiges, des douleurs, des contractions spasmodiques des muscles, et même la gangrène locale ou le sphacèle de quelques parties du corps, et surtout des membres inférieurs. Administré chez les femmes en travail à la dose de quelques grains, le seigle ergoté provoque les contractions de l'utérus et hâte l'accouchement. Malgré la différence des résultats obtenus dans les diverses expérimentations faites par le docteur Prescott jusqu'à ce moment, cette propriété de l'ergot sur l'économie est parfaitement démontrée; les travaux récens des docteurs A. Goupil et Villeneuve ne laissent aucun doute à cet égard. Ceux du premier de ces médecins ont en outre pour résultat de prouver les bons effets du seigle ergoté dans le traitement des hémorrhagies utérines consécutives à l'accouchement. On emploie ce médicament sous différentes formes; mais c'est en poudre qu'il paraît avoir le plus d'action. Sa dose est de dix à trente grains, suspendus dans un véhicule quelconque, et de vingt à quarante grains en décoction dans huit onces d'eau, dont on donne une cuillerée toutes les dix minutes. Ordinairement quelques minutes après l'administration de la première ou de la seconde dose, les douleurs expulsives qui étaient suspendues reparaissent, se prolongent, deviennent plus intenses et l'accouchement s'opère. On conçoit que le seigle ergoté, pour avoir des effets aussi heureux, ne doit être administré que dans les cas où le seul obstacle à la terminaison de l'accouchement consiste dans l'état d'inertie de l'utérus; dans toute autre circonstance, surtout quand la difficulté de l'expulsion du fœtus tient à une étroitesse même relative du bassin, à une position vicieuse, etc., son emploi ne pourrait être que funeste.

SEL DE CHELTENHAM (*Mat. méd.*); médicament purgatif employé par quelques médecins anglais en lavement dans le traitement du choléra, et consistant en un mélange d'environ 19/20 de sulfate de soude et d'un peu plus de 1/20 de sel commun.

SÉLÉNIDE (*Chim.*), s. m.; combinaison du sélénium avec des corps moins électro-négatifs que lui. (Berzélius.)

SEMI-PALMIPÈDES (*Ornith.*). Nom donné aux oiseaux dont les doigts antérieurs sont réunis par un commencement de membrane.

SENÉES (*Bot.*), adj.; se dit des feuilles qui sont au nombre de six à chaque verticelle.

SÉPALE (*Bot.*). On désigne sous ce nom les folioles qui composent le calice dans la fleur.

SEPTULES (*Bot.*), s. m.; nom donné par Richard aux lamelles qui subdivisent les loges principales de l'anthère dans la famille des Orchidées.

SERAPINUM (*Bot.*); synonyme de *Sagapenum*.

SERINGUE A POMPE. *V.* Clyso-Pompe.

SÉRO-DERMEUX, adj., de *serum*, sérosité, et δέρμα, peau; qui tient à la fois des tissus séreux et dermeux.

SERRE-COU (*Art. vétér.*); appareil compresseur de la veine jugulaire du cheval.

SERRE-NOEUD (*Chir.*), s. m.; instrument destiné à serrer les ligatures portées au fond des cavités dans le but de détruire par degré et de faire tomber une tumeur pédiculée. Les serre-nœuds les plus connus sont: 1° la double canule de Levret et sa pince à polype, ainsi que l'instrument de Brasdor et celui de Desault, qui sont également des porte-nœuds; 2° l'instrument à chapelet de Roderick, qu'ont amélioré Bouchet, Sauter, Mathias-Mayor; 3° les tourniquets d'Herbiniaux, de David, de Fleck; 4° le constricteur à ressort double de Levret.

SERRIROSTRES (*Ornith.*), adj.; se dit des oiseaux dont les bords des mandibules sont dentelés.

SEXTIER, mesure pour les liquides en usage chez les Romains, et qui est devenue la chopine de Paris, dont la moitié porte le nom de *demi-sextier*, et par corruption *demi-setier*.

SIDÉRITES (*Chim.*), de σίδηρος, fer; douzième genre de corps simples (méthode Ampère), comprenant l'urane, le fer, le cobalt, le nickel et le cuivre.

SILICIURE (*Chim.*); combinaison de la silice avec les métaux électro-négatifs. (Berzélius.)

SITITE (*Path.*), s. f., de *sitis*, soif. Ce mot a été créé par M. Deslandes; il est à l'égard de la soif ce que l'*ésurite* (*v.* ce mot) est à l'égard de la faim; il exprime cet état particulier dont la *soif* est l'expression, le symptôme, et qui a son siége dans la bouche, l'arrière-bouche et l'œsophage. La sitite consiste dans une véritable irritation qui s'annonce d'abord par la sensation de la soif et une sécrétion plus abondante de la salive; mais qui, à un degré de plus, détermine la sécheresse de la bouche et de la gorge, la constriction et la phlogose de cette dernière, puis des accidens fort graves qui peuvent se terminer par la mort.

SOLANINE (*Anat. méd.*), s. f., *solanina;* substance alkaloïde extraite de la douce-amère (*Solanum dulcamara*), qui parait lui devoir ses propriétés médicinales.

SOLE BATTUE (*Méd. vétér.*); état du pied dont le tissu réticulaire a été contus par un fer mal attaché qui a fait ressort, qui a battu la sole, l'a comprimée, ou par un caillou engagé entre le fer et la sole.

SOLE BAVEUSE (*Méd. vétér.*); état de la sole de corne qui est molle, spongieuse, écailleuse, inégale. Cette défectuosité est le partage des pieds plats, grands, évasés, etc.

SOLE BOMBÉE (*Méd. vétér.*); état de la sole de corne qui, au lieu d'être concave comme elle doit l'être, est au contraire convexe, exubérante. Le pied dont la sole est bombée est dit *comble*. Cette altération est toujours une conséquence de la fourbure aiguë ou chronique.

SOLE BRULÉE ou SOLE CHAUFFÉE (*Méd. vétér.*); état du pied de l'animal dû à l'application du fer chaud, et dans lequel le tissu velouté a été plus ou moins profondément brûlé. Cet état se manifeste d'abord par de la chaleur et de la douleur au pied; puis en lavant celui-ci on s'aperçoit que la sole est desséchée, soulevée par de la sérosité, ou qu'elle est criblée de petits pores ouverts desquels suinte une humeur séreuse et jaunâtre. L'inflammation qui suit cet état se termine souvent par suppuration et quelquefois par gangrène.

SOLE COUPÉE (*Méd. vétér.*); enlèvement accidentel avec le boutoir ou le rogne-pied d'une portion plus ou moins étendue de la sole de corne qui met le tissu velouté à découvert.

SOLE DESSÉCHÉE (*Méd. vetér.*); altération consistant dans le dessèchement, l'augmentation de dureté, le resserrement de la sole de corne qui a été parée trop à fond sans avoir été recouverte de corps gras susceptibles de prévenir cet accident.

SOLE FOULÉE (*Méd. vétér.*). *V.* SOLE BATTUE.

SOLIDAGO (*Bot.*); genre de plantes de la famille des Synanthérées, dont l'espèce la plus anciennement connue est le *Solidago virgo aurea,* ou verge d'or, qui passe pour diurétique.

SOMACÉTIQUE, s. m., *somaceticus*, de σῶμα, corps, et ἀσκεῖν, exercer; synonyme de *gymnastique*.

SOMNIATION, s. f., *somniatio;* somnambulisme cataleptique, rêverie.

SOMNIATION ARTIFICIELLE; synonyme de *magnétisme animal.* (J. Franck.)

SONDE A CHAPELET (*Chir.*); instrument proposé par M. Tanchou, et destiné à explorer la vessie, à constater la présence d'un calcul. C'est une sonde pleine ou creuse, en laiton, portant des yeux comme l'algalie ordinaire, et dont le tiers antérieur présente une série de petites nodosités. Celles-ci qui, en frottant sur le corps étranger qui se trouve dans la vessie, déterminent un bruit de rat qui fait connaître si l'on a rencontré un calcul ou seulement une colonne charnue de la vessie.

SONDE A CONDUCTEUR (*Chir.*); sonde uréthrale ordinaire percée par les deux bouts, et qui contient un mandrin très long sur lequel on fait glisser de nouvelles sondes après avoir retiré l'ancienne, tout en le laissant à demeure dans la vessie. Cet instrument a pour but de rendre le cathétérisme facile et à la portée du malade lui-même.

SONDE OU BOUGIE A VENTRE (*Chir.*); instrument propre à dilater le canal de l'urètre dans un point déterminé. Cet instrument, imaginé par Ducamp, est tout simplement une bougie qui offre dans une partie de sa longueur un renflement plus ou moins marqué, et qui est destiné à dilater après la cautérisation le point du canal de l'urèthre où siége le rétrécissement.

SONDE ÉVACUATRICE (*Chir.*); instrument imaginé par M. Heurtelonp pour favoriser l'expulsion des fragmens de la pierre préalablement brisée dans la vessie. V. Lithocénose.

SONDE EXPLORATRICE (*Chir.*); instrument imaginé par Ducamp pour reconnaître la profondeur, l'étendue, la forme et le diamètre des rétrécissemens du canal de l'urèthre. Cette sonde, à son extrémité, est munie d'une petite masse de cire à mouler, disposée de manière à ne pouvoir pas se détacher, et qui, portée jusqu'au rétrécissement, en donne fidèlement l'empreinte. Une échelle tracée sur le trajet de cette sonde indique en outre à quelle profondeur se trouve le rétrécissement et le lieu précis où doit agir le caustique.

SONDE OESOPHAGIENNE (*Chir.*); sonde flexible de vingt à vingt-deux pouces de longueur, du diamètre des plus grosses sondes vésicales, et qui est destinée à porter des liquides jusque dans l'estomac à travers les fosses nasales, le pharynx et l'œsophage. Son emploi est indiqué toutes les fois que la déglutition ne peut s'effectuer pendant un certain temps.

SONDE PORTE-CAUSTIQUE (*Chir.*); instrument proposé par M. Lallemand pour détruire par la cautérisation le rétrécissement du canal de l'urèthre. Cette sonde, agissant à la manière du porte-caustique de Ducamp, mais plus sûre dans ses effets, est disposée de telle sorte que le nitrate d'argent ne peut aucunement agir avant qu'on l'ait mis à découvert et qu'on peut ne le dégager que lorsqu'il se trouve au milieu du rétrécissement qu'il doit cautériser.

SOUS-OXYDE; oxyde ne pouvant se combiner avec d'autres à cause de son faible degré d'oxydation.

SPART (*Bot.*); genre de plantes de la famille des Graminées et de la tryandrie monogynie, dont la seule espèce, le *Lygeum spartum*, sert à faire des ouvrages en paille connus sous le nom de *sparterie*.

SPATHELLE (*Bot.*). On donne ce nom à la petite spathe particulière, dont chaque fleur se trouve accompagnée, dans certains assemblages de fleurs munies d'une spathe générale.

SPATULÉ, ÉE (*Bot.*), adj.; se dit d'une feuille, d'une pétale ou de tout autre organe plan qui, obtus ou arrondi à son extrémité, se rétrécit insensiblement à sa base, de manière à ressembler à l'instrument de pharmacie appelé *spatule*.

SPÉCIOL (*Pharm.*), s. m.; de *species*, espèce; espèce pharmaceutique.

SPECTRES (*Entom.*); famille d'insectes de l'ordre des Orthoptères. Ces insectes, dont une seule espèce habite la France, affectent des formes bizarres et qui se confondent avec celles des végétaux sur lesquels ils vivent. Les uns ressemblent à des petites feuilles sèches, d'autres ont des ailes et des élytres dilatés qui leur donnent la forme d'une feuille.

SPECULUM-ORIS (*Chir.*); instrument de chirurgie destiné à maintenir l'écartement des mâchoires pendant les opérations qu'on pratique dans la bouche ou le pharynx, et pour faciliter l'exploration de ces parties. Un des instrumens de cette espèce, imaginé dans ces derniers temps, celui de M. Lemaistre, consiste en une plaque métallique qui, étant appliquée sur la langue, la maintient étendue sur la paroi inférieure de la bouche; elle est assez large pour couvrir l'arcade dentaire inférieure, et est garnie d'un manche qui sert à l'introduire et à la fixer. Sur les bords latéraux de cette plaque s'élèvent des montans mobiles qui, en formant un angle plus ou moins ouvert, et s'arc-boutant sur l'arcade dentaire supérieure, forcent ainsi l'inférieure à descendre, et maintiennent la bouche dans le degré d'écartement voulu.

SPÉCULUM URÉTRO-CYSTIQUE (*Chir.*). Nom donné à un nouvel instrument propre à explorer *de visu* l'intérieur de la vessie urinaire et de l'urèthre. Cet instrument est établi d'après les mêmes principes que celui de Bombolzini, qui était également destiné à éclairer l'intérieur de l'estomac, de la vessie, de la matrice et du rectum; il se compose de deux tubes, deux miroirs et deux bougies allumées, et représente une espèce de lunette qui aurait pu être fort utile si tout autre que les inventeurs avait jamais pû y voir en s'en servant.

SPECULUM VESICÆ; synonyme de *speculum uretro-cystique*.

SPERMACOCE (*Bot.*), genre de plantes de la famille des Rubiacées et de la tétrandrie monogynie, L., qui renferme un grand nombre d'espèces toutes exotiques.

SPERMATORRHÉE (*Path.*), σπέρμα, de σπείρω, je sème, et ῥέω, je coule; perte abondante de sperme hors le temps du coït. Synonyme de *pollution*.

SPERMENTÈRE, s. m., *spermenteron*, de σπείρω, je sème, et ἔντερον, intestin; voies spermatiques.

SPERMÉON, s. m., *spermeon*, de σπείρω, je sème; sperme.

SPERMODERME (*Bot.*); nom proposé par Decandolle pour désigner le tégument propre de la graine.

SPHACÉLIE (*Bot.*); genre de champignons parasites qui se développent sur le sommet de l'ovaire de certaines Graminées, et qui constituent l'ergot du seigle. (*V.* SEIGLE ERGOTÉ.) L'espèce unique de ce genre a été nommée par M. Léveillé *Sphacelia segetum*.

SPINELLE (*Minér.*), s. m.; espèce minérale composée d'alumine et de magnésie. On en distingue deux sous-espèces: 1° le SPINELLE RUBIS, dont on reconnaît deux variétés, le *Rubis spinelle* des lapidaires, en cristaux rouge-ponceau et le *Rubis balais*, à cristaux rouges, roses ou rouge-violâtre faible; 2° le SPINELLE PLÉONASTE, ou *ceylanite*, dont les cristaux sont bleus, verts, purpurins et noirs.

SPINITE (*Path.*), s. f., *spinitis*, de *spina*, épine; inflammation de la moelle épinière; synonyme de *myélite*.

SPLÉNIFICATION (*Path.*), s. f., *splenification*, de σπλὴν, rate; transformation d'un tissu normal en un autre accidentel ayant l'aspect de la substance de la rate.

SPONDIAS (*Bot.*). *V.* MOMBIN. N. D. M.

SPONDILOÏTE (*Zool.*). On a désigné ainsi des portions détachées de nautile pétrifié, et quelquefois aussi des valves d'huîtres ou de spondyle dans le même état.

SPONDYLOLITE; synonyme de *spondyloïte*.

SPONGIOLES (*Bot.*), s. f.; Decandolle nomme ainsi le tissu cellulaire d'une nature particulière qui se trouve à l'extrémité des filets radicillaires, sur les stigmates ou à la surface de graines, et qui a la propriété d'absorber l'eau, bien qu'on ne puisse y découvrir aucun pore.

SPORES (*Bot.*). Quelques auteurs donnent ce nom aux corpuscules reproducteurs des plantes agames, vulgairement *Sporules* et *Gongyles*.

SQUAMMÉINE, s. f., de *squamma*, écaille; matière reproductrice des écailles.

SQUAMMES (*Path.*). Nom générique des inflammations de la peau caractérisées par la formation, à la surface malade, d'une substance inorganique, lamelleuse, d'un blanc grisâtre, sèche, friable, plus ou moins épaisse, plus ou moins adhérente. Ces lamelles, production morbide de l'épiderme, surmontent en général des élevures plus ou moins prononcées, et laissent après leur chute la peau rouge et enflammée. Elles diffèrent essentiellement des squammes que l'on observe dans les affections vésiculeuses. Les différens genres de maladie de peau qu'on range parmi les squammes sont le *psoriasis*, la *lèpre*, le *pityriasis* et l'*icthyosis*.

SQUIRRHOSARQUE, s. f., de σκίῤῥος, squirrhe, et σὰρξ, chair; endurcissement du tissu cellulaire.

STAPHYLITE (*Path.*), s. f., *staphylitis*, de σταφυλὴ, raisin, luette; inflammation de la luette.

STAPHYLORAPHIE (*Chir.*), s. f., *staphyloraphia*, de σταφυλὴ, luette, et ῥαφὴ, couture; suture de la luette et du voile du palais divisés. Cette opération ingénieuse, que M. Roux a le premier fait connaître et pratiquée en France avec succès, a pour effet, quand elle réussit, non-seulement de remédier à la division du voile du palais, mais encore d'opérer par degré le rapprochement des parties osseuses de la voûte palatine, souvent écartées dans ce cas. Elle remédie alors, et à l'altération de la voix et à la difficulté de la déglutition qui résultent de cette difformité quand elle est congéniale.

STÉARATÉS (*Pharm.*), s. m., de στέαρ, suif; médicamens externes solides, ou emplâtres, qui ont pour excipient ou principe prédominant un savon formé par la combinaison de l'huile ou de la graisse avec l'oxyde de plomb. Les stéaratés les plus usités sont l'*emplâtre simple*, qui est composé de litharge en poudre, d'huile d'olive et de graisse; l'*emplâtre diachylon gommé;* l'*emplâtre mercuriel* ou celui de Vigo avec le mercure; l'*emplâtre de Nuremberg;* l'*emplâtre de savon camphré;* l'*emplâtre diapalme*, l'*onguent de la mère Thècle*.

STÉARATOL, s. m., de στέαρ, suif; suif.

STÉAREON, s. m., *steareon*, de στέαρ, suif; graisse.

STEMMATES (*Entom.*). C'est ainsi qu'on nomme les yeux lisses placés au-dessus de la tête dans certains ordres d'insectes.

STÉNOCARDIE (*Path.*). Mot employé par quelques auteurs comme synonyme d'*angine de poitrine* ou de *pnigophobie*.

STÉRION, s. m., *stereon*, de στερεὸς, solide; matière crétacée de l'œil ou de l'oreille.

STÉRÉOTHALAMES (*Bot.*). On donne ce nom aux lichens à expansions redressées ou fructiculeuses qui sont solides et non fistuleuses.

STOLONS (*Bot.*). On nomme ainsi les rejets grêles et effilés qui, partant du collet de la racine, s'étalent à la surface du sol où ils s'enracinent de distance en distance. Les tiges du fraisier, par exemple, sont stolonifères.

STOMATES (*Bot.*). Sous ce nom et sous ceux de *pores verticaux*, *glandes épidermoïdales* ou *corticales*, on désigne les petites ouvertures microscopiques que présente l'épiderme de certains végétaux. Les stomates sont des espèces de petites poches placées dans l'épaisseur de l'épiderme et s'ouvrant à l'extérieur par une ouverture ovalaire bordée d'une sorte de bourrelet. Ce bourrelet en se pénétrant d'humidité se gonfle et ferme cette fente, et au contraire la laisse ouverte quand il se dessèche. On suppose que les stomates sont destinés à livrer passage à l'air ou aux autres gaz qui peuvent sortir de la plante ou y pénétrer.

STOMATITE (*Path.*), s. f., *stomatitis*, de στόμα, bouche; inflammation de la membrane buccale.

STOMATOSCOPE (*Chir.*), s. m., de στόμα, bouche, et σκοπέω, j'examine; instrument propre à faciliter l'examen de l'intérieur de la bouche. *V.* SPECULUM ORIS.

STOMENCÉPHALE. *V.* ACÉPHALE.

STRATES (*Minér.*); divisions parallèles que présentent la plupart des grandes masses minérales, et qui forment des bancs, des couches, des lits, des feuillets.

STRATIFICATION (*Minér.*); disposition des substances minérales composant les divers terrains, en tables ou couches très étendues, dont les surfaces sont parallèles ou à peu près.

STRIGÉE (*Zool.*); terme générique adopté par quelques auteurs pour désigner les vers intestinaux que Rudolphi nomme *amphistomes*.

STROMBE (*Conchyl.*); genre de coquilles dont l'animal est encore inconnu. Elles sont assez communes, et quelques espèces font l'ornement des cabinets par leur grandeur, leur forme bizarre et l'éclat de la couleur rose incarnat de leur intérieur.

STROPHULE (*Path.*), s. m., *strophulus;* inflammation papuleuse de la peau de la figure, assez fréquente chez les enfans à la mamelle et caractérisée par des papules prurigineuses, rouges ou blanches, apparaissant successivement, et se terminant par résolution ou par desquammation furfuracée. Le strophule se développe aussi quelquefois aux membres. Son traitement est fort simple. Il faut combattre d'abord l'affection des organes digestifs, qu'il accompagne assez ordinairement, et faire cesser le prurit au moyen de bains, d'applications émollientes ou légèrement acidules ou salées. Les bains froids, les purgatifs, sont généralement nuisibles.

STROPHULUS. *V.* STROPHULE.

STYLE (*Bot.*), s. m.; partie constituante du pistil. C'est le prolongement filiforme du sommet de l'ovaire qui porte le stigmate.

STYLIS (*Bot.*); genre de plantes de l'heptandrie tétragynie, L., nommée par Jussieu *Pautsauvia*. La seule espèce connue est le *Stylis chinensis*, qui croît aux environs de Canton, et dont la racine est employée comme fébrifuge.

SUBACTION (*Path.*), s. f., *collapsus;* diminution d'action, faiblesse.

SUBIRRITATION (*Path.*), s. f., *subirritatio*; atonie, faiblesse, asthénie.

SUCCUSSION (*Path.*), s. f.; mode d'exploration employé dans les maladies des organes thoraciques, et qui consiste à imprimer brusquement une secousse plus ou moins forte au malade, et à écouter en même temps les bruits qui se font entendre dans l'intérieur de la poitrine. Ce procédé, généralement abandonné depuis qu'on fait usage de la percussion et de l'auscultation, ne peut avoir quelque utilité que dans le cas où les plèvres ou le péricarde renferment à la fois un liquide et un gaz.

SUÇOIR (*Entom.*); nom sous lequel on désigne la bouche d'un grand nombre d'insectes.

SUCS PROPRES (*Bot.*). C'est ainsi qu'on désigne les liquides plus ou moins denses et de nature diverse, qui existent dans certains végétaux, et qui s'en échappent lorsqu'on les entame. Ces sucs sont en général une sorte d'émulsion composée de résine dissoute ou plutôt suspendue dans l'eau au moyen de la gomme. Ils se rencontrent ordinairement dans le tissu cellulaire de l'écorce, et sont contenus dans des espèces de tubes qu'on a nommés *réservoirs du suc propre*. La térébenthine, l'opium, le suc des Euphorbes, des Apocynées, etc., sont des sucs propres de végétaux.

SUETTE MILIAIRE (*Path.*), s. f., *miliaris sudatoria;* maladie aiguë, ordinairement épidémique, caractérisée par des sueurs abondantes et prolongées et par une éruption miliaire. On l'a nommée aussi *fièvre miliaire, suette des Picards.* Quand la maladie est simple, l'emploi des anti-phlogistiques, puis des laxatifs, suffit pour la guérir. Il n'en est pas de même quand elle s'accompagne de symptômes graves, comme l'anxiété précordiale, la douleur épigastrique, la dyspnée. Les moyens mis en usage dans les maladies dont ces phénomènes sont les symptômes essentiels, sont indiqués ici, mais ne réussissent pas toujours. Dans tous les cas il ne paraît pas utile de provoquer les sueurs, comme le croit le vulgaire. Le moindre inconvénient qui résulte de l'administration des sudorifiques, du vin chaud, des boissons excitantes en un mot, est une prolongation des accidens.

SUFFOCATION STRIDULEUSE (*Path.*); synonyme de *croup.*

SULFATE POTASSIQUE TRIALUMINIQUE (*Chir.*); synonyme d'*alun.*

SULFIDE (*Chim.*), s. f.; combinaison du soufre moins électro-négative que lui. (Berzélius.)

SULFIDE CARBO-HYDRIQUE; combinaison de carbone, de soufre et d'hydrogène sulfuré.

SULFIDE CYANIQUE; substance unie à un sulfobase, dans les combinaisons appelées *sulfo-cyanures,* qui paraissent être des sulfo-cyanates.

SULFIDE CYANO-HYDRIQUE; synonyme d'*acide hydro-sulfo-cyanique hydrosulfuré.*

SULFIDE HYDRIQUE; synonyme d'*hydrogène sulfuré.*

SULFO-CYANATE BIHYDRIQUE; acide hydro-sulfo-cyanique hydro-sulfuré.

SULFO-CYANATE HYDRIQUE; synonyme d'*acide hydro-sulfo-cyanique.*

SULFO-CYANIDE HYDRIQUE; synonyme d'*acide hydro-sulfo-cyanique.*

SULFOLÉULE (*Pharm.*), s. f.; huile volatile sulfurée, baume sulfureux.

SULFO-SEL (*Chim.*), s. m.; sel dont la base est combinée avec un sulfide.

SULFO-VINEUX (ACIDE) (*Chim.*); nom donné à l'acide hypo-sulfurique combiné avec une matière végétale qui se produit dans la préparation de l'éther sulfurique.

SUPERPOSITION (*Géol.*); mot dont on se sert en géologie pour indiquer les rapports de position qui existent entre les divers terrains ou les roches différentes qui entrent dans la composition des terrains.

SUPPOSITION DE PART (*Méd. lég.*). On désigne ainsi : 1° la supposition d'un enfant à une femme qui n'est pas accouchée; 2° la substitution d'un enfant à un autre.

SUPPRESSION DE PART (*Méd. lég.*); acte qui a pour but de se défaire du produit de la conception. L'avortement, l'exposition de part et l'infanticide sont une suppression de part. Cependant la loi ne reconnaît la suppression de part que dans l'action de céler la naissance d'un enfant sans que pour cela on ait attenté à son existence.

SURACTION (*Path.*), s. f., *suractio:* excès d'action.

SURDENTS, DENTS DE LOUPS (*Art. vétér.*). C'est ainsi qu'on appelle les dents qui, sans être surnuméraires, s'avancent en dedans ou en dehors, gênent l'action de mâcher et fatiguent le cheval qui mange. On donne aussi le nom de surdents aux dents surnuméraires.

SUROXYDE (*Chim.*), s. m.; oxyde dont l'excès d'oxidation ne lui permet pas de se combiner avec d'autres oxydes.

SUROXYDE BARYTIQUE; synonyme de *suroxyde de barium.*

SUROXYDE CALCIQUE; synonyme de *suroxyde de calcium.*

SUROXYDE COBALTIQUE; synonyme de *peroxyde de cobalt.*

SUROXYDE CUIVRIQUE; synonyme de *tritoxyde de cuivre.*

SUROXYDE HYDRIQUE; synonyme de *deutoxyde d'hydrogène,* d'*eau oxygénée.*

SUROXYDE NICCOLIQUE; synonyme de *peroxyde de Nickel* préparé par l'eau oxygénée.

SUROXYDE MANGANÉSIQUE; synonyme de *peroxyde de manganèse.*

SUROXYDE PLOMBEUX; synonyme de *deutoxyde de plomb.*

SUROXYDE PLOMBIQUE; synonyme de *tritoxyde de plomb.*

SUROXYDE POTASSIQUE; synonyme de *peroxyde de potassium.*

SUROXYDE SODIQUE; synonyme de *peroxyde de sodium.*

SUROXYDE STRONTIANIQUE; synonyme de *peroxyde de strontium.*

SURSTIMULATION (*Physiol.*), s. f.;

excès de stimulation; action exagérée des stimulans.

SURVIE (*Méd. lég.*); condition d'un individu qui survit à un autre. Les questions de survie étant très difficiles à résoudre quoique très essentielles pour fixer la transmission des héritages, la loi a adopté à cet égard des dispositions générales arbitraires.

SUTURE. (*Hist. nat.*) Dans les coquilles bivalves c'est le petit espace qu'on observe au-dessous du point qui sépare les nymphes, et qui est formé par le bord interne de la circonférence des valves; dans celles qui sont univalves ce nom désigne le point de jonction des tours de la spire.

On nomme encore *sutures*, en botanique, les lignes saillantes ou rentrantes qui, dans un péricarpe, marquent le point de jonction des valves.

SYLPHYON. (*Bot.*) *V.* SYLPHIUM, N. D. M.

SYMBLÉPHARON (*Path.*), s. m., *symblepharon*, de σὺν, avec, et βλέφαρον, paupières; adhérence des bords libres des paupières entre eux.

SYMPHORÈME (*Path.*), s. f., *symphorema*, de συμφόρησις, congestion, et αἷμα, sang; congestion sanguine.

SYNDACTYLES (*Ornith.*); nom proposé par Cuvier pour une tribu d'oiseaux renfermant les genres Guêpier, Martin-Pêcheur et Calao. Ces oiseaux ont le doigt externe presque aussi long que celui du milieu, et tous deux soudés jusqu'à l'avant-dernière articulation.

SYNOON, s. m., *synoon*, de σὺν, avec, et ὠὸν, œuf; synovie.

SYNOVIALITE (*Path.*), s. f., *synovialitis*, de σὺν, avec, et ὠόν, œuf; inflammation des capsules synoviales.

SYNZYGIE (*Bot.*), s. f.; c'est le point de jonction des cotylédons sur la radicule quand ils sont opposés.

SYPHYLIDES (*Path.*); affections vénériennes qui, ayant la peau pour siége spécial, constituent de véritables éruptions. Les syphilides peuvent être *exanthématiques*, *vésiculeuses*, *pustuleuses*, *tuberculeuses*, *papuleuses* et *squammeuses*. Elles présentent en général une teinte cuivrée, et jamais la couleur franchement inflammatoire. Elles affectent presque toujours la forme circulaire, quelle que soit l'étendue de la surface malade. Les squammes qu'elles présentent dans quelques cas sont toujours minces, sèches et grisâtres; les croûtes sont épaisses, verdâtres, quelquefois noires, toujours dures et sillonnées. C'est particulièrement au front, aux ailes du nez, au dos et aux épaules que les syphilides se développent, bien que toute autre partie puisse en être le siége.

On reconnaît plusieurs espèces de syphilides d'après la forme qu'elles affectent; ce sont:

1° La SYPHILIDE EXANTHÉMATIQUE, qui présente deux variétés: la *roséole syphilitique* et les *éphélides syphilitiques*.

2° La SYPHILIDE VÉSICULEUSE, qui est une des plus rares et des plus rebelles.

3° La SYPHILIDE PUSTULEUSE, dont les variétés sont désignées sous les noms de *Syph. pust. miliaire*, *Syph. pust.*, *lenticulaire* ou *Ecthyma syphilitique*.

4° La SYPHILIDE TUBERCULEUSE, ou *Syph. pust. en grappe*, (Al.), qui est la plus fréquente.

5° La SYPHILIDE PAPULEUSE, ou *lichen syphilitique*.

6° La SYPHILIDE SQUAMMEUSE, dont une des variétés se manifeste par des plaques de *lèpre* offrant les disques gris ou presque noirs, et dont la plus commune offre les caractères du *psoriasis guttata*.

La plupart des syphilides sont accompagnées de symptômes d'infection générale, tels que des ulcérations à la gorge, des douleurs ostéocopes, des périostoses, des exostoses, enfin l'iritis, qui n'est pas le moins grave ni le moins fréquent. On les voit encore assez souvent compliquées d'ozène, de carie et d'alopécie.

Dans le traitement des syphilides, les anti-phlogistiques, qui seuls seraient insuffisans pour la plupart des cas, sont cependant d'une très grande utilité. Ils doivent être associés à différens moyens internes et externes; parmi les premiers, les préparations mercurielles tiennent le premier rang. Parmi les seconds, ceux qui méritent la préférence sont la pommade avec l'iodure de soufre (20 à 30 grains par once d'axonge), et celle de *deutoxide*, de *deuto-iodure* ou de *cyanure de mercure*. Quelquefois on est obligé de se servir du nitrate acide de mercure, comme caustique, quand ces ulcérations sont rebelles, et du cérat hydro-cyanique (10 gouttes d'acide par once d'excipient) pour faire cesser les douleurs très vives qui les accompagnent.

SYRINGOMYÉLIE (*Anat.*), s. f., *syringomyelia*, de σύριγξ, tuyau, et μυελὸς, moelle; cavité centrale de la moelle épinière.

T

TABANIENS, autrefois TAONIENS ou TAONS (*Entom.*) ; insectes diptères très communs dans les pâturages et les forêts humides, et qui, dans les temps chauds surtout, assaillent les bœufs, les chevaux et autres bêtes de somme, et même l'homme; ils leur percent la peau, non sans une vive douleur, et leur sucent le sang au moyen d'une trompe toujours saillante, terminée par deux lèvres qui renferment un suçoir de six pièces écailleuses, lancéolées. Ces insectes ressemblent à de grosses mouches et en ont le port ; ils volent en bourdonnant. Ce sont les seuls diptères, avec les Cousins, qui possèdent un aussi grand nombre de suçoirs.

TAILLE BILATÉRALE ou BILATÉRALISÉE (*Chir.*); procédé de cystotomie, nouvellement perfectionné par M. Dupuytren; il consiste à faire au périnée une incision demi-circulaire qui, commençant à droite, entre l'anus et l'ischion, se termine à gauche au point correspondant, en passant à cinq lignes en avant de l'anus; à inciser ensuite le canal de l'urèthre, ainsi mis à nu, entre le bulbe et le rectum, dans l'étendue de quatre à cinq lignes, puis à pratiquer d'un seul coup et de dedans en dehors, au moyen du double cystotome, une double incision latérale et oblique au col de la vessie. Les avantages attribués à ce procédé sur ceux qui se rattachent également à la méthode périnéale, sont : 1° plus de facilité dans l'exécution ; 2° la faculté d'extraire de plus gros calculs, l'incision étant faite sur la partie la plus large du détroit inférieur du bassin; 3° de ménager plus sûrement les canaux éjaculateurs, et de pouvoir étendre l'incision de l'un et de l'autre côté assez loin pour extraire de gros calculs sans être exposé à de graves hémorrhagies ou à l'infiltration urineuse; 4° enfin de pouvoir être pratiquée indifféremment sur les deux sexes et à tous les âges.

TAILLE RECTO-VÉSICALE (*Chir.*); on donne ce nom à deux procédés de cystotomie qui consistent à ouvrir le col ou le bas fond de la vessie sur la ligne médiane à travers le rectum.

Dans le premier de ces procédés (*incision du col de la vessie*, un bistouri droit, conduit sur l'indicateur, est introduit dans le rectum, six lignes au-dessus de l'anus, et divise de bas en haut le rebord antérieur de l'anus, le sphincter externe et la partie postérieure du périnée; puis reporté de la même manière dans le rectum jusqu'à l'angle supérieur de cette première plaie, il plonge à travers la paroi membraneuse de l'urètre ; atteint la cannelure d'un cathéter préalablement introduit par l'urètre ; et dirigé par cette cannelure, il incise de haut en bas le col de la vessie, la portion prostatique de l'urèthre et la prostate. Suivant le second procédé (*incision du bas-fond de la vessie*), après avoir divisé, comme dans le cas précédent, mais dans l'étendue d'un pouce, la partie inférieure du rectum, et mis ainsi à découvert la face inférieure de la prostate, on pratique une seconde incision, qui commence au-delà des limites postérieures de cet organe, et intéresse dans l'étendue d'un pouce environ, le bas fond de la vessie à partir du point indiqué, c'est à dire derrière son col, jusqu'au milieu de l'espace compris entre les uretères. Aussitôt après l'incision, dans ce cas comme dans l'autre, la sortie de l'urine annonce que la vessie est ouverte; il n'y a plus alors qu'à connaître la situation du calcul à l'aide du doigt introduit à travers la plaie, à s'en saisir et à l'extraire comme dans tous les autres procédés de cystotomie.

TANGARA (*Ornith.*) ; genre d'oiseaux de l'ordre des granivores, dont les espèces qui habitent le Nouveau-Monde sont très nombreuses, et pour la plupart remarquables par la beauté de leur plumage.

TANNE (*Chir.*), s. f. ; affection particulière des follicules de la peau qui consiste dans l'accumulation de la matière sébacée dans ces petites cavités. Elle se présente sous la forme d'une petite tumeur large, plate, compressible et conservant pendant un certain temps l'impression du doigt, adhérente à la peau, et offrant à son centre une ouverture régulièrement circulaire, dont le milieu est occupé par une matière brune. Cette matière étant enlevée avec un stylet, elle se sépare sous la forme d'un bouchon. En prenant alors la tumeur on en fait sortir une matière semblable à du suif à demi figé et d'une couleur jaunâtre. On détruit les tannes en arrachant le kyste qu'elles renferment ou en les cautérisant.

TANREC (*Zool.*); genre de mammifères insectivores dont les trois espèces connues habitent Madagascar. Les tanrecs sont remarquables par leur corps couvert de soies rudes et à peine flexibles, ou même de véritables piquans semblables à ceux des hérissons. Ils vivent dans des terriers voisins des eaux, et passent une partie de l'année dans un sommeil léthargique qui diffère de l'hibernation des loires et des marmottes, en ce qu'il a lieu pendant les plus grandes chaleurs.

TARCHONANTHE (*Bot.*); genre de plantes de la famille des Synanthérées, tribu des Vernoniées, dont les espèces sont indigènes du Cap de Bonne-Espérance. La plus intéressante, qui en est aussi le type, est le Tarchonanthe camphré, *Tarchonantus camphoratus*, L., arbrisseau dont les jeunes rameaux sont couverts d'un coton court et blanc, et dont les feuilles, analogues à celle de la Sauge officinale, exhalent une odeur de camphre quand on les froisse.

TARET (*Zool.*); genre de mollusques conchifères de la famille des Tubicolés de Lamarck. De tous les animaux mollusques le Taret est le plus nuisible par les dégâts qu'il occasionne dans le bois, qu'il crible de trous. On ne peut en garantir les pilotis ou les vaisseaux que par une profonde carbonisation des premiers ou le doublage en cuivre des seconds.

TARIÈRE ou OVISCAPTE (*Entom.*); nom donné au prolongement postérieur de l'abdomen des femelles de divers insectes qui sert à percer ou inciser diverses substances ordinairement végétales où les œufs devront être déposés.

TARTUFFITE (*Minér.*); variété de calcaire qui exhale par le frottement une odeur de truffes.

TATOU (*Zool.*); genre d'animaux mammifères de l'ordre des Édentés. Les Tatous ou Tatusées sont remarquables par le test écailleux et dur qui les recouvre. Ils se creusent des terriers et vivent de végétaux : aucune espèce n'est indigène à nos pays.

TAXIDERMIE (*Hist. nat.*), de τάξις, arrangement, et δέρμα, peau. On nomme ainsi l'art de préparer les dépouilles des animaux supérieurs. C'est ce qu'on appelait autrefois l'*art d'empailler les quadrupèdes et les oiseaux*. On a étendu le sens de cette expression en l'appliquant aux moyens de conservation des insectes, des mollusques et des polypiers.

TAXUS (*Zool.*); nom spécifique du blaireau, *Ursus meles*, dans quelques ouvrages.

TECTONA (*Bot.*); genre de plantes de la famille des Verbénacées, et de la pentandrie monogynie, L., dont la seule espèce est un des plus grands arbres connus, et porte le nom de *Tectona grandis*. Cet arbre, qui croît dans les forêts de l'Inde orientale, est recherché pour son bois appelé *teck*, qui, très solide quoique léger, n'est pas sujet à être attaqué par les vers. Ce bois présenterait de grands avantages pour la construction des navires, s'il ne possédait pas une qualité vénéneuse qui rend son emploi dangereux; ses feuilles et ses fleurs ont des propriétés médicinales encore peu connues.

TECTRICES (*Ornith.*), adj.; on désigne ainsi les plumes qui, disposées comme les tuiles sur un toit, garnissent les ailes et la queue des oiseaux. Les plumes tectrices sont donc *alaires* et *caudales*. Les premières sont *alaires* proprement dites ou supérieures, lorsqu'elles recouvrent le dessus des ailes, et *subulaires* ou inférieures, quand elles se trouvent sous les ailes et ne sont point apparentes pendant l'état de repos de l'oiseau. Les secondes portent le nom de *tectrices caudales* ou *uropygiles*, lorsqu'elles occupent le dessus de la queue, et celui de *tectrices subcaudales* quand elles garnissent la base des rectrices en-dessous de la queue.

TEGMEN (*Bot.*), s. m. On a employé ce mot et ceux de *unique interne* et *endoplèvre* pour désigner l'enveloppe immédiate de l'amande.

TEGMENS (*Bot.*), s. m.; nom donné par Linck aux écailles qui recouvrent les graines dans les bourgeons.

TEIGNE (*Entom.*); genre d'insectes de l'ordre des Lépidoptères, famille des Nocturnes, section des Tenéites, dont les principales espèces sont : la *teigne des tapisseries*, la *teigne des pelleteries* et la *teigne des grains*. La chenille de cet insecte est redoutée à cause du ravage qu'elle exerce sur ces différentes substances, dont elle se nourrit.

TÉLÉPHORE (*Entom.*); genre d'insectes coléoptères, pentamères, de la famille des Serricornes, division des Malacodermes, tribu des Lampyrides. Ces insectes sont quelquefois transportés à de grandes distances par les vents avec leurs larves, et en telle quantité que leur apparition sur de vastes étendues de terrain a été qualifiée du nom de *pluie d'insectes*. C'est surtout dans le nord et quand la terre était couverte de neige, que ce phénomène a été observé.

TELLINE (*Zool.*); genre de Mollusques dont les coquilles sont recherchées par les amateurs à cause de leur beauté.

TELLURIDE (*Chim.*); combinaison du tellure avec des corps moins électro-négatifs que lui. (Berzélius.)

TELLURIDE HYDROGÉNÉ; synonyme de *hydrogène telluré*.

TELLURISEL (*Chim.*), s. m.; sel dont la base est combinée avec un telluride.

TELLURURE (*Chim.*), s. m.; combinaison du tellure avec les corps électro-positifs, dans laquelle les rapports atomiques sont les mêmes que dans la base.

TEMERI (*Bot.*); nom bédouin d'une plante encore peu connue, des parages africains des Syrtes, dont la racine est chargée de tubercules très nourrissans et d'un très-bon goût, qu'on peut comparer à ceux de certains souchets.

TENTHRÉDINES (*Entom.*); genre d'insectes hyménoptères de la famille des Porte-Scies, section des Térébrans. Leurs larves portent vulgairement le nom de *fausses chenilles*.

TÉPHRALIDES (*Chim.*), de τεφρα, cendre; genre de corps simples de l'ordre des Leucolytes (méthode Ampère), et qui comprend le sodium, le potassium et le lithium.

TEREBELLUM (*Accouch.*); espèce de *céphalotôme* (*V.* ce mot) destiné à dilacérer les parties molles et osseuses de la base du crâne du fœtus. Il est formé d'une vis conique et tranchante d'un pouce de diamètre à sa base et d'une hauteur pareille, montée solidement sur une forte tige garnie d'un manche à facettes. Cet instrument peut être très utile dans les cas où le crâne présentant sa base et n'offrant par conséquent ni fontanelles ni sutures, l'action des perce-crânes ou céphalotômes ordinaires serait impossible.

TÉRÉBRANS (*Entom.*); nom donné par Latreille aux insectes de l'ordre des Himénoptères, dont les femelles sont pourvues d'une tarière. Cette section est partagée en deux familles, les Porte-Scies et les Pupivores.

TÉRÉBRATULE (*Zool.*); genre de Mollusques dont on ne connaît que la coquille fossile, qui se trouve en immense quantité dans les couches de terrains très anciens.

TERMÈS (*Entom.*); genre d'insectes de l'ordre des Névroptères, famille des Planipennes, tribu des Termitines. Ces petits insectes, propres aux contrées qui avoisinent les tropiques, sont connus sous le nom de *poux de bois*, *fourmis blanches*, *caria*. Leurs larves qui, réunies en société innombrables ravagent les arbres et toutes les substances ligneuses qui constituent les meubles, les planchers, etc., sont désignées sous le nom de *Termites ouvriers* ou *travailleurs*. Ce sont elles en effet qui, soit dans la terre, soit dans le bois, construisent les habitations, toutes composées d'un grand nombre de routes conduisant à un point central. D'autres individus appelés *neutres* ou *soldats*, sont chargés de la défense de l'habitation. Ceux-ci ont une tête beaucoup plus forte et des mandibules plus allongés, sont moins nombreux et se tiennent plus près de la surface extérieure de l'habitation, où ils se présentent quand on cherche à la détruire, et pincent avec force. Les deux espèces connues dans nos départemens méridionaux, plus petites que les précédentes, sont le *Termès lucifuge* et le *Termès flavicorne*.

TERMINOLOGIE (*Bot.*); partie de la botanique qui a pour objet la définition des termes employés pour désigner soit les organes et leurs fonctions (tige, fleur, fécondation), soit les modifications que peut présenter chaque organe, comme la forme, la couleur, la grandeur.

TERRAIN (*Géol.*), s. m.; on désigne sous ce nom un ensemble de substances minérales ou de roches formant une fraction de la masse solide de la portion extérieure de la terre. On donne la même acception au mot *formation*. (*Formation granitique*, *f. marine*, *f. primitive*.) Cependant le mot *terrain* signifie généralement des groupes d'un ordre supérieur qui comprennent plusieurs *formations*.

THALASSÈME (*Zool.*); genre d'Annelides de l'ordre des Lombricines, famille des Echiures, dont un des caractères est une bouche non rétractile, située dans la cavité d'un ample tentacule plié longitudinalement, courbé en forme de cuilleron et ouvert en dessous. La thalassème vulgaire, la seule connue, habite les côtes de l'Océan et vit enfoncée dans le sable.

THALLE (*Bot.*), s. m.; on donne ce nom et celui de *réceptacle universel* aux expansions lépreuses ou farineuses, foliacées ou dendroïdes, sur lesquelles croissent les organes qui, dans les lichens, ont reçu le nom d'*apothécies*. On distingue dans le thalle deux parties, une extérieure ou corticale, et l'autre inférieure ou médullaire. Tous les lichens ayant un thalle, la présence de ce support les fait reconnaître.

TÉTRADYNAMES (*Bot.*), adj.; on dit que les étamines sont tétradynames lorsque étant au nombre de six, quatre d'entre elles sont constamment plus grandes que les deux autres. Les quatre grandes sont réunies par paires et séparées par les deux plus courtes, qui sont également opposées.

THÉLALGIE (*Path.*), s. f., *thelalgia*, de θηλή, mamelon, et ἄλγος, douleur; douleur du mamelon.

THÉLITE (*Path.*), s. f., *thelitis*, de θηλή, mamelon; inflammation du mamelon.

THÉLORRHAGIE (*Path.*), s. f., *thelorrhagia*, de θηλή, mamelon, et ῥήγνυμι, je sors avec force; hémorrhagie du mamelon.

THERMOMÉTRIQUE (SENS); le tact général qui donne la mesure de la chaleur des corps ambians est le *sens thermométrique*. (Prof. RÉCAMIER.)

THIONIDES (*Chim.*), de θεῖον, soufre; genre de corps simples de l'ordre des *Gazolytes* (méthode Ampère), comprenant le phthore ou fluore, le chlore, le brôme, l'iode, le soufre, le sélénium et le tellure.

THORAX (*Zool.*). On nomme ainsi dans les animaux articulés cette partie de l'enveloppe extérieure située entre la tête et l'abdomen.

THRIDACE (*Mat. méd.*), s. f., *thridax*, de θρίδαξ, laitue; extrait de laitue par expression à froid. Cette substance, dont les effets ont été mieux étudiés dans ces derniers temps, possède une propriété sédative analogue à celle de l'opium, à l'exception qu'elle ne provoque pas aussi facilement que lui le narcotisme, les vertiges et la céphalalgie. On l'a conseillée pour cette raison dans le traitement des inflammations pour produire le sommeil, et dans celui de diverses douleurs, de toux nerveuses. Elle s'administre à la dose de deux à six grains, et même de quinze grains, en pilules ou en potion.

THYROÏDITE (*Path.*); s. f., *thyroïditis*, de θυρεός, bouclier; inflammation du corps thyroïde.

TINÉITES (*Entom.*); insectes de l'ordre des Lépidoptères, connus aussi sous le nom de *teignes*.

TINTEMENT MÉTALLIQUE (*Path.*); bruit particulier, semblable à celui qui résulte du choc de deux pièces de monnaie, et qu'on perçoit à l'aide de l'auscultation ou de la percussion, lorsqu'il existe dans les poumons des cavités (cavernes) incomplètement remplies de liquide et communiquant avec les bronches.

TOKOGRAPHIE, s. f., *tocographia*, de τόκος, accouchement, et γράφω, je décris; description de l'accouchement.

TOKOLOGIE, s. f., *tocologia*, de τόκος, accouchement, et λόγος, discours; science des accouchemens.

TOKOTECHNIE, s. f., *tocotechnia*, de τοκος, accouchement, et τέχνη, art; art des accouchemens.

TOLÉRANCE (*Path.*). Dans le langage de l'école italienne la *tolérance pour les médicamens* est la faculté que possède l'économie de supporter des doses énormes de médicamens dans certaines circonstances pathologiques. Si la maladie a lieu par excès de stimulation, les contre-stimulans pourront être donnés à des doses qui dans l'état physiologique tueraient le malade. S'il y a excès de contre stimulation, pareille dose de stimulans sera tolérée. La tolérance varie suivant la constitution et la susceptibilité individuelle. Ainsi, chez certains individus on a pu administrer par jour, à l'un un gros d'opium, à l'autre dix-sept gros de teinture de cantharides, à un troisième près de cent cinquante grains de tartre stibié. Dès que la diathèse morbide diminue, l'économie ne peut plus recevoir les mêmes doses du médicament. Tel malade qui a pu prendre sans inconvénient vingt ou trente grains d'émétique, ne peut plus en supporter un grain quand la guérison approche.

TORRÉFACT (*Pharm.*), s. m.; substance torréfiée.

TORSION DES ARTÈRES (*Chir.*); opération qui consiste à tordre l'extrémité des artères divisées dans le but de prévenir ou d'arrêter les hémorrhagies sans le secours de la ligature ni de la compression. Ce procédé, basé sur la propriété que possèdent les tuniques artérielles de se rétracter lorsqu'elles ont été rompues violemment, a été rappelé à l'attention des praticiens par MM. Velpeau et Amussat, qui en ont obtenu des effets assez satisfaisans. Voici comment on doit le pratiquer. L'extrémité de l'artère étant mise à nu et saisie avec une pince, on exerce une légère traction pour la faire saillir de cinq à six lignes; on la dégage des tissus environnans, puis saisissant la racine du vaisseau avec le pouce et l'indicateur de la main gauche, ou mieux avec une autre pince à disséquer on fait faire de la main droite à la première pince cinq ou six tours sur son axe, suivant le calibre du vaisseau, jusqu'à ce qu'il s'ensuive la rupture de la portion des membranes internes qu'elle tient entre ses mors. L'hémorrhagie ne peut plus alors se reproduire, au moins dans un grand nombre de cas. Néanmoins de nouvelles expériences sont nécessaires pour qu'on soit autorisé à suppléer par ce moyen la ligature des vaisseaux dans les grandes opérations de chirurgie.

TOURNIS (*Méd. vétér.*); maladie propre aux bêtes à laine et aux bêtes à cornes, se montrant plus souvent chez le mouton, et qui est due à la présence, dans la masse encéphalique et quelquefois dans la moelle épinière, d'un entozoaire connu sous le nom de cœnure cérébral. (*Cœnurus cerebralis.*) Le mouton atteint de tournis s'écarte du troupeau, porte la tête basse, de côté, quelquefois élevée; sa démarche est incertaine, et quand la maladie est avancée il tombe en marchant, se relève et tombe encore; sa vue est obtuse; il tourne d'un côté jusqu'à ce qu'il tombe; il reste ensuite couché et meurt après un temps variable. Souvent les os du crâne sont amincis à l'endroit qui correspond au cœnure.

TRACHÉLIDES (*Entom.*); famille d'insectes de l'ordre des Coléoptères, section des Hétéromères, composée de ceux dont la tête, triangulaire ou en forme de cœur, est portée sur un pédicule, et qui, plus large que l'extrémité antérieure du corselet, ne peut rentrer dans la cavité de cette partie du corps.

TRACHÉLOBRANCHES (*Zool.*); se dit des animaux qui portent leur branchie sur le cou. C'est le nom d'un groupe de Mollusques suivant Gray.

TREMBLANTE (LA) (*Méd. vétér.*); cette maladie, encore peu connue et désignée aussi sous le nom d'*affection nerveuse*, ne s'est encore manifestée, dit-on, jusqu'à présent, que sur les mérinos et les bêtes à laines améliorées. On l'a considérée dernièrement comme venimeuse; elle débute par une inflammation générale peu intense, passe promptement à l'état cachectique, se rapproche beaucoup du tournis, de l'hydrorachis et même de la pourriture.

TRIADELPHES (ÉTAMINES) (*Bot.*); étamines réunies par leurs filets en trois faisceaux comme dans l'*Hypericum ægyptiacum*.

TRICHENTÉRÉON, s. m., *trichentereon*, de de τρίχες, poils, et εντερον, intestin: poils des tégumens internes.

TRICHEXTÉRÉON, s. m., *trichextereon*, de τριχες, poils, et ἔκτος, dehors; poils des tégumens externes.

TRIMÈRES (*Entom.*); nom donné par Latreille à une section de l'ordre des Coléoptères, se composant d'insectes qui n'ont que trois articles à tous les tarses.

TRIOSTEUM (*Bot.*); genre de plantes de la famille des Caprifoliacées et de la pentandrie monogynie, L. Il se compose de trois espèces, dont deux, le *Triosteum perfoliatum*, et le *Triosteum angustifolium*, plante indigène de la Virginie, ont des racines qui passent pour être émétiques.

TRIPLOÏDE (*Chir.*), s. m; sorte d'élévatoire dont l'usage est aujourd'hui abandonné.

TRITON (*Erpétol.*); genre de reptiles Batraciens de la famille des Urodèles, très voisin des Salamandres. Les Tritons, appelés aussi Salamandres aquatiques, sont remarquables par la force de reproduction qu'ils possèdent, et qui est telle qu'ils peuvent reproduire plusieurs fois de suite et en entier le même membre quand on le leur coupe. Ils présentent encore cette autre particularité, c'est de pouvoir être pris dans la glace et d'y vivre assez longtemps.

TRITONS (*Zool.*); genre de Mollusques voisin des Ranelles et des Rochers, établi par Lamarck aux dépens des Murex de Linné. La plus belle espèce de ce genre est le Triton émaillé (Lamk.), dont la coquille, nommée *Trompette marine*, *Conque de triton*, est une des plus belles et des plus grandes qu'on connaisse.

TROCHISCATION (*Pharm.*), s. f.; opération de pharmacie par laquelle on divise les corps réduits en pâte, au moyen de l'eau, en un grand nombre de petites masses coniques appelés *trochisques*, dans la vue d'en accélérer la dessiccation.

TROPHIQUE, adj., de τρέφω, je nourris; le *sens trophique* est celui qui préside à la nutrition. (Récamier.)

TUF (*Minér.*), s. m.; on désigne ainsi en général des pierres poreuses produites par voie de sédiment ou d'incrustation. On distingue des tufs *calcaires*, *siliceux* et *volcaniques*.

TYLOME (*Path.*), s. m., *tyloma;* cor.

TYLOSE (*Path.*), s. f.; petite tumeur des paupières formée dans l'épaisseur des cartilages tarses.

TYMPANITE AUDITIVE (*Path.*); inflammation de la membrane du tympan.

TYPHA (*Thérap.*); on donne ce nom à une espèce de duvet fourni par les épis femelles d'une plante aquatique très commune appelée *Massette* ou *Typha*, de la famille des Typhacées, et de la monœcie triandrie. Ce duvet a été employé avec avantage dans le traitement des brûlures à la manière du coton en rame, dont nous avons constaté plusieurs fois l'efficacité.

TYPHUS-AMARIL (*Path.*), s. m.; de *amaril*, jaune; nom de la fièvre jaune de Barcelone. (Rochoux.)

TYPHUS LOCAL (*Path.*), *typhus topicus;* synonyme de *pourriture d'hôpital.*

TYPHUS TROPICAL (*Path.*); synonyme de *fièvre jaune*.

TYROIDE, adj., *tyroydeus*, de τυρὸς, fromage, et εἶδος, forme; qui ressemble à du fromage. Se dit de la matière qui forme les tubercules.

U

UMBILICITES (*Conchyl.*). Quelques auteurs désignent sous ce nom les coquilles fossiles des genres Cyclostome et Hélice.

UNIFOLIOLÉE (*Bot.*). On nomme ainsi une feuille composée qui peut être réduite à une seule foliole; telles sont celles de l'oranger.

URANOLITHES (*Minér.*); employé comme synonyme d'*aérolithes*, pour désigner les pierres tombées de l'atmosphère.

URBÈRE (*Entom.*); nom vulgaire des insectes vivant dans les bourgeons de la vigne et de quelques arbres, et qui appartiennent aux genres Eumolpe ou Attelabe.

URENTÈRE, s. m., *urenteron*, de οὖρον, urine, et ἔντερον, intestin; voies urinaires.

URÉTHROTOME (*Chir.*), s. m., *urethrotomus*, de οὐρήθρα, urèthre, et τέμνω, je coupe, instrument propre à inciser l'urèthre. On en connaît de diverses espèces. Les uns sont destinés à inciser le canal pour faciliter l'extraction de corps étrangers; d'autres servent à diviser les brides charnues qui constituent certains rétrécissemens; d'autres enfin servent à agrandir l'orifice externe de l'urèthre pour favoriser l'introduction des instrumens lithotriteurs.

URÉTHROTOMIE (*Chir.*), *urethrotomia;* opération qui consiste à faire une incision au canal de l'urèthre. Cette incision est pratiquée, soit pour vider la vessie quand l'introduction de la sonde est impossible, soit pour extraire de l'urèthre lui-même un calcul ou tout autre corps étranger, soit enfin pour élargir l'orifice de ce canal dans le but de faciliter l'introduction de grosses sondes.

URÉON, s. m., *ureon*, de οὖρον, urine; urine.

URSON (*Zool.*); espèce de mammifères du genre Hérisson.

USAGRO; nom arabe du Psoriasis.

UTÉROCEPS (*Chir.*), s. m., *uteroceps*, de *uterus*, matrice; sorte d'airigne destinée à saisir le col utérin.

UTÉROMANIE (*Path.*), s. m., *uteromania*, de *uterus*, matrice, et μανία, folie; synonyme de *nymphomanie*.

UTÉROTOME (*Chir.*), s. m., de *uterus*, matrice, et τέμνω, je coupe; instrument destiné à opérer la section du col de l'utérus.

V

VACCINELLE (*Path.*), s. f., *vaccinella;* fausse vaccine.

VACCINIÉES (*Bot.*). *V.* ÉRICINÉES. N. D. M.

VACCINOÏDE, s. f.; fausse vaccine.

VADIPÈDES (*Ornith.*); nom donné par quelques auteurs à des oiseaux échassiers dont le doigt postérieur et un des doigts antérieurs sont dépourvus de membrane, tandis qu'il en existe une petite à la base des deux autres doigts de devant; telles sont les bécasses, etc.

VAGINELLA (*Bot.*), synonyme de *lépidosperme*. Decandolle l'emploie pour désigner la gaine membraneuse qui se trouve à la base des feuilles des pins.

VAGINITE (*Path.*), s. f., *vaginitis*, de *vagina*, vagin ; inflammation du vagin.

VAGINULE (*Bot.*); nom donné par Necker à la corolle tubuleuse d'une synanthérée. On s'en sert aussi pour désigner la petite gaine membraneuse qui entoure la base du pédicelle de l'urne des Mousses.

VALENTIA ou VALENTINA (*Bot.*); nom ancien de l'Armoise.

VALVAIRE (*Bot.*), adj.; se dit de ce qui a rapport aux valves ou qui a de l'analogie avec elles. Les *cloisons valvaires* sont celles qui adhèrent à la face interne des valves. On dit préfloraison valvaire, quand les sépales ou pétales se touchent bord à bord, comme les valves d'un péricarpe.

VALVES (*Bot.*); on désigne ainsi les pièces qui composent un péricarpe sec et déhiscent, et qui se séparent les unes des autres à l'époque de la maturité.

VANADIUM (*Chim.*); nouveau métal découvert par Sesstrom dans une espèce particulière de mine de fer de Fahllun. Ce métal donne un oxyde et un acide solubles dans l'eau. Ses combinaisons salines sont précipitées en rouge par l'acide hydro-sulfurique.

VAQUOIS (*Bot.*). Genre de plantes ayant le port des palmiers, dont R. Brown a formé un ordre nouveau sous le nom de *Pandanus*. Les diverses espèces connues sont des arbrisseaux ou des arbres originaires de l'archipel de l'Inde ou des îles australes d'Afrique. La plus répandue est le *Vaquois odorant* (*Pandanus odoratissimus*), dont les fleurs mâles, qui répandent une odeur très suave, sont très recherchées, surtout en Egypte. Ses feuilles servent aux îles de France et de Mascareigne, où il est cultivé, à faire les nattes dont on enveloppe les diverses marchandises qu'on expédie au loin. Le *Pandanus edulis* de Madagascar et le *Pandanus polycephalus* des Molluques donnent, le premier un fruit, le second un bourgeon terminal que les habitans mangent.

VARIOLOÏDE (*Path.*), s. f., *varioloïdes*; éruption pustuleuse qui, selon quelques auteurs, n'est autre chose qu'une variole modifiée, et qui, selon d'autres, doit être considérée comme une affection à part, ne différant de la variole que par sa moindre intensité, mais pouvant comme elle se transmettre par inoculation, et même développer quelquefois une véritable variole.

VER (LE), ou VER SOUS LA LANGUE DES CHIENS (*Méd. vétér.*); corps vermiforme, blanc, opaque, situé dans la ligne médiane, sous l'épiderme de la langue des chiens, qui, selon M. Appert, peut donner lieu à un état de langueur et même de marasme, et par suite, à la mort de l'animal si on n'enlève le corps par la dissection. On attend à ce sujet de nouvelles observations.

VÉRATRE ou VARAIRE (*Bot.*); genre de plantes de la famille des Colchicacées, dont les deux espèces principales, le *Veratrum album* et *Veratrum nigrum*, se trouvent en France dans les chaînes de hautes montagnes. La racine du premier, dont le nom vulgaire est *Hellébore blanc*, aujourd'hui peu ou point employée en médecine, contient un principe actif vénéneux nommé *vératrine*, qui est sans usage.

VERMIFORMES (*Zool.*); nom donné par quelques auteurs aux Martes, aux Blettes, aux Putois, à cause de la souplesse de leur corps.

VERRAT (*Zool.*); nom du porc mâle non châtré. On appelle aussi *Verrat de mer* certains poissons, comme le maquereau, le capros-sanglier, etc.

VERRE ANIMAL (*Chim.*). On nomme ainsi l'acide phosphorique contenant du phosphate de chaux et de la silice vitrifiée par l'action de la chaleur.

VERRE DE MOSCOVIE (*Minér.*); nom du mica laminaire en grandes feuilles, sur lequel les naturalistes préparent les conferves qu'ils veulent conserver.

VERSION (*Accouch.*); opération qui consiste à tourner le fœtus dans la matrice, pour changer sa position vicieuse, dans le but de rendre l'accouchement possible. On y a recours lorsque le fœtus présente à l'orifice de l'utérus et aux détroits du bassin toute autre partie que l'une ou l'autre des extrémités de l'ovoïde qu'il représente quand il est contenu dans la matrice.

VÉSICULE COPULATRICE (*Zool.*); nom donné par Audouin à un organe qu'on rencontre chez les femelles de plusieurs animaux, et qui a pour fonction de recevoir pendant la copulation, le pénis du mâle qui y verse la liqueur prolifique. On a trouvé cet organe non-seulement dans les insectes, mais aussi chez certains mollusques et crustacés.

VÉSICULES (*Path.*); soulèvemens de l'épiderme, formés par la collection d'un liquide séreux. On désigne sous ce nom un ordre de maladies de la peau, dont le principal caractère est la formation de vésicules. La varicelle, la miliaire, l'eczema, l'herpès et la gale sont des affections vésiculeuses.

VESSIGNON, VÉSIGNON (*Méd. vétér.*); tumeur synoviale résultant de l'hydrarthrose de la gaine tendineuse du bifémoro-calcanien. Cette même maladie porte le nom de *molette* quand elle siége dans la capsule synoviale des tendons fléchisseurs, en arrière des articulations métacarpo et métatarso-phalangiennes.

VETTIVERT (*Bot.*); espèce de plantes du genre Andropogon (*Andr. muricatus*), qui croît dans l'Inde, et dont la racine, très odorante, passe pour avoir la propriété de préserver les étoffes de laine du ravage des Teignes.

VILLEUX (*Anat.*), adj., *villosus*; qui présente des villosités.

VILLOSITÉ (*Anat.*), s. f., *villositas*; appendice cellulo-vasculaire des membranes muqueuses.

VIOLARIÉES ou VIOLACÉES (*Bot.*); famille de plantes créée par Decandolle pour l'ancien genre Violette.

VITALISME, s. m., de *vita*, vie; doctrine médicale dans laquelle on attribue au principe de la vie une puissance exclusive et même raisonnée sur la production des maladies et le maintien de la santé.

VITELLINE (*Anat.*), s. f., de *vitellus*; jaune de l'œuf.

VOLUTE (*Zool.*); genre de coquilles renfermant un grand nombre d'espèces vivantes ou fossiles, dont les plus estimées pour les collections, et qui peuvent être considérées comme type, sont la *Volute gondole*, ou Char de Neptune, et la *Volute musique*, ou le Plain Chant.

VOLVA (*Bot.*); sorte de poche qui recouvre certains champignons.

VOMITINE (*Mat. méd.*), s. f.; synonyme d'*émétine*. Substance extraite de l'ipécacuanha qui lui doit sa propriété émétique.

W

WACAKA DES INDES (*Pharm.*); poudre médicamenteuse composée de cacao, de sucre, d'ambre gris, de vanille et de musc. On la prend à la dose d'un demi-gros dans un potage ou une tasse de chocolat, comme tonique et facilitant la digestion.

X

XALAPA (*Bot.*); nom mexicain et primitif du jalap.

XANTHOLINE (*Bot.*); synonyme de *santoline*.

XANTHORRÆA (*Bot.*); genre de plantes de la famille des Asphodélées, dont toutes les espèces, originaires de la Nouvelle-Hollande, fournissent une résine très estimée par les naturels de ce pays.

XIPHIAS (*Ichthyol.*); genre de poissons de la famille des Scomberoïdes, ordre des Acanthoptérygiens. (Cuv.) Les Xiphias sont de très grands poissons, dont la chair est excellente à manger; ils sont remarquables surtout par leur museau très prolongé en forme d'épée ou d'épieu, d'où leur est venu le nom, pour quelques espèces, d'*Espadon*, d'*Épée de mer*, de *Sabre*, etc. On dit qu'ils attaquent les baleines et les crocodiles.

XYLOLITHE (*Minér.*); bois pétrifié. Nom adopté par Brongniart pour désigner seulement les bois enfouis dans la terre, et dont la substance organique est remplacée par une matière pierreuse. Les bois fossiles carbonisés doivent, suivant le même, être appelés *Lignites*.

XYLOPALE (*Minér.*); bois pétrifié de la nature du silex résinite.

Z

ZAMALC (*Bot.*); plante sarmenteuse de Madagascar, répandant une odeur forte et très désagréable, et dont les habitans de cette île se servent pour guérir les ulcères des gencives. On croit que c'est une plante de la famille des Rubiacées, le *Pæderia*.

ZÉBU (*Zool.*); synonyme de *Bœuf à bosse*.

ZÉOLITHE (*Minér.*); nom donné à un minéral d'un blanc nacré, à structure radiée, ayant la propriété de faire gelée dans les acides. Ce mot est à peine usité aujourd'hui.

ZINGIBÉRACÉES (*Bot.*); nom employé par quelques auteurs pour désigner la famille des Amomées.

ZIRCONIDES (*Chim.*); dixième genre de corps simples de l'ordre des Leucolytes (Méthode Ampère), renfermant le Glucinium, l'Aluminium, le Zirconium et l'Ytrium.

ZIRCONITE (*Minér.*); variété du sous-genre Zircon Jargon.

ZIZANE (*Bot.*); vieux nom de l'Ivraie ou Zizanie.

ZOOCLASSIE, s. f., *zooclassis*, de ζῶον, animal, et *classis*, classe; classification des animaux.

ZOOÉTHIQUE, s. f., *zooethica*, de ζῶον, animal, et ἐθίζω, je dresse à; synonyme d'*histoire naturelle*; connaissance des mœurs, des habitudes et des usages des animaux.

ZOOIATRIE, s. f., *zooiatreia*, de ζῶον, animal, et ἰατρεία, guérison; médecine des animaux.

ZOOIATROLOGIE, s. f., *zooiatrologia*, de ζῶον, animal; ἰατρεία, guérison, et λόγος, discours; médecine vétérinaire.

ZOOLITHES (*Hist. nat.*); nom donné quelquefois aux débris fossiles de mammifères.

ZOONOMIQUE, s. f., *zoonomica*, de ζῶον, animal, et νόμος, loi; science de la direction des animaux.

ZOONOMOLOGIE, s. f., *zoonomologia*, de ζῶον, animal; νόμος, loi, et λόγος, discours; science de la direction des animaux.

ZOOTAXIE, s. f., de ζῶον, animal, τάσσω, je ploie; disposition méthodique des animaux.

ZOOTYPOLITHES (*Zool.*); pierres qui contiennent des empreintes animales.

ZOASTE (*Bot.*); nom de l'armoise chez les anciens.

ZYGIS (*Bot.*); nom ancien du serpolet sauvage.

FIN.

www.ingramcontent.com/pod-product-compliance
Lightning Source LLC
LaVergne TN
LVHW050419160826
845677LV00002BA/434

9782329757704